심전도 헌터 2

실신·두근거림/부정맥

김 원 옮김
Nobutaka Masui

도서출판 대한의학

역자 서문

요즘 '필수의료'의 위기라는 말이 있다. 심근경색증 등의 응급 시술을 담당하는 심장내과의뿐만 아니라 응급환자를 마주하는 내과, 응급의학과 분야 등을 지칭하는 듯하다. 여기에는 24시간 긴장하고 대기하는 어려움뿐만 아니라 심전도를 보고 진단해 내는 과정의 어려움 또한 한몫할 것이리라. "심전도는 너무 어려운데!" "어떻게 하면 잘 판독할 수 있지?"라는 학생, 전공의들의 볼멘소리를 들으면 내심 "열심히 심전도 10,000장만 판독해 보면 되지, 뭘!" 하고 말하다가도, 한편으로 '쉬우면서도 실전에 바로 적용할 수 있는 심전도 판독 교재가 없을까?'라는 생각을 많이 하였다. 그러던 차 우연히 『심전도 헌터』라는 책자를 접하게 되었다.

이 책은 실전에 바로 써먹을 수 있도록 훈련시켜주는 진료현장용 심전도 실습교재이다. 심전도의 꽃은 다양한 원인의 "어지러움, 실신"이라는 증상에서 진단과 치료의 실마리를 찾아가는 과정에 있다. 심전도를 보자마자 즉각적인 '패턴'으로 진단을 내려야 하거나, 각도기와 자를 가지고 '세밀하게 측정하여' 진단하여야 하는 오묘한 부정맥까지. 그야말로 눈앞에 받아 들고 어떻게 해야 할지 고민되는, 자주 보지만 까다로운 심전도의 판독 방법과 나아가 그 후의 대처까지 잘 다루고 있다. 그렇다고 깊이가 얕은 것은 절대 아니다. 상당히 체계적이고, 정리가 잘 되어 있어 교과서로도 손색이 없다. 자주 보는 심전도부터 놓치면 낭패를 보는 '애매한' 심전도까지, 본인의 경험을 바탕으로 쉬운 어체로 친절히 훈련시켜 주고 있어, 이 책을 완독하면 부정맥 심전도에 자신감을 느끼게 될 것으로 확신한다. 읽는 재미도 상당하여, 한번 잡으면 몇 시간 만에 완독할 수 있을 정도이다. 다만, 이 책이 만들어진 때가 2019년이어서 유럽, 미국 등 각국의 진료지침이 최신 버전이 아닌 단점은 감안하기를 바란다. 언급이 필요한 내용은 역자주로 첨언하였으니 참고하기를 바란다. 유머스러운 표현 및 '격언' 등 책 곳곳에 일본어식 표현이 등장하는데, 우리 정서상 이상스럽게 느낄 수도 있음은 이해해 주시길. 어려운 원리에 대한 해석은 잠시 뒤로 해두시길 바란다.

매끄럽지 못한 어체, 문구 등 많은 부분이 미흡하고 부끄럽기는 하나, 심전도를 어려워하는 많은 '비'심장내과 의사들의 실력 향상과 환자 진료에 상당한 도움이 될 것으로 생각하고 과감히 일을 하였다. 끝으로 교정에 힘써 주신 도서출판 대한의학에 심심한 감사의 말씀을 전한다.

2024년 11월

경희대 심장내과 교수 **김 원**

추천의 말

응급의학과 의사로 성장한 마스이 노부타카 선생님이 『심전도 헌터』의 두 번째 책을 출간하게 되었습니다. 이번 책은 실신과 두근거림을 주요 증상으로 한 심전도 사례를 다루고 있으며, 1편과 마찬가지로 깊이가 너무 얕지도, 너무 깊지도 않으며, 분량도 너무 많지도, 너무 적지도 않고 적절하게 조율되어 있습니다. 단순한 심전도 해설서가 아니라 응급실에서 일하는 비심장내과 의사의 입장에서 어디까지가 필요한지, 긴급성을 어떻게 판단할 것인지, 어느 시점에서 심장내과 의사에게 의뢰해야 할지, 심장내과 의사가 도착할 때까지 무엇을 해야 할지 등, 학문적이면서도 실용적인 내용을 담고 있습니다.

첫 번째 특징은 전공의와 비심장내과 의사가 실제로 직면하여 어려움을 겪었던 심전도를 선택했다는 점입니다. 실제 사례를 통해 배우고 가르치는 현장 우선의 교육 태도는 제가 가장 중요하게 여겨온 것입니다. 그가 이를 충실히 지키고 있다는 것이 정말 기쁩니다.

두 번째로, 제시된 심전도의 발생 빈도를 ★로 표시하여, 각 학습자의 입장에서 기억해야 할 우선순위를 알기 쉽게 구성했다는 점입니다. 이것은 독자에 대한 따뜻한 배려입니다. 책을 집필할 때나 강연, 강의를 할 때도 자신의 말하고 싶은 것에 집중하는 것이 아니라, 학습자가 무엇을 원하는지에 초점을 맞추어야 합니다.

세 번째로, 이 책은 심전도 책이지만 환자 대응에 중점을 두고 해설하고 있습니다. 지금까지 많은 심전도 관련 서적이 출판되었지만, 이 책은 심전도를 이용한 응급 환자 대응학을 다루고 있습니다. 우리는 심전도의 이상이나 검사 수치의 이상을 치료하는 의사가 아니라, 증상으로 고통받는 환자를 치료하는 의사가 되어야 합니다.

또한 재미있는 점은 각 심전도 앞에 유명인의 격언을 제시하고 있다는 것입니다. 어쩌면 의료인으로서, 아니 인간으로서 살아가는 태도가 지식이나 기술보다 더 중요하다는 것을 전하고자 하는 것일지도 모릅니다.

심전도가 어려운 전공의, 당직을 서는 각 과 전문의들에게 추천합니다. 또한, 가정의학과 의사, 일반의사, 응급의학과 의사로서 폭넓은 진료를 하는 의사분들께도 필수적인 책일 것입니다. 전공의에게 심전도를 어디까지 가르쳐야 할지 고민하는 심장내과 의사에게도 교육의 깊이에 관한 훌륭한 지침이 될 것입니다.

응급의학과 의사는 각 과 전문의가 언제 불만을 가질지 경험을 통해 잘 알고 있습니다. 전공의와 당직 의사들에게 그것을 어떻게 전달하고 가르칠지가 중요합니다. 다시 말해, 응급의학과 의사는 각 과 전문의와 전공의 또는 당직 의사들 사이의 다리 역할을 할 수 있습니다. 이 책은 심장내과 의사와 비심장내과 의사 사이에서 훌륭한 가교가 될 것입니다.

후쿠이대학교 명예교수 데라자와 슈이치

서문

심전도 검사에서 비심장내과 의사에게 요구되는 것은 다음 두 가지뿐입니다.

① 허혈의 진단과 관리
② 실신 · 두근거림의 진단과 관리

허혈이든 실신 · 두근거림이든 bedside에서 필요한 것은 '진단' 능력에 더해, 진단 후에 어떤 조치를 취할지 결정하는 '관리' 능력입니다. 그러나 허혈에 비해 실신 · 두근거림의 진단과 관리가 더 어렵다고 느끼는 비심장내과 의사가 많습니다. 그 이유는 무엇일까요? 실신 · 두근거림과 관련된 심전도에서는 **부정맥 진단이라는 높은 장벽이 있기 때문**입니다. 비심장내과 의사는 이 장벽을 넘기가 쉽지 않습니다. 허혈의 경우 ST만 보면 되지만, 부정맥의 경우 확인해야 할 부분이 너무 많습니다. 이에 이 책의 목표를 다음과 같이 설정했습니다.

최소한의 부정맥 진단을 할 수 있으면 모든 것을 다 알지 못해도 괜찮다.
다만, 진단을 할 수 없어도 관리는 완벽히 할 수 있게 된다.

비심장내과 의사가 모든 부정맥을 이해할 필요는 없습니다. 우선 관리에 필요한 심전도 진단만 익히고, 눈앞의 환자에 대한 대응 방침을 결정할 수 있다면 충분합니다. Bedside에서 요구되는 심전도 책은 비심장내과 의사라도 실신 · 두근거림과 관련된 심전도를 관리할 수 있는 생존 가이드입니다.

이 책에 실린 증례는 실제로 비심장내과 의사들이 대응에 어려움을 겪었던 현실의 사례들입니다. 심전도의 진단과 관리를 고민하며, 그 증례들을 가상으로 체험해보세요. 진단은 가능하지만 어떻게 대응할지 어려운 심전도가 있을 수 있고, 진단을 내리지 못했지만 대응은 해야 하는 심전도도 있습니다. 모르는 심전도나 부정맥이 있으면, 그것은 비심장내과 의사라도 관리 능력이 필요한 최소한의 부정맥이므로 반드시 익히세요. 반대로, 통독하더라도 모든 부정맥을 다 배울 수는 없다는 점을 이해해 주시기 바랍니다. 하지만 말이죠….

부정맥에 대해 완벽하게 알지 못해도,

실신 · 두근거림을 나타내는 심전도에 대해서는 자신 있게 대응할 수 있다!

이 책을 다 읽고 나면, 비심장내과 의사로서 그렇게 확신할 수 있게 될 것임을 보장합니다.

Nobutaka Masui

목차

Part 1 실신 심전도를 심전도 이외의 검사에서 생각하다

Chapter 1 거리를 두고 본 심전도 ★
심전도 이외의 외래 실신 검사의 유용성 ····· 2

Chapter 2 똑같아 보이는 심전도
심전도 이외의 입원 실신 검사의 유용성 ····· 12

칼럼 1 ● 비심장내과 의사 기획, 1박 2일 실신 정밀 검사 플랜 ····· 19

Part 2 좌뇌형 심전도

Chapter 3 루틴 심전도 ★★
실신 진료에 필요한 세 가지 루틴 업무 ····· 22

Chapter 4 계속 울리는 전화 같은 심전도 ★★
비심장내과 의사가 block에서 어려워하는 부분 ····· 32

칼럼 2 ● EPS란 무엇인가? ····· 39

Chapter 5 찾으면 보이는 심전도 ★★
진단이 확실하지 않더라도 방침을 결정한다 ····· 40

Chapter 6 상대에게 다가가는 심전도 ★★
심장내과 의사가 요구하는 수준의 진단을 내린다 ····· 46

Chapter 7 '지식'과 '과거'의 심전도 ★☆
과거부터 지금까지 무슨 일이 일어났는지 알 필요가 있다 ····· 50

Chapter 8 세 개의 화살과 심전도 ★★
심장 내의 세 가지 경로를 이해한다 60
칼럼 3 ● 컨설트 시점 73

Part 3 우뇌형 심전도

Chapter 9 말로는 표현할 수 없는 심전도 ★
단봉낙타와 쌍봉낙타, 타기 쉬운 건 어느 쪽일까? 76

Chapter 10 중간은 허용되지 않는 심전도 ★★★
검사 목적에 따라 대응 방안이 달라진다 86

Chapter 11 저주의 심전도 ☆
마법사가 걸어놓은 저주를 찾아낼 수 있을까 94
칼럼 4 ● 주증상과 검사, 그리고 대응 103
칼럼 5 ● 좌뇌형 심전도와 우뇌형 심전도 104

Chapter 12 속임수를 쓰는 심전도 ★
심전도의 자동 해석은 신뢰할 수 없는가? 106

Part 4 관리하기 어려운 실신 심전도

Chapter 13 압박감을 주는 심전도 ★
강렬한 심전도를 마주했을 때 비심장내과 의사는 무엇을 해야 할까? 118

Chapter 14 무엇을 하고 싶은지 알 수 없는 심전도
넓은 QRS 빈맥의 감별을 체험하다 128

Chapter 15 큰 경험에 필적하는 심전도 ★☆
장치 삽입 환자의 이벤트 대응 136
칼럼 6 ● 장치 삽입 환자의 MRI 검사 시행에 대해 148

Chapter 16 이상 소견이 없는 심전도 ★★★★
비심장내과 의사가 이상 소견 없다고 판단한 실신 심전도를 앞에 두고 무엇을 해야 할까 152

Part 5 두근거림 헌터

Chapter 17 어둠 속의 심전도 ★★☆
비심장내과 의사를 위한 빈맥의 감별진단 접근법 1 166

Chapter 18 단순하게 해야 할 심전도 ★★★
질병의 자연사를 보면 관리 방안이 보인다 182

칼럼 7 ● 사실은 더 세밀한 심방세동의 분류 189

Chapter 19 경계 영역의 심전도
비심장내과 의사의 관리 범위를 고려하다 190

칼럼 8 ● 비심장내과 의사가 리듬 조절을 시도하지 않는 것이 좋은 또 하나의 이유 198

Chapter 20 도전하지 않아도 되는 심전도 ★★
비심장내과 의사를 위한 빈맥의 감별진단 접근법 2 200

Chapter 21 적과 나를 아는 심전도 ★★
두근거림이라는 주증상과 심전도라는 검사를 다시 생각하다 208

Chapter 22 항로를 따라가는 심전도
비심장내과 의사를 위한 빈맥의 감별진단 접근법 3 216

부록 차트 222

진단명과 격언 목록 228

후 기 232

색인 234

이 책의 사용 설명서

주의! 이 책의 스타일은 다른 심전도 책들과는 크게 다릅니다. 먼저 이 설명서를 읽어보시길 권합니다.

1 심전도 판단은 실제 임상 상황을 염두에 두세요.

심전도는 책의 처음과 본문 중간에 등장합니다. 여러분이 편한 방식으로 읽어도 좋으니, **10초 안에 진단을 내리고, 구체적인 대응 방안을 생각**해 보세요. 이 책은 심전도를 어떻게 읽어야 하는지, ABC 순서로 배우는 매뉴얼이 아닙니다. 읽는 방식은 여러분의 자유에 맡길 테니, 평소 하시던 방식대로 읽으시면 됩니다. 하지만 현실적이지 않은 방법은 피하세요. 실제 임상 현장에서 할 수 없는 방식이나 오랜 시간이 걸리는 판단 방법은 실전에서는 쓸모가 없으므로 추천하지 않습니다.

또한, 해답이나 해설을 읽기 전에 **다음에 무엇을 할지도 꼭 생각해 보시기 바랍니다.** 바로 심장내과 의사를 부를지, 기다릴지, 기다린다면 무엇을 하면서 기다릴지, 혹은 아무 조치 없이 귀가시킬지를 스스로 계획해 보세요.

2 심전도 증례의 발생 빈도

⯨/★(희소) ~ ★★★/★★★★(빈발)까지 빈도를 표시합니다.

- ★ 매우 드문 심전도. 발견하면 생명의 은인이라 불릴 정도입니다.
- ★★ 1년에 몇 번 마주치는 심전도, 전공의들이 자주 놓치므로 주의해야 합니다.
- ★★★ 많으면 한 달에 한 번 정도 등장. 알고 있으면 어려움이 극도로 줄어듭니다.

책은 앞에서부터 순서대로 읽는 것이 이해하기 쉽도록 구성되어 있습니다. 시간이 부족할 때는 ★★★부터 읽으면 효율적으로 학습할 수 있지만, 일반적으로 문제를 일으키는 것은 드문 증례이기 때문에 ★★나 ★도 꼭 생각해 보시기 바랍니다.

3 해설은 답안 맞추기가 아니라 실습 중시

심전도에 이어 증례의 경과와 생각할 수 있는 최선의 실습 방안을 기록했습니다. 이어지는 심전도 해설은 여러분의 판독 순서를 바꾸려는 것이 아니라, 기존 지식에 더할 수 있는 심전도 핵심 사항을 소개하는 데 목적이 있습니다.

마지막으로…

책의 앞부분에 나오는 '격언'은 저자의 유머입니다. 심전도가 무겁게 느껴질 때 잠시 쉬어가는 소소한 재미로, 마음에 들면 즐겨주시면 됩니다.

PART 1

실신 심전도를 심전도 이외의 검사에서 생각하다

Chapter 1

거리를 두고 본 심전도

심전도 이외의 외래 실신 검사의 유용성

> 거리를 두고 보면, 어디에 무엇이 있는지 알 수 있지.
>
> 버벌 킨트 (『유주얼 서스펙트』)

증례1 ★ 85세 남성. 실신 발작

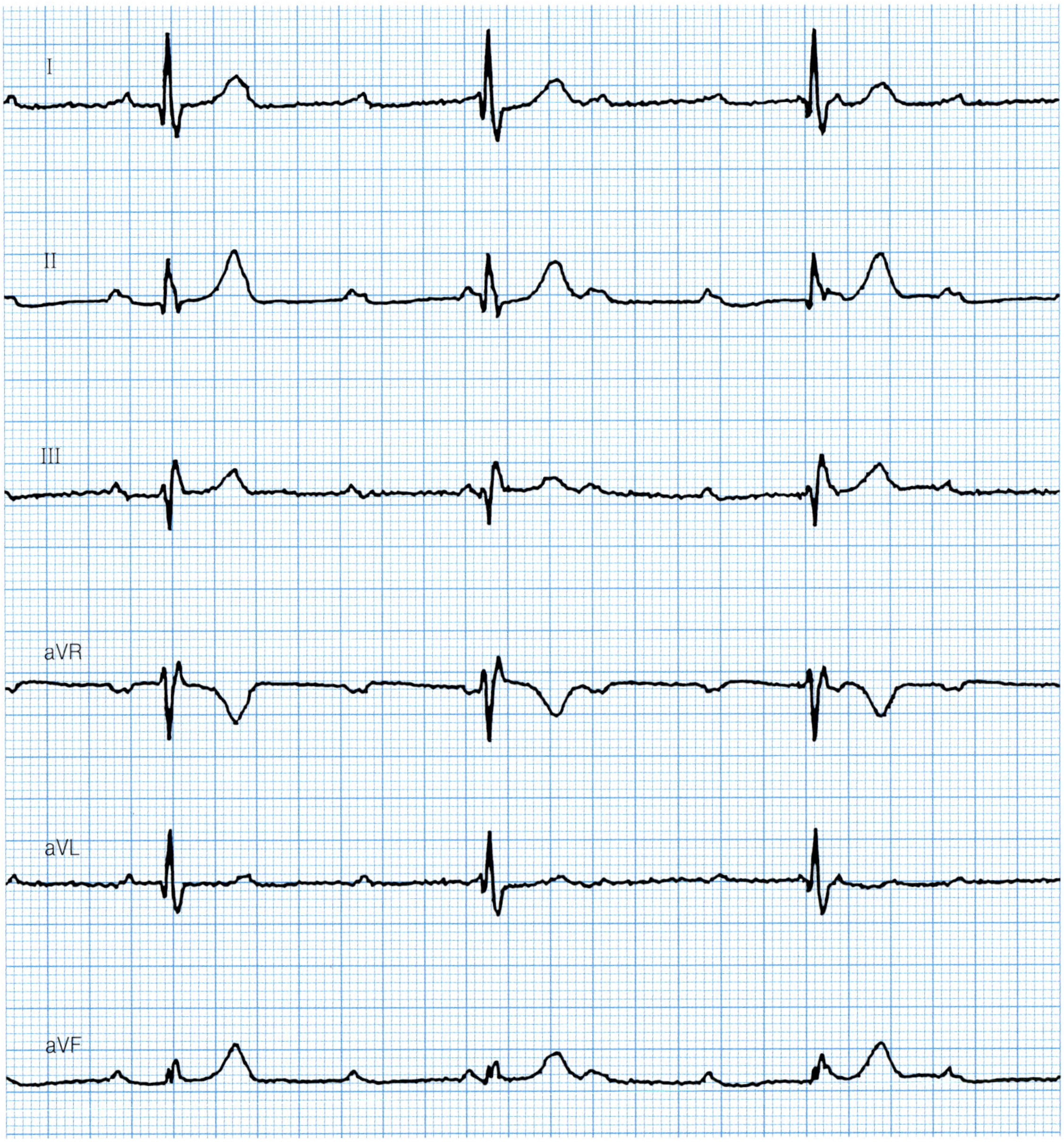

이 책에서는 각 장의 시작 부분에 이러한 증례 심전도를 제시합니다. **10초 안에 진단을 내리고, 구체적인 대응 방안을 생각해 보세요.** 너무 많은 시간을 들일 필요는 없으니, 반드시 해설을 읽기 전에 먼저 스스로 생각해 보도록 하세요.

대응은 다음 세 가지 중 하나로 생각해 보세요.

① 즉시 심장내과 의사에게 컨설트

② 대기(구체적으로 어떤 전략으로 기다릴 것인지도 포함해서)

③ 귀가 가능

이어서 다음 증례도 한 번 생각해 보세요.

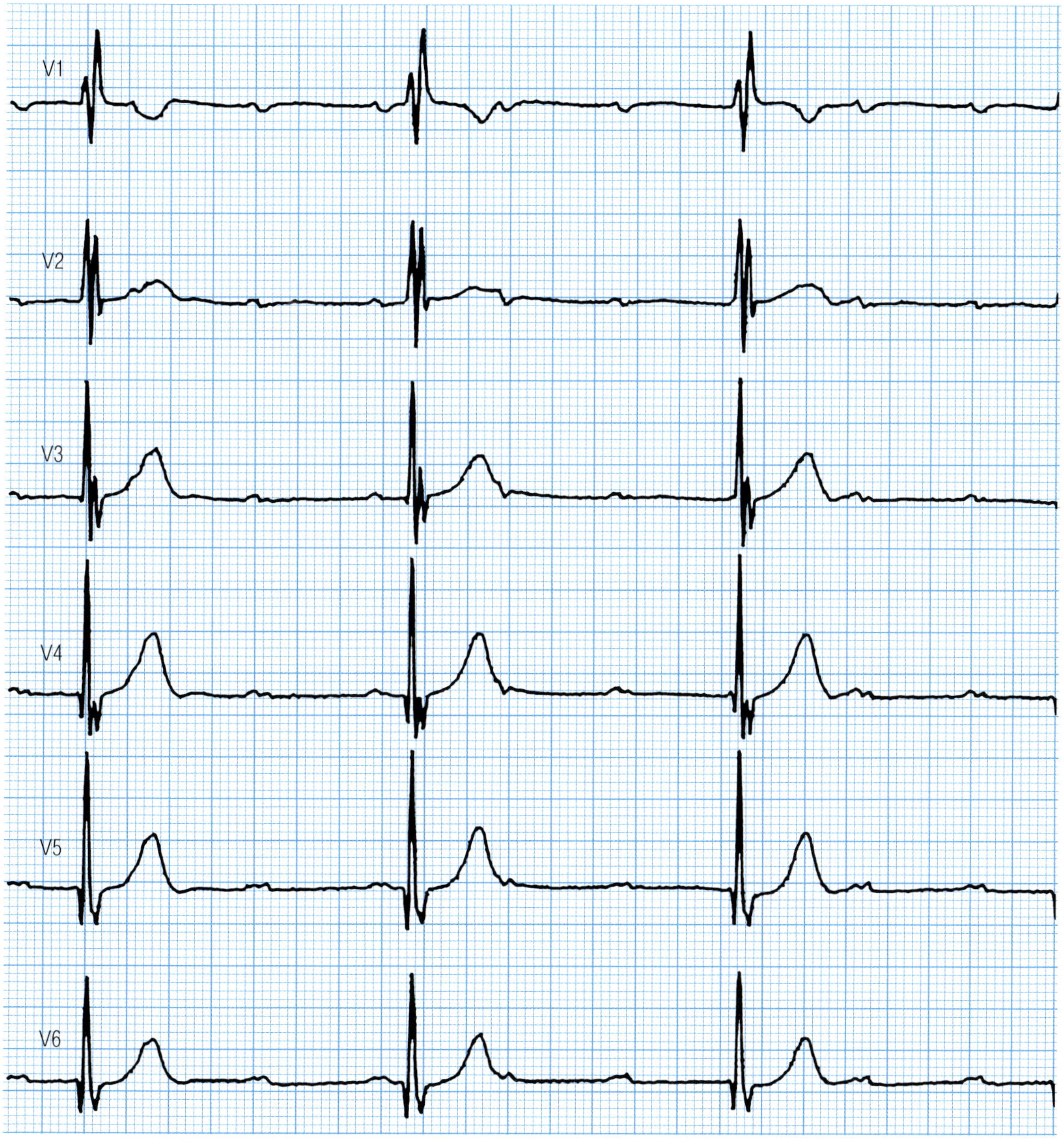

이 증례의 진단과 대응 방안은 무엇일까요? 시간은 10초입니다!

증례2 ★ **40세 남성. 실신 발작**

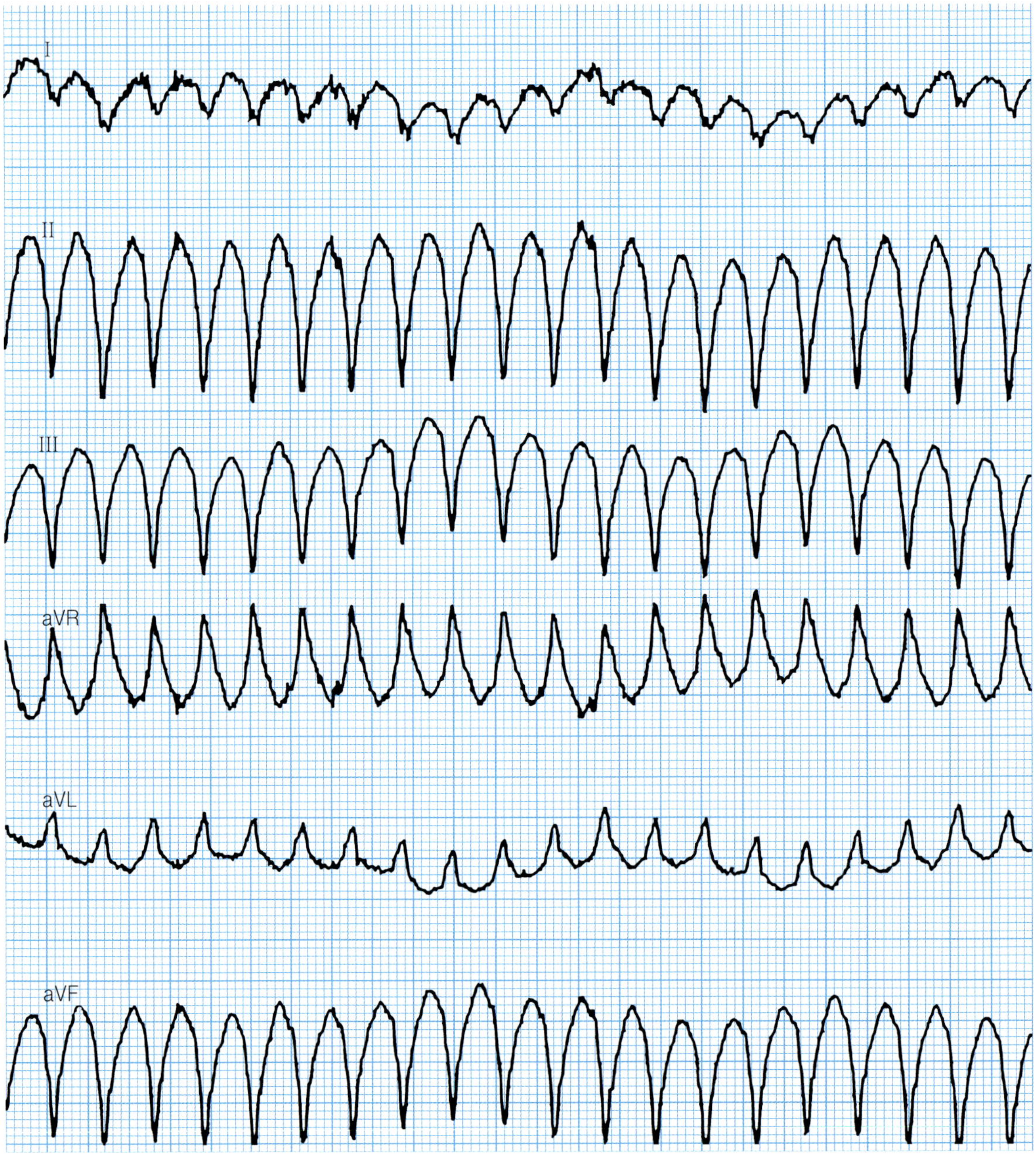

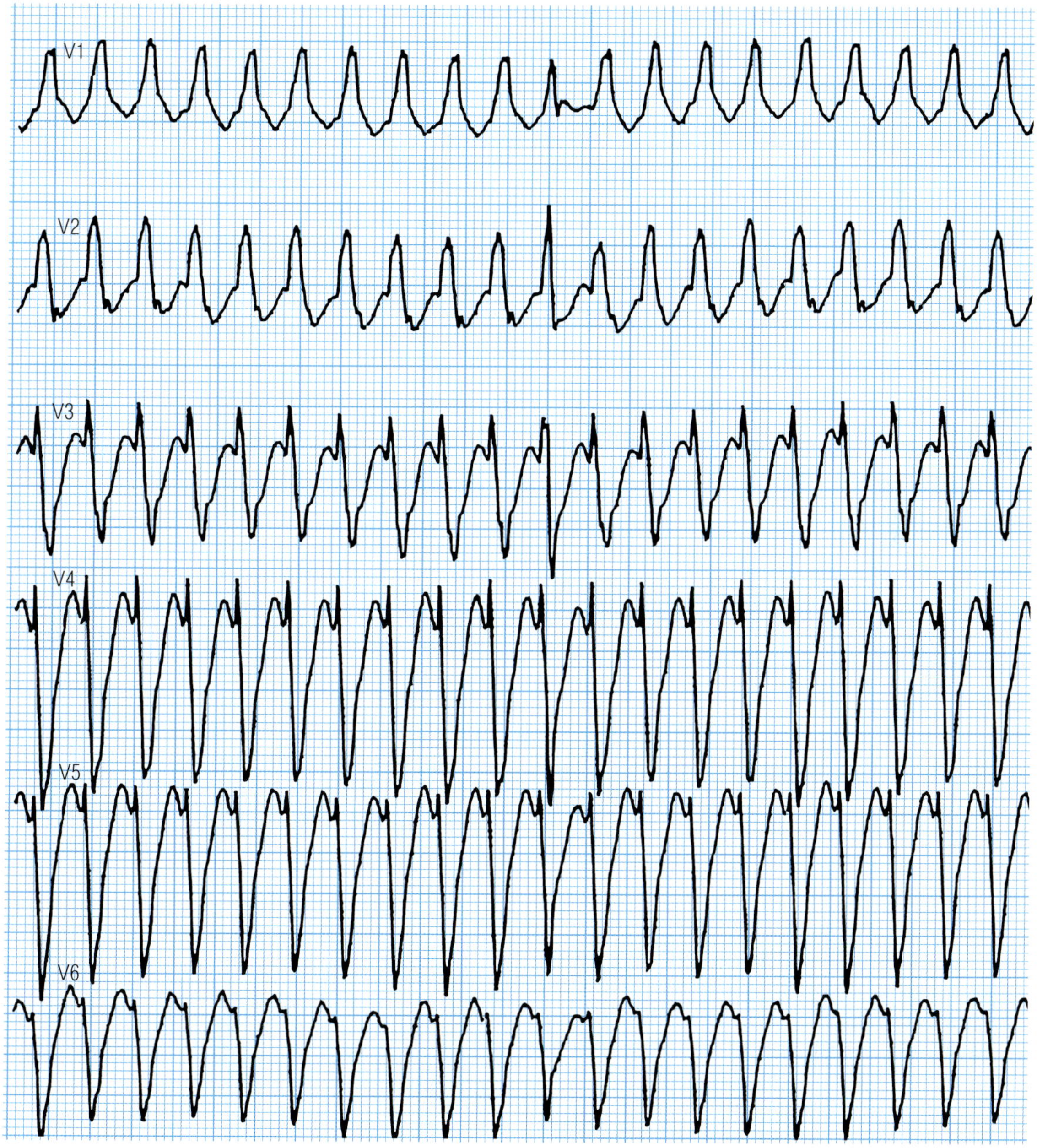
V1
V2
V3
V4
V5
V6

중증 심전도는 쉬운 사례

진단은 증례 1→3도 방실차단(완전방실차단), 증례 2→VT(심실빈맥)입니다. 이 두 경우에서의 대처는 모두 ① 즉시 심장내과 의사에게 컨설트하는 것이 정답입니다. 이번 증례처럼 실신 심전도가 중증 부정맥인 경우라면, 비심장내과 의사가 처치에 어려움을 겪을 일은 없습니다. 왜냐하면 진단이 바로 내려지고, 심장내과 의사에게 신속하게 컨설트해야 한다는 명확한 목표가 있기 때문입니다. 사실, 목표가 정해져 있으면 그건 '쉬운 사례'입니다. 심장내과 의사가 처리에 어려움을 겪는 중증 사례가 반드시 비심장내과 의사도 힘들어하는 사례는 아닙니다. 오히려 비심장내과 의사가 어려움을 느끼는 경우는 진단이 내려지지 않아 심장내과 의사에게 컨설트해야 할지 말지 결정하지 못하는 상황입니다.

이 책에서는 명확한 부정맥 증례가 등장하는 것은 이번 Chapter 1뿐입니다. 이후에는 판단하기 어려운 심전도 사례들이 계속 등장할 테니, 충분히 고민해 보시기를 바랍니다. 이 심전도들은 과거에 저와 제 동료들이 고민했거나 때로는 실패했던 사례들입니다. 용기를 내어 이를 공개하니 여러분도 간접적으로 체험해 보시기를 바랍니다.

왜 심전도 '검사'를 하는가

이제 본격적으로 심전도 학습에 들어가기 전에, 이 장에서는 심전도 **'검사'**에 대해 조금 더 생각해 보고자 합니다. 이 책은 심전도 **'검사'**에 관한 의학서이지만, 검사를 공부할 때는, **왜 '검사'를 하는지, '검사'가 어떻게 처치에 영향을 미치는지**, 이 두 가지를 확실히 인식하는 것이 중요합니다. 검사의 지식이 늘어난다 해도 실제 임상 현장에서 그 검사를 제대로 활용하지 못하면 의미가 없기 때문입니다. 실신 진료에서 심전도는 어디까지나 하나의 검사일 뿐입니다. 이 한 가지 검사가 실신 진료에 어떤 영향을 미치는지 이해하기 위해, 심전도 검사 중 대표적인 허혈 심전도와 실신 심전도를 비교 검토해 보고자 합니다.

허혈 심전도와 실신 심전도의 차이

허혈 심전도 진단은 비심장내과 의사에게도 익숙하며, 실신 심전도 진단과 비교하기에 적합합니다. 허혈성 심질환이 의심되는 환자가 병원에 왔다고 가정해 봅시다. 병원에 도착하자마자 심전도가 시행될 것입니다. 그리고 만약 ST 상승이 있으면, 이것은 STEMI(ST 상승형 심근경색증)로 간주되어 즉시 심장내과 의사에게 컨설트가 이루어집니다.

한편, 실신 환자의 경우는 어떨까요? 이 경우에도 병원 도착 후 곧바로 심전도가 시행되며, VT라면 즉시 심장내과 의사에게 컨설트하게 됩니다. 이처럼 심전도는 어디서나 간편하게 시행할 수 있는 검사로, 내원 직후 치명적인 심장질환을 선별하는 데 있어 허혈이든 실신이든 같은 역할을 합니다. 이상 소견이 나오면 신속하게 심장내과 의사의 대응을 요청할 수 있는 특이도가 높은 검사입니다.

그렇다면 허혈이 의심되지만 심전도에서 STEMI가 아닌 경우에는 어떻게 대처할까요? 심전도가 정상이라고 해서 허혈이 없다고 단정할 수는 없습니다. NSTEMI(비ST 상승형 심근경색증)의 가능성이 있으므로, 위험도 평가, 고감도 트로포닌 검사, 심초음파검사 등을 통해 **심전도 이외의 정보를 수집하고 종합적으로 평가해야 합니다.**

한편, 실신 사례에서 심전도로 심장성 실신인지 판단할 수 없는 경우는 어떻게 해야 할까요? 이 경우에도 심전도에 이상 소견이 없다고 해서 심장성 실신을 부정할 수 없습니다. 여기서 다음과 같은 임상적 질문이 떠오릅니다.

> 심전도 소견이 없을 때,
> 심전도 이외의 검사 정보로 심장성 실신 평가가 가능?

이 질문에 답하기 어려운 이유는 허혈성 심질환과는 달리, 실신 진단에서 심전도 이외의 검사의 유용성을 많은 비심장내과 의사가 인식하지 못하고 있기 때문입니다. 그래서 다음으로는, 심전도 이외의 검사가 실신 진단에 얼마나 유용한지 확인해 보겠습니다.

> **소요약**
>
> - 심전도는 하나의 검사일 뿐이다. 검사를 공부할 때는 다음과 같은 인식이 필요하다.
> - 왜 검사를 하는가? 그 검사를 통해 관리 방안이 어떻게 달라지는가?
>   ⇒ 실신 환자에서 심전도 검사는 초기에 치명적인 긴급 질환을 발견하기 위해 시행
>   ⇒ 이상이 있으면 심장내과 의사 컨설트
> - 심전도에서 이상이 없을 경우, 다른 검사가 실신 진단에 유용한지 확인 필요

실신 진료에서 혈액검사의 유용성

심전도 이외의 검사로서 먼저 혈액검사를 살펴보겠습니다. 실신에서는 심장성 외에도 출혈이나 탈수 등의 원인이 있을 수 있습니다. 따라서 CBC를 통해 빈혈을 확인하고, 생화학검사에서 BUN/Cr를 확인하는 것은 출혈이나 탈수로 인한 기립성 저혈압으로 발생한 실신 평가에 유용합니다.

그러면, 혈액검사로 심장성 실신을 판단할 수 있을까요?

이제 심장 특이적 생물표지자가 실신 진료에서 얼마나 활용될 수 있는지 살펴보겠습니다. Christ 등의 연구에서는 혈액검사에서 고감도 트로포닌(hTnT)을 360명의 실신 환자(이 중 22%가 심장성 실신)에게서 평가한 결과, 심장성 실신에 대한 음성우도비가 83.5라는 수치를 보고했습니다.[1] 이를 통해 심장성 실신을 어느 정도 배제할 수 있을지 모르지만, 심장성 실신이 치명적일 수 있기 때문에 정확도가 거의 100%에 가깝게 요구됩니다. 80% 조금 넘는 수치는 그리 높은 수치라고 할 수 없습니다. 참고로, 트로포닌 수치가 상승한 경우에도 180일 후의 사건과는 상관성이 없었으며, 특이도도 낮아 확정적인 진단에는 사용할 수 없습니다.

다음으로 BNP에 대해 살펴보겠습니다. Reed 등은 The ROSE study(Risk stratification Of Syncope in the Emergency department study)에서 실신의 진단 규칙을 만들었습니다.[2] 그중 심장성 실신의 위험 요소로 단독으로 작용한 것은 BNP였으며, 심각한 심혈관 사건의 36%(8/22), 사망 증례의 89%(8/9)에서 BNP가 300 pg/mL 이상이었다고 보고했습니다. 그러나 이것은 규칙의 일부일 뿐이며, 민감도나 특이도가 제시되지 않았기 때문에 참고 수준으로만 받아들이는 것이 좋습니다.

심전도로 진단하지 못한 심장성 실신을 고감도 트로포닌이나 BNP 결과를 기다려 판단하고 싶은 마음은 이해되지만, 이러한 연구 결과에 따르면 이것은 근거 없는 의료에 도전하는 행위임을 인식해야 합니다. 혈액검사는 실신의 관리에 큰 영향을 미치지 않기 때문에, 검사를 기다리는 많은 시간이 결국 낭비되고 있다는 것을 의미합니다.

응급실에서 할 수 있는 다른 검사는?

그렇다면 응급실에서 할 수 있는 다른 검사는 없을까요? 그렇죠, 심장을 생각하면 바로 심초음파 검사가 떠오릅니다. Anderson 등의 연구에서는 실신으로 응급실 관찰 침대에 있던 323명의 환자를 대상으로 한 심초음파검사에 대한 후향적 관찰 연구를 보고했습니다.[3] 그중 267명은 정상 심전도 환자였으며, 이들 중 88%(235/267)가 초음파검사를 받았으나, **정상 심전도**[*1] **환자 전원에서 초음파에서 이상 소견은 발견되지 않았다**고 합니다. 논문에서는 심전도가 정상인 경우, 심초음파 검사는 불필요하다고 결론짓고 있습니다.

그러나 심전도가 명백한 부정맥은 아니지만 정상이라고 단정할 수 없는 경우에는, 심초음파 검사를 통해 어떤 소견을 확인해야 할까요? Sarasin 등의 연구에서는 155명의 실신 환자에게 루틴으로 심초음파검사를 했습니다.[4] 그 결과, 심장질환 병력과 심전도에 이상이 없는 경우 초음파 결과도 모두 정상으로 나타났으며, 이것은 Anderson 등의 연구[3]와 일치했습니다. 반면, 심초음파 소견 중 부정맥 발생과 관련이 있었던 유일한 소견은 EF 40% 미만[*2]인 경우였습니다.

(*1) PAC, PVC, 방실차단, 2, 3속 차단, 좌각차단의 심전도 소견이 없는 것을 의미한다.
(*2) Ejection fraction. 초음파 평가에서 심장의 수축 기능의 기준 중 하나.

일본의 가이드라인[5]에서는 이러한 연구 결과를 바탕으로, 심장질환 병력이 있거나 부정맥이 있으면 심초음파 검사를 시행해야 한다고 권장하고 있습니다. 반면, 미국과 유럽의 가이드라인[6),7)]에서는 루틴 사용을 권장하지 않고 있습니다.

실신 환자에 대한 심초음파검사를 비심장내과 의사가 직접 시행하는 경우는 많지 않습니다. 누군가에게 검사를 의뢰할 때는 그 적응증을 명확히 인식해야 합니다. 심장성 실신의 가능성이 작고, 심전도가 정상이라면 초음파검사를 시행하지 않아야 하며, 심장성 실신의 가능성을 고려하거나 심전도가 정상이라고 확신할 수 없는 경우에는 EF를 확인하여 40% 미만이라면 심장내과 의사에게 컨설트합니다. 이처럼 구체적인 관리 방침을 설정하고 검사를 의뢰하는 것이 바람직합니다.

결국, 심전도 이외의 검사는 실신 관리에 큰 영향을 미치지 않는다

응급실에서 혈액검사나 심초음파검사를 시행할 수 있지만, 사실상 큰 도움이 되지 않는 경우가 많습니다. 특히 심초음파검사는 심전도에서 이상 소견이 있을 때만 유용하다고 여겨집니다. 이것은 결국 올바른 심전도 판단이 중요하다는 것을 의미합니다. 익숙하지 않은 심전도 진단으로 심장성 실신을 감별하지 못하고 다른 검사로 이를 찾아내려는 속셈을 비웃기라도 하듯, 그 검사들조차도 정확한 심전도 진단이 전제되어야 한다는 것입니다. 이 사실은 결국 비심장내과 의사들도 심전도 판독 능력이 필수적으로 요구된다는 것을 의미합니다.

소요약

- 심전도가 유용하지 않은 경우에도, 다른 검사는 관리 방안을 크게 바꾸지 않는다.
- 혈액검사: hTnT는 배제에 약간 도움이 되며, BNP는 확진에 다소 유용할 가능성이 있다.
- 심초음파: 심전도가 정상이라면 초음파를 시행해도 관리 방안을 바꾸지 않는다. 심전도에 이상이 있고, EF가 40% 미만일 경우 심장성과 관련이 있을 수 있다.
- 애초에 심초음파를 해야 할지 여부를 판단할 수 있는 심전도 해석 능력이 중요하다.

거리를 두고 보면, 어디에 무엇이 있는지 알 수 있지.

조금 더 넓게 바라보면, 실신 진료에서 심전도 이외의 검사는 그다지 유용하지 않다는 것을 알 수 있습니다. 허혈성 심질환에서는 생물표지자나 심초음파 검사가 관리 방침을 바꾸는 데 유용할 수 있지만, 실신에서는 그렇지 않습니다. 실신 관리라는 관점에서 거리를 두고 검사를 바라봅시다. 심전도 이외의 검사는 시간이 많이 소요되고, 치료 방침에도 큰 영향을 미치지 않습니다. 따라서 실신 환자의 병력을 확인한 후,즉시 얻을 수 있는 심전도 검사만으로 결정을 내려야 합니다. 실제로 저 역시 실신 환자를 마주하면, 상세한 병력을 확인하고 심전도를 본 후, 첫 10분 안에 귀가 또는 입원을 결정합니다. 심전도 이외의 검사가 별로 유용하지 않다면, 병력과 심전도만으로 판단하는 것이 요구됩니다.

실신에서 심전도의 역할이 보이기 시작했나요? 응급실에서는 심전도가 실신을 관리할 수 있는 유일한 검사입니다. Chapter 2부터는 병력과 심전도만으로 실신 증례를 관리하는 훈련을 함께해 나가겠습니다.

요 약

- 검사를 공부할 때는 왜 검사를 하는지, 진료 방침을 바꿀 수 있는지를 항상 염두에 두어야 한다.
- 실신 환자에게 있어서 심전도는 내원 직후에 시행되며, 진료 방침을 바꿀 수 있는 유일무이한 검사이다.
- 비심장내과 의사는 실신 환자를 앞에 두고 병력과 심전도만으로 방침을 결정해야 한다.
- 심전도 이외의 검사는 실신 관리에 큰 영향을 미치지 않으므로, 불필요하게 검사를 기다리는 것은 현명하지 않다.

이번에는 응급실에서 실신 환자에게 시행할 수 있는 심전도, 혈액검사, 심초음파검사의 유용성을 살펴보았지만, 입원 후에는 다른 검사도 가능합니다. 그래서 Chapter 2에서는 입원 후에 시행할 수 있는 심장성 실신의 검사에 대해 알아보고, 그 과정에서 다시 한번 심전도 검사의 중요성을 확인해 보겠습니다.

문헌

1) Christ M, et al. Diagnostic and prognostic value of high-sensitivity cardiac troponin T in patients with syncope. Am J Med. 2015; 128: 161-70.
2) Reed MJ, et al. The ROSE (risk stratification of syncope in the emergency department) study. J Am Coll Cardiol. 2010; 55: 713-21.
3) Anderson KL, et al. Cardiac evaluation for structural abnormalities may not be required in patients presenting with syncope and a normal ECG result in an observation unit setting. Ann Emerg Med. 2012; 60: 478-84.
4) Sarasin FP, et al. Role of echocardiography in the evaluation of syncope: a prospective study. Heart. 2002; 88: 363-7.
5) 日本循環器学会. 循環器病の診断と治療に関するガイドライン (2011年度合同研究班報告). 失神の診断·治療ガイドライン (2012年改訂版). http://www.j-circ.or.jp/guideline/pdf/JCS2012_inoue_h.pdf
6) Huff JS, et al. Clinical policy: critical issues in the evaluation and management of adult patients presenting to the emergency department with syncope. Ann Emerg Med. 2007; 49: 431-44.
7) The Task Force for the Diagnosis and Management of Syncope of the European Society of Cardiology (ESC). Guidelines for the diagnosis and management of syncope (version 2009). Eur Heart J. 2009; 30: 2631-71.

Chapter 2

똑같아 보이는 심전도

심전도 이외의 입원 실신 검사의 유용성

이상하지 않아? 새로운 곳에 왔는데 모든 것이 똑같아 보인다니.

에디 (『Stranger Than Paradise』)

먼저 다음 대화를 '실신 검사'라는 관점에서 읽어 보십시오.

비심장내과 의사 실신 환자의 컨설트를 부탁드립니다. 심장성 실신을 의심할 만한 심전도 이상은 없지만, 고감도 트로포닌이 양성이고, BNP가 약간 상승했습니다. 심초음파검사는 정상이었지만, 심장성 실신이 의심되어 진료를 부탁드립니다.

심장내과 의사 (전자 차트에서 심전도가 정상인 것을 확인하며) 저희 과에서 보기에는 문제 없는데요….

비심장내과 의사 그렇군요. '입원 정밀 검사'의 적응증은 없는 걸까요?

심장내과 의사 뭐, 해도 되긴 하지만… 어떻게 할지 고민이네요….

비심장내과 의사 …(확실하게 결정해 주면 좋을 텐데)

이 대화의 전반부는 Chapter 1을 읽고 난 후라면 비심장내과 의사의 마음뿐만 아니라 "저희 과에서 보기에는 문제 없는데요.."라고 말한 심장내과 의사의 입장도 이해할 수 있을 것입니다. 실신에서는 심전도 이외의 검사가 그다지 유용하지 않기 때문에, 여러 검사 결과가 나열되더라도 심장내과 의사가 이를 바탕으로 진료 방침을 결정하기는 어렵습니다.

그렇다면 후반부의 '입원 정밀 검사'에 대해서는 어떨까요? 대화와 그 이면에서 두 의사 간의 온도 차이가 느껴집니다. 그래서 Chapter 2에서는 응급실 외에서 이루어지는 실신 검사를 설명해 드리겠습니다. 이 장을 다 읽고 나면 두 의사 간의 간극이 좁혀질 것이라 약속드리니, 함께해 주세요.

실신 진단에 정밀 검사가 얼마나 유용한가?

외래에서 진단이 명확하지 않아 심장성 실신의 정밀 검사를 목적으로 심장내과 의사에게 컨설트하는 실신 증례는 적지 않습니다. 이때 심장내과 의사가 정밀 검사를 위해 사용하는 대표적인 검사로는 **'홀터 심전도'**, **'전기생리학적 검사(electrophysiologic study, EPS)'**, 최근에는 **'삽입형 루프 심전도(implantable loop recorder, ILR)'**의 세 가지가 있습니다. 이러한 심장내과 의사들이 시행하는 검사에 대해 비심장내과 의사로서 최소한 알아야 할 사항들을 확인해 보겠습니다. 검사의 유용성을 알지 못한 채 정밀 검사 목적으로 컨설트하는 것은 바람직하지 않으며, 앞서 설명한 두 사람처럼 될 수 있습니다. 반대로 검사의 핵심을 알면 컨설트에서의 온도 차이도 해소될 것입니다. 또한, 검사를 깊이 이해하게 되면, **검사 결과가 음성으로 나온 환자가 다시 실신하여 내원했을 때도 적절히 대응**할 수 있게 될 것입니다.

그럼, 이들 세 가지 검사에 대해 비심장내과 의사의 관점에서 살펴보겠습니다. 먼저 홀터 심전도부터 시작합니다.

첫 번째: 홀터 심전도

Sarasin 등의 연구에 따르면, 처음 심전도가 정상인 실신 환자 중 심장성을 의심한 67명에게 24시간 홀터 심전도를 시행한 결과가 보고되었습니다.[1] 이 중 13.4%(9/67)에서 방실차단 등의 증상성 부정맥이 발견되었지만, 나머지 약 90%에서는 홀터 심전도로 실신의 원인을 진단할 수 없었습니다. 이 연구에서 비심장내과 의사가 주목해야 할 점은, **심장성이 의심되어 홀터 심전도를 시행해도 약 10%만이 진단에 도달한다**는 사실입니다. **홀터 심전도가 음성이더라도 심장성을 완전히 배제할 수는 없습니다.** 유럽의 가이드라인에서는 이러한 연구 결과를 바탕으로, 홀터 심전도는 실신 정밀 검사에서 비용 대비 효과가 낮으며, 발작 빈도가 하루에 몇 번씩 있는 경우에만 시행해야 한다고 권고하고 있습니다.

홀터 심전도는 외래에서도 시행 가능하고 비침습적이라 접근성이 좋은 검사지만, 특이도는 높으나 민감도는 낮아 빈번히 진단을 놓칠 수 있다는 점을 잊지 마십시오.

다음으로는 외래가 아닌 입원 중에 시행되는 검사, EPS에 대해 살펴보겠습니다.

두 번째: 전기생리학적 검사(EPS)

홀터 심전도는 외래에서도 대응 가능하지만, EPS는 입원이 필요합니다. 실신 입원 정밀 검사 의뢰 ≒ EPS로도 해석될 수 있으므로, 컨설트를 위해서는 이 검사의 적응증을 알아야 합니다.

후지무라 등의 연구에 따르면, 일시적인 서맥을 보인 환자에게 EPS를 시행한 결과, 방실차단에서는 15.4%, 동기능부전증후군에서는 7.5%에서 진단이 확정되었다고 보고했습니다.[3] 이 연구에서 심장성 질환은 약 20%에 불과하며, 나머지 약 70%는 혈관 미주신경 반사 등 심장성이 아닌 이유가 고려됩니다. 일본 실신 가이드라인에서도 실신 평가 목적의 EPS 시행 결과 70%가 정상 소견을 보인다고 기록되어 있으며, 이것은 유사한 수치입니다.[4]

그렇다면 EPS가 음성이었던 환자가 다시 응급실을 찾았을 때 어떻게 해야 할까요? 대부분 혈관미주신경 반사이므로 별다른 개입이 필요 없을까요? Da Costa 등의 연구에서는 EPS 음성 환자 305명을 추적 조사한 결과,[5] 그중 5%(15/305)에서 개입이 필요한 부정맥 사건이 발생했다고 보고하고 있습니다. EPS가 정상이어도 일부 심장성 실신이 포함되는 이유 중 하나는 EPS가 서맥성 이외의 심장성 실신을 충분히 평가하지 못하기 때문일 수 있습니다. 또한, 일부 서맥성 부정맥은 EPS에서 때때로 이상이 나타났다 정상으로 바뀌는 경우가 있을 수 있습니다. 즉, **EPS가 음성이라고 해도 20명 중 1명은 여전히 심장내과 의사에게 컨설트가 필요**합니다.

EPS는 일본의 실신 가이드라인에서 **서맥성 부정맥에 대해서는 특이도가 높다**고 명시되어 있습니다.[4] 한편, 유럽의 실신 가이드라인에서는 **심장성 실신 전반에 대해 민감도와 특이도가 높은 검사가 아니라**고 설명하고 있으며,[2] 유럽은 서맥성 이외의 심장성 실신을 고려하고 있는 점에서 이러한 표현 차이가 발생합니다.

이 시점에서 'EPS의 적응증을 알고 싶다!'고 느끼는 비심장내과 의사라면 예리한 감각이 있다고 할 수 있습니다. 더 나아가 'EPS로 진단할 수 없는 심장성 실신에 대해서도 알고 싶다!'고 생각한다면 더욱 훌륭합니다. 사실, EPS의 적응증을 아는 것은 심장내과 의사에게 심장성 실신의 입원 정밀 검사를 컨설트할 적응증을 아는 것과 같습니다. 이것이 이 책을 다 읽은 후 여러분이 도달해야 할 목표입니다. Chapter 3 이후에 나오는 증례 심전도를 통해 적절히 설명할 예정이니 기대해 주세요. 책을 다 읽으면 EPS의 적응증을 이해하고, 적절하게 심장내과 의사에게 컨설트할 수 있게 될 것을 약속드립니다. (어떻게든 빨리 알고 싶은 독자는 칼럼 2[p.39]를 참고하여 예습도 가능합니다.)

세 번째: 삽입형 루프 심전도(ILR)

홀터 심전도나 EPS로 진단되지 않은 부정맥도 삽입형 루프 심전도(ILR)를 통해 보다 높은 정확도로 진단할 수 있습니다. ILR은 일본에서는 2009년부터 보험 적용이 되어 일부 병원에서 사용되고 있으며, 부정맥 전문의가 상주하는 경우 환자에게 ILR이 시행될 수 있습니다. 이제 비심장내과 의사의 관점에서 ILR을 살펴보겠습니다.

ILR은 USB 메모리 크기의 기록 장치를 흉부 피부 아래에 삽입합니다(당일 수술로 가능). 작은 장치지만, 높은 용량과 긴 배터리 수명을 자랑합니다. 기록 장치에는 연 1–2회의 이벤트(부정맥에 의한 실신 증상)도 기록이 남아, 이를 추적 조사해 진단할 수 있습니다.

Brignole 등은 EPS에서 음성이었던 각차단을 동반한 실신 환자 52명에게 ILR을 시행한 결과, 추적 관찰 중 79%에서 서맥성 부정맥을 동반한 실신의 재발을 보였다고 보고했습니다. 이에 따라 EPS 음성의 일부 심장성 실신 의심 사례에도 ILR이 적응증이 될 수 있습니다.[6] ILR은 시행 가능한 병원이 제한적이고 비용이 많이 들며, 침습을 동반하는 것이 단점입니다.

그런데 비심장내과 의사가 "ILR을 부탁드립니다."라고 직접 컨설트하는 경우는 드뭅니다. 대부분의 경우, 비심장내과 의사의 컨설트를 받은 심장내과 의사가 입원 후 정밀 검사를 통해 판단을 내리기 어려운 일부 사례에서 다시 부정맥 전문의에게 ILR을 의뢰하게 됩니다(비심장내과 의사가 ILR을 담당하는 부정맥 전문의에게 직접 실신에 대해 컨설트하는 병원은 극히 드물지만, 예외적으로 존재할 수 있습니다).

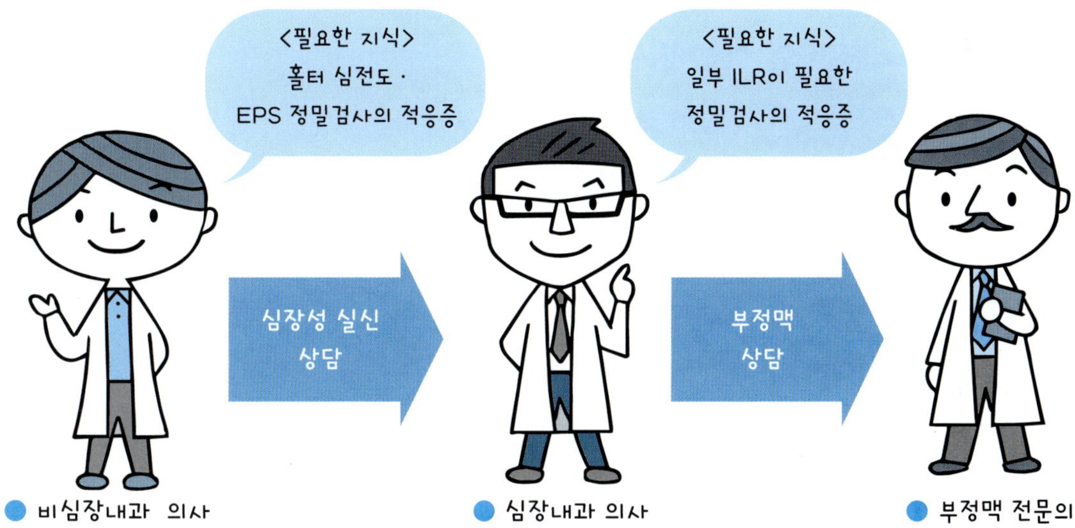

【홀터 심전도】

특이도는 높지만 민감도는 낮다. 빈번한 발작이 없으면 발견하기 어렵다.

【EPS】

대부분의 서맥성 부정맥에 한해서는 특이도가 높지만, 일부 심장성 실신은 판단할 수 없는 경우도 있다. 비심장내과 의사도 적응증을 알아야 한다.

【ILR】

상당히 높은 확률로 심장성 실신을 진단할 수 있지만, 모든 병원에서 시행할 수 있는 것은 아니다. 적응증에 대해서는 비심장내과 의사가 반드시 판단할 필요는 없다.

속도위반

입원 정밀 검사를 하더라도 모든 심장성 실신을 발견할 수는 없습니다. 이것은 심장성 실신을 일으키는 부정맥이 나타났다 사라졌다 하기 때문입니다. 언제 발생할지 모르는 부정맥을 어떻게 포착할 것인가가 심장성 실신의 진단 전략이 됩니다.

이 실신 진단 전략은 자동차의 속도위반을 적발하는 것과 비슷합니다. 심장의 속도위반을 자동차의 속도위반에 비유해 봅시다. 계속 시속 200 km로 달리는 차는 금방 적발됩니다. 이것은 계속 심박수 30인 방실차단이 바로 발견되는 것과 유사합니다(심장은 빠르기만 한 것이 아니라, 너무 느려도 속도위반인 셈이죠). 하지만 그런 차는 드물고, 심장도 마찬가지입니다. 이런 명백한 이상은 쉽게 발견되어 신속하게 처리됩니다. 문제는 가끔 발생하는 '때때로 속도위반'을 어떻게 잡아내느냐입니다.

'때때로 속도위반'을 잡는 방법

한 대의 차를 추적해 봅시다. 남성 운전자는 길을 서두르며 일반 도로에서 시속 80 km로 달리고 있습니다. 항상 그렇지는 않지만, 가끔 과속하는 것 같습니다. 실제로 그는 과거 몇 차례 속도위반으로 적발된 적이 있습니다. 그러나 과속했을 때마다 적발된 것은 아니고, 급하지 않은 경우에는 교통법규를 잘 지키기도 합니다. 따라서 몇 년 동안 적발되지 않는 경우도 있지만, 타이밍 좋게 검사하면 적발될 수도 있습니다.

여기서 교통과 경찰관이 그를 속도 감지 카메라로 잡으려 한다고 가정해 봅시다. 그가 과속하는 시점에 속도 감지 카메라가 작동하면 적발할 수 있지만, 대부분은 실패할 가능성이 큽니다. 이 경찰관의 단속 방식이 바로 홀터 심전도입니다. 현행범을 잡으려다 보니 음성으로 놓치는 경우가 많지만, 위양성은 없습니다.

한편, 심방과 심실의 연결을 평가하는 EPS는 마치 자동차 정기 검사와 같습니다. 고장이 있는지 확인하는 것이 목적이며, 부정맥이 발생할 때 잡아내는 홀터 심전도와는 다른 검사 방식입니다. 따라서 심장에 문제가 없어도 간헐적으로 속도위반하는 부정맥이 발생하는 경우라면 이 검사는 놓칠 수 있습니다. 이것이 EPS가 완벽하지 않은 이유입니다. 다시 말해, 간헐적으로 발생하는 속도위반을 어떻게 잡아낼 것인가로 이야기가 돌아옵니다.

ILR은 마치 각 차량에 경찰관이 감시하는 블랙박스를 설치하는 것과 같습니다. 1년에 한 번 속도위반해도, 경찰이 블랙박스를 확인하면 적발할 수 있습니다. 기술의 발달 덕분에 이런 일이 가능해진 것입니다.

여기 도로 교통법을 100% 준수하는 여성이 있습니다. 그녀는 한 번도 속도위반을 한 적이 없습니다. 만약 그녀의 차에 경찰 감시용 블랙박스를 설치한다면 긴장은 하겠지만, 과속은 일어나지 않을 것이며, 그녀에게는 이러한 장치가 필요하지 않습니다. 마찬가지로, ILR도 모든 실신 환자에게 시행할 필요는 없으며, 이상이 나올 가능성이 있는 증례를 선택해 적절하게 적용하는 것이 중요합니다.

검사의 한계를 고려하여 다시 심전도 진단을 생각하다

이상하지 않아? 새로운 곳에 왔는데 모든 것이 똑같아 보인다니.

아까 나왔던 대화를 다시 소개합니다.

비심장내과 의사 실신 환자의 컨설트를 부탁드립니다. 심장성 실신을 의심할 만한 심전도 이상은 없지만, 고감도 트로포닌이 양성이고, BNP가 약간 상승했습니다. 심초음파검사는 정상이었지만, 심장성 실신이 의심되어 진료를 부탁드립니다.

심장내과 의사 (전자 차트에서 심전도가 정상인 것을 확인하며) 저희 과에서 보기에는 문제 없는데요….

비심장내과 의사 그렇군요. '입원 정밀 검사'의 적응증은 없는 걸까요?

심장내과 의사 뭐, 해도 되긴 하지만… 어떻게 할지 고민이네요….

비심장내과 의사 …(확실하게 결정해 주면 좋을 텐데)

입원 검사의 컨설트에 대한 심장내과 의사의 '뭐, 해도 되긴 하지만… 어떻게 할지 고민이네요…'라는 말 속의 심정을 이해할 수 있나요? 외래에서 진단되지 않은 실신 환자를 심장내과 의사가 입원 정밀 검사를 해도, 심장성 실신으로 진단할 수 있는 경우는 일부에 불과하며, 많은 사례에서 검사는 정상으로 나옵니다. 이 정밀 검사를 받을 대상은 병력과 심전도 검사로 거의 결정될 수 있습니다.

비심장내과 의사가 '심장내과 의사가 개입하면 실신 진료에서 반드시 새로운 국면이 펼쳐질 것이다'라고 생각하는 것은 착각입니다. 많은 실신 증례는 정밀 검사를 해도 정상으로 나오기 때문에 결국 초기 심전도 결과에 기반하여 진료 방침을 결정해야 하는 상황이 됩니다. 새로운 곳에 왔다고 생각했지만, 모든 것이 똑같아 보이는 이유가 바로 여기에 있습니다.

요 약

- 정밀 검사(홀터 심전도, EPS)로 반드시 심장성 실신을 진단할 수 있는 것은 아니다.
- 실신 환자를 심장내과 의사에게 컨설트할 때는 정밀 검사의 적응증을 의식한다.
- 각 정밀 검사의 적응증은 다음 장의 사례를 통해 익혀 나가도록 하자.

문헌

1) Sarasin FP, et al. Usefulness of 24-h Holter monitoring in patients with unexplained syncope and a high likelihood of arrhythmias. Int J Cardiol. 2005; 101: 203-7.
2) The Task Force for the Diagnosis and Management of Syncope of the European Society of Cardiology (ESC) . Guidelines for the diagnosis and management of syncope (version 2009). Eur Heart J. 2009; 30: 2631-71.
3) Fujimura O, et al. The diagnostic sensitivity of electrophysiologic testing in patients with syncope caused by transient bradycardia. N Engl J Med. 1989; 321: 1703-7.
4) 日本循環器学会. 循環器病の診断と治療に関するガイドライン (2011年度合同研究班報告). 失神の診断·治療ガイドライン (2012年改訂版). http://www.j-circ.or.jp/guideline/pdf/JCS2012_inoue_h.pdf
5) Da Costa A, et al. Clinical predictors of cardiac events in patients with isolated syncope and negative electrophysiologic study. Int J Cardiol. 2006; 109: 28-33.
6) Brignole M, et al. Mechanism of syncope in patients with bundle branch block and negative electrophysiological test. Circulation. 2001; 104: 2045-50.

Column 1

비심장내과 의사 기획, 1박 2일 실신 정밀 검사 플랜

심전도에 이상은 없지만 약간의 위험이 있는, 그렇다고 심장내과 의사에게 컨설트할 정도는 아닌 사례는 임상에서 자주 접하게 됩니다. 특히 밤에 이런 환자가 내원했을 때, 비심장내과 의사가 1박 동안 경과를 관찰하고, 부정맥 등의 이상이 나타나면 심장내과 의사에게 컨설트하고, 별다른 문제가 없으면 퇴원시키며, 필요에 따라 외래에서 추적 관찰하는 방식은 나쁘지 않아 보입니다. Sun 등의 연구에 따르면 중등도 위험의 실신 환자를 ① 입원과 ② 응급실 경과 관찰로 나누어 비교했습니다.[1] 응급실 경과 관찰은 최소 12시간 동안 심전도 모니터링과 6시간 간격의 고감도 트로포닌 평가를 의미합니다. 결과적으로, 1개월 후와 6개월 후의 사망, 폐색전증, 심근경색증, 뇌경색, 심혈관 사건에 차이가 없었습니다. 응급실 경과 관찰군은 1인당 629달러의 비용을 절감했으며, 퇴원 시점도 18시간 빨랐다는 보고가 있습니다.

또한 Baugh 등의 연구에서는 입원 경과 관찰과 응급실 경과 관찰의 비용 효과를 시뮬레이션한 결과, 미국 전체에서 연간 1.08억 달러(±0.89억 달러)의 비용 절감과 23.5만 명(±1.39만 명)의 입원 환자가 줄어들 것이라고 보고했습니다.[2]

그러나 미국에서는 '**외래 취급**'을 받는 응급실 경과 관찰이, 일본의 많은 병원에서는 1박 2일 동안의 '**입원**' 경과 관찰로 진행됩니다. 저녁 6시부터 아침 9시까지 외래 관찰용 침대에서 모니터링을 하는 것은 일본의 응급실 문화에서는 '불가능'하다고 여기는 병원이 많기 때문입니다. 입원으로 취급하는 것이 병원 측도, 환자 측도 더 자연스러우며, 의료보험 제도가 다르기 때문에 일본에서는 이 정도의 비용 절감은 기대하기 어렵습니다.

경제적 효과를 기대하기는 어렵더라도, **심전도에서 이상 소견이 없다고 판단된다면**, 위험도에 따라 비심장내과 의사가 자율적으로 환자를 관리하는 것이 '가능'하다고 이 임상 연구가 뒷받침해줍니다.

문헌

1) Sun BC. Randomized clinical trial of an emergency department observation syncope protocol versus routine inpatient admission. Ann Emerg Med. 2014; 64: 167-75.

2) Baugh CW, et al. National cost savings from observation unit management of syncope. Acad Emerg Med. 2015; 22: 934-41.

PART

2

좌뇌형 심전도

Chapter 3

루틴 심전도

실신 진료에 필요한 세 가지 루틴 업무

루틴이 없다고 생각하면 정말 아찔하네요.

고로마루 아유미 (『고로마루 어록』)

증례 ★★ 88세 남성. 목격자 없는 넘어짐으로 응급 이송. 외상 없음. 내원 시 탈력감 있음 (본원 진료)

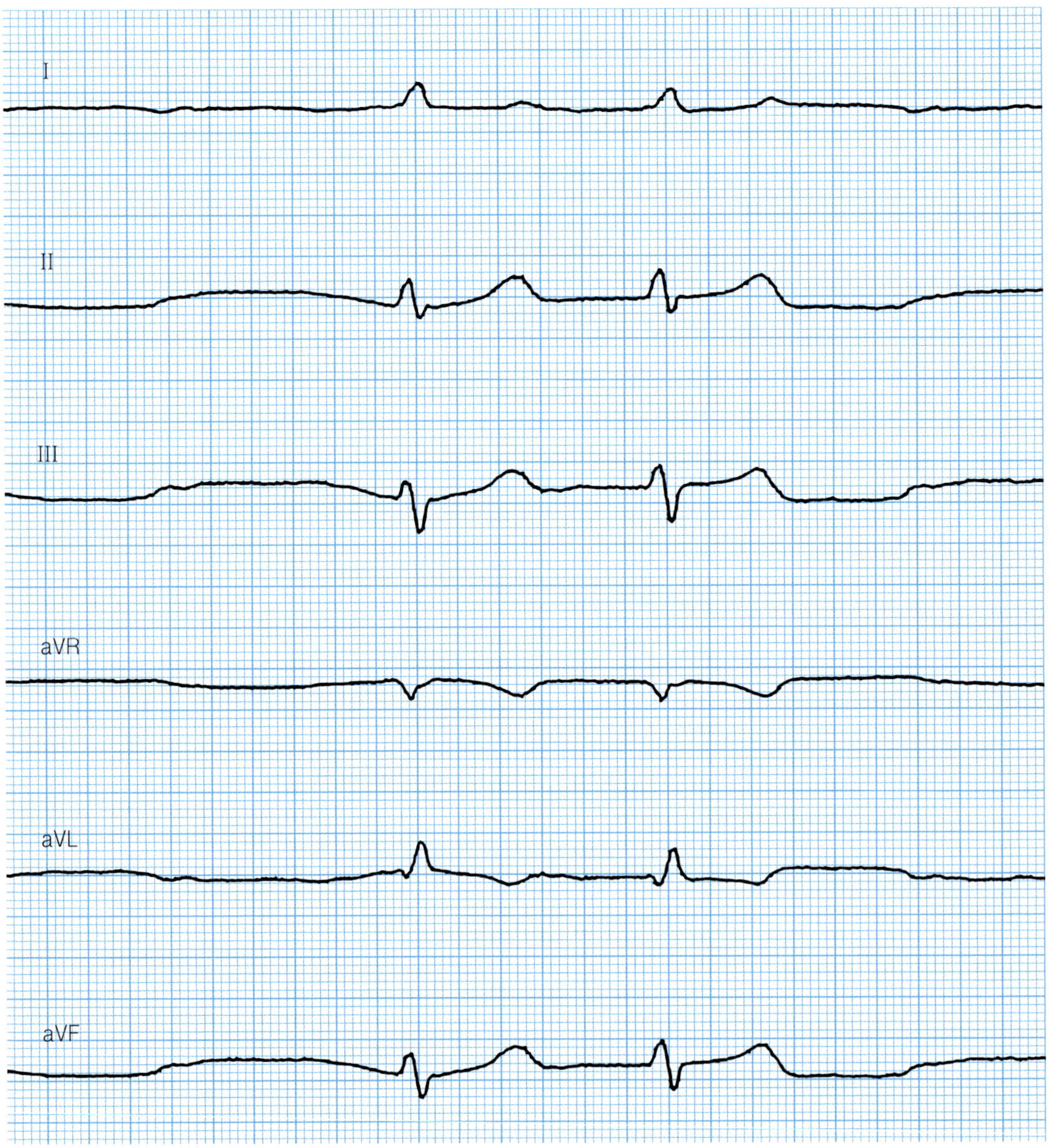

이번에도 10초 안에 진단명과 구체적인 대응 방안을 결정해 주세요.

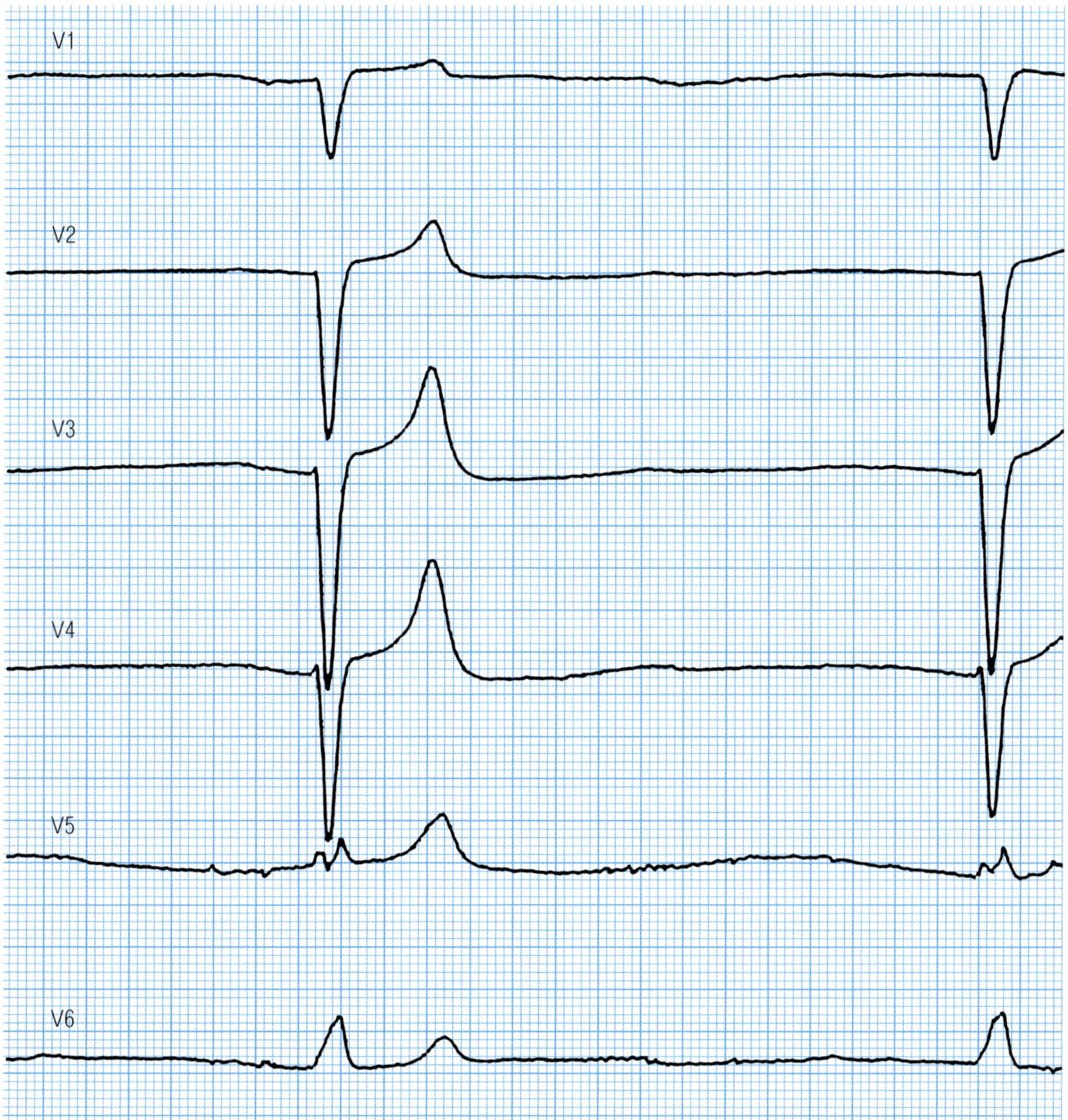

증상에 기반한 심전도 진단

이번에는 전공의가 초기 대응을 시작한 증례입니다. 심전도에서는 심각한 서맥이 관찰되고 P파도 사라졌습니다. 동기능부전증후군(SSS)일까요? 목격되지 않은 채로 발생한 낙상은 실신일 가능성도 있으며, SSS에 의한 심장성 실신일지도 모릅니다. 또한, 탈력은 서맥의 영향일 수 있으며, 심박조율기의 적응증이 될 것 같습니다.

그런데 이 서맥은 언제부터 나타난 것일까요? 몇 년 전에도 동일한 상태였다면 긴급도는 낮아집니다. 그래서 필요한 것이 **이전 심전도입니다!!** 이번 경우에는 환자가 과거 진료 기록이 있으므로, 이전 심전도를 확인해 봅시다.

이전 심전도(진찰 1년 전)

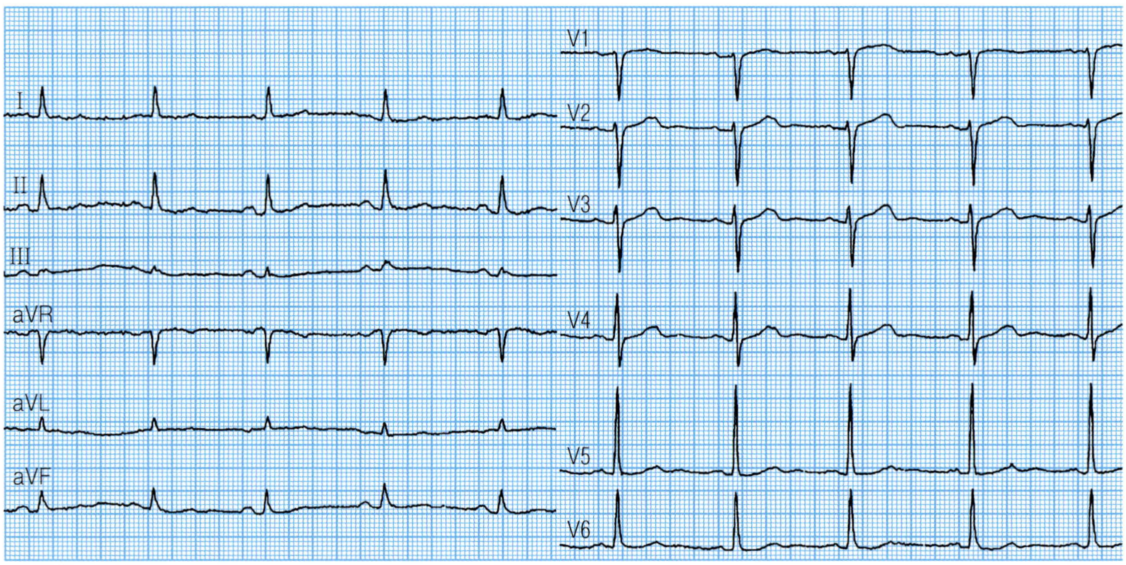

이전 심전도에서는 P파가 뚜렷하게 나타났고, 서맥도 없었습니다. 몇 년 동안의 어느 시점에서 심전도 변화가 일어난 것으로 보입니다. 그렇다면 이번 주증상은 응급 이송 시의 심전도와 더 밀접한 관련이 있을 가능성이 큽니다. 이처럼 실신 진단에서는 진찰 시의 심전도 한 장만으로 판단하는 것이 아니라, 과거 심전도와 비교하는 것이 매우 중요합니다. 책을 읽을 때는 당연하다고 생각할 수 있지만, 실제 임상에서 100% 실천할 수 있도록 해야 합니다. 실천율이 100%가 되었을 때 비로소 책상에서의 학습이 임상으로 승화된 것입니다. 이것은 눈에 띄지 않고 꾸준함이 요구되는 작업이지만, 매우 중요한 실신 심전도 진료의 루틴 업무입니다.

> **실신 심전도의 루틴 업무 ①**
>
> ▶ 과거 심전도와 반드시 비교한다(100% 시행한다).

그 후의 경과

전공의는 서맥과 실신 · 탈력의 관련성을 생각하여, 심박조율기의 적응증 여부에 대해 심장내과 의사에게 컨설트를 하였습니다. 호출을 받은 심장내과 의사도 "확실히 그렇군요…."라고 언급하며 심박조율기 준비를 하고 있을 때, 멀리서 간호사의 목소리가 들려왔습니다. "칼륨 8.1입니다."

잠시의 정적을 깨고 전공의가 중얼거렸습니다. "고칼륨혈증으로 인해 P파가 사라져서 심각한 서맥이 발생한 거였구나…."

고칼륨혈증의 주증상

Freeman 등은 응급실에서 K 6.0 mEq/L 이상인 환자들의 주증상을 정리하여 보고했습니다(표 1).

표 1 고칼륨혈증 환자의 주증상(n =168)(문헌 1에서 수정)

호흡곤란	19.8%(33명)	실신	5.4%(9명)
탈력	18.6%(31명)	반응 없음	4.2%(7명)
의식 장애	7.8%(13명)	기타	43.1%(72명)

이번 '탈력'은 비교적 흔한 주증상입니다. 또한, 실신을 진단하는 의사로서 고칼륨혈증이 '실신'의 원인이 될 수 있다는 것을 잊어서는 안 됩니다. 즉,

고칼륨혈증→부정맥 발생→탈력 · 심장성 실신

이런 시나리오가 되는 것이죠. 따라서, '심장성 실신일까?', '부정맥일까?'라고 생각되면, 전해질 이상(특히 K)을 반드시 확인하는 것이 루틴 업무가 되어야 합니다. 이번에는 그 작업을 잊었지만, 간호사의 도움 덕분에 만회할 수 있었습니다. 간호사의 훌륭한 대응이었습니다.

실신 심전도의 루틴 업무 ②

▶ '부정맥인가?'라고 생각되면 모든 환자에게서 전해질(특히 K)을 조사한다.

자, 이번에는 아찔한 순간이었지만, 다음번에는 어떤 심전도 소견에서 고칼륨혈증을 의심해야 할까요?

고칼륨혈증을 의심할 수 있는 심전도 변화

앞서 언급한 Freeman 등의 연구에서는 '고칼륨혈증으로 발생한 심전도 변화'에 대해서도 보고하고 있습니다(표 2). 잘 알려진 '텐트형 T'나 '비특이적 ST 변화'가 눈에 띄지만, 이번 증례처럼 '서맥', '동정지' 또는 다양한 '차단'과 같은 부정맥도 심장성 실신의 원인이 될 수 있다는 점에 주목해야 합니다.

표 2 최초 심전도 평가(n=168) (문헌 1에서 수정)

텐트형 T	34.5%(58)
비특이적 ST 변화	33.3%(56)
ST 상승	4.2%(7)
1도 방실차단	16.7%(28)
심실내 전도장애 (≒bizarre appearance)	11.3%(19)
각차단	6.0%(10)
서맥(맥박 < 50)	4.2%(7)
동정지	1.8%(3)

참고로, 심실내 전도장애(bizarre appearance)는 이런 모습입니다.

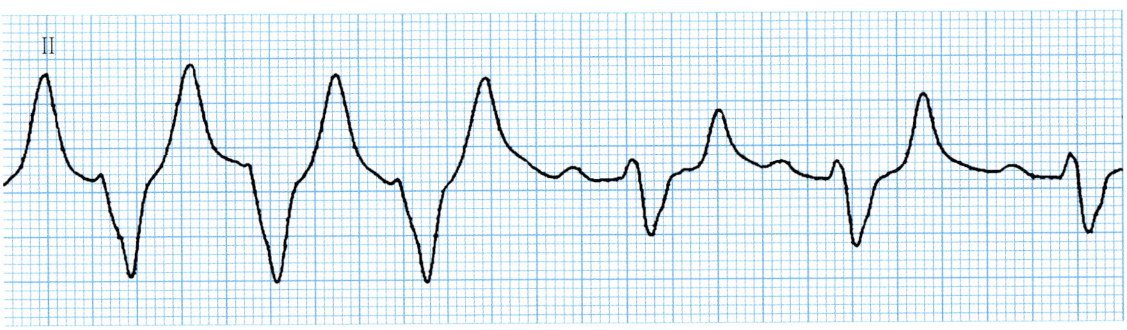

이런 경우 VT(심실빈맥)로 오인해도 이상하지 않습니다. 실신 환자가 이런 심전도로 내원했다면, 제세동기를 준비하면서도 반드시 고칼륨혈증을 확인해야 합니다. **'어딘가 이상한 심전도인데…'라고 느낄 때뿐만 아니라 명백한 부정맥!'인 상황에서도 예외 없이 전해질을 확인해야 합니다.**

고칼륨혈증의 수치와 심전도 변화

증례로 돌아가 보겠습니다. 심전도에서 SSS, K 8.1 mEq/L로, 탈력과 실신 의심이 있는 88세 남성입니다. 실제로 고칼륨혈증으로 인해 심전도 변화가 발생하고, 증상이 나타났을 가능성은 얼마나 될까요? K값과 이에 따라 발생할 수 있는 심전도 변화를 확인해 봅시다. 이번 환자의 경우 K 8.1 mEq/L로, P파 소실 및 넓은 QRS와 같은 소견과 일치할 것 같습니다. 그러나 여기서 주의해야 할 점이 있습니다! **실제 임상에서는 K값과 심전도 변화 간의 상관관계가 일치하지 않는 경우가 많다**는 사실입니다. 'K 8.1 mEq/L인데, 이렇게 작은 심전도 변화밖에 없다니?'라는 사례부터 'K 6.0 mEq/L인데도 이렇게 심한 심전도 변화가 있다니!'라는 사례까지, 고칼륨혈증의 심전도 변화는 매우 다양할 수 있습니다.

QRS complex	K값(mEq/L)	심전도 소견
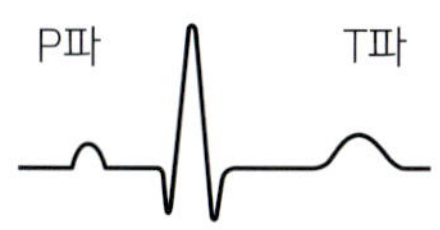	~5	정상
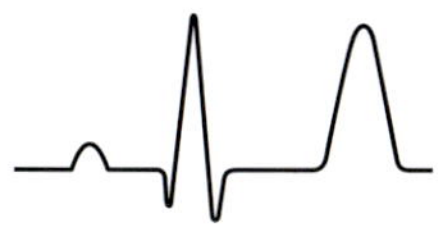	6-7	텐트형 T파
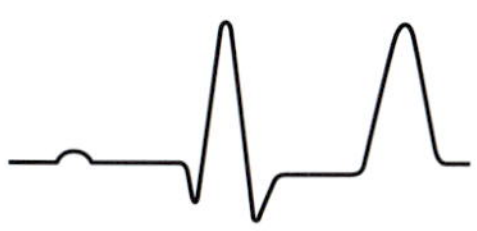	7-8	P파의 평탄화 PR 연장 ST 저하 텐트형 T파
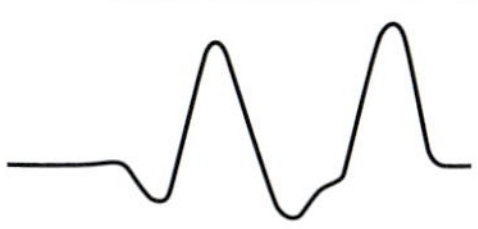	8-9	P파의 소실 QRS의 크게 열림 텐트형 T파의 증가
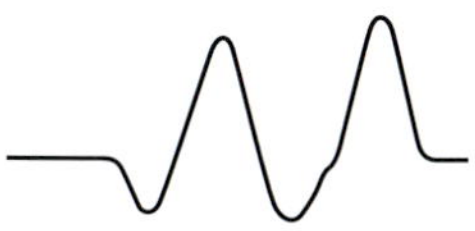	>9	사인 곡선 패턴

그림 1 **K값과 심전도 변화**

K값과 심전도의 상관관계가 미약하기 때문에, 심장성 실신 평가에서는 루틴으로 K를 검사할 것을 권장합니다. 놀랄 만한 부정맥이든, 가벼운 서맥이든 고칼륨혈증이 원인인지 여부는 검사를 해봐야 알 수 있습니다.

그렇다면 이번 SSS의 원인이 K 8.1 mEq/L이라고 단정할 수 없다면, 다른 어떤 병태를 고려해야 할까요?

서맥의 원인이 정말 전해질 이상일까?

SSS의 원인으로는 ① 고칼륨혈증 외에도 다음과 같은 ②와 ③이 고려될 수 있습니다.

① 고칼륨혈증에 의한 SSS
② 심장질환에 기인한 SSS
③ 그 외 특정 원인에 의한 SSS

'③그 외 특정 원인'에 대해 평가할 수 있는 것은 없을까요? 여기서 세 번째 부정맥 심전도의 루틴 업무가 **약물 복용력**입니다. 환자의 약물을 확인해 보니, 이렇게나 많이 복용 중이었습니다.

라식스® 20 mg	0.5정 #1	와파린® 1mg	3.5정 #1
알닥톤A® 25 mg	0.5정 #1	시그마트® 2.5 mg	3정 #3
테노민® 25 mg	1정 #1	아이토롤® 20 mg	2정 #2
타케프론® 30 mg	1정 #1	아달라트 L® 20 mg	2정 #2
이솝틴® 40 mg	3T #3	자이로릭® 100 mg	2정 #2

이 중에 SSS나 고칼륨혈증을 일으킬 수 있는 약물이 있을까요?

먼저 테노민®은 베타차단제로 서맥을 유발할 수 있습니다. 평소와 같은 용량을 복용하고 있더라도, 신기능 장애로 인해 효과가 증대되었을 가능성은 없을까요? 크레아티닌 수치를 확인해 보니, 반년 전에는 1.2 mg/dL였던 것이 이번에는 2.5 mg/dL로 증가했습니다. 신기능 장애의 원인으로는 자이로릭®이나 라식스®에 의한 약물성 신장 장애가 의심됩니다. 고칼륨혈증은 신기능 장애에 더해 알닥톤A®(K 보존 이뇨제)의 영향이 있었을 가능성이 있습니다.

이처럼 약물 복용력은 비심장내과 의사라도 수집할 수 있으며, 앞으로의 관리를 크게 바꿀 수 있는 중요한 정보입니다. 그 확인은 실신 심전도 진료에서 중요한 루틴 업무가 됩니다.

실신 심전도의 루틴 업무 ③

▶ '부정맥일까?'라고 생각되면 반드시 약물 복용력을 조사한다.

SSS의 치료 적응증을 가이드라인에서 확인하기

다음으로, 가이드라인에서 SSS에 대한 심박조율기 적응증을 확인해 봅시다.

가이드라인에서는 **필수적인 약물 투여에 의해 발생한 경우 심박조율기 적응증**(Class I)입니다. 그러나 **이러한 약물 대부분은 심장내과 의사가 처방한 것이기 때문에, 해당 약물의 중단이나 지속 여**

Class Ⅰ : 1. 실신, 경련, 눈앞이 깜깜해짐, 어지러움, 호흡곤란, 쉽게 피로해지는 증상 또는 심부전이 있고, 그것이 동결절 기능저하로 인한 서맥, 동방차단, 동정지 또는 운동 시 심박수 반응 저하임이 확인된 경우. 이것은 장기간의 필수적인 약물 투여로 인한 경우도 포함됨

Class Ⅱa : 1. 위의 증상이 있고 서맥 또는 심실 정지가 확인되지만, 두 증상의 관련성이 명확하지 않은 경우

2. 서맥빈맥증후군에서 빈맥에 필요한 약물 투여로 서맥이 유발되는 경우

Class Ⅱb : 1. 증상이 없는 동방차단이나 동정지

부를 결정할 권한은 비심장내과 의사에게는 없는 것이 현실입니다. 그렇지만 비심장내과 의사라도 어떤 약물이 SSS를 유발할 수 있는지 알고, 컨설트 전에 약물과의 관련성을 조사할 필요가 있습니다.

이번 증례는…

이번에는 SSS의 부정맥에 대해 심장질환, 고칼륨혈증, 약물에 의한 세 가지 원인을 고려한 후, 심장내과 의사가 주치의로서 입원 치료를 맡았습니다. 입원 후 계획으로는 일부 약물을 중단하고, 고칼륨혈증 초기 치료에도 심각한 서맥이 개선되지 않아서 일시적으로 심박조율기를 삽입한 후 경과를 관찰하기로 했습니다.

이제, 약물 중단 후 심전도는 어떻게 변했을까요? 그 경과를 살펴보겠습니다.

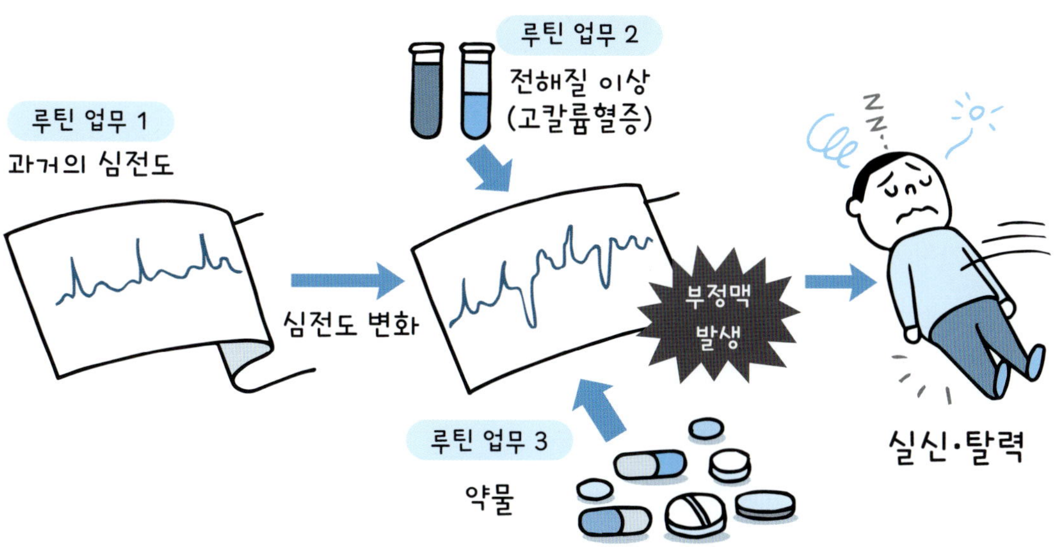

그림 2 심장성 실신 진료에서 루틴 업무의 필요성

내원 시 심전도

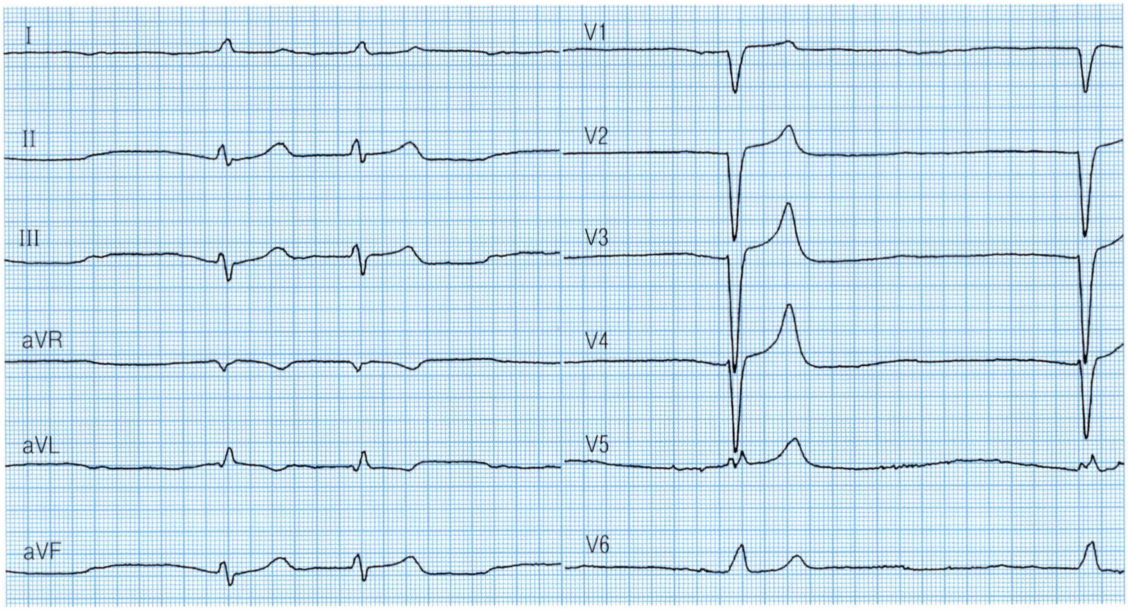

라식스® 20 mg	0.5정 #1	와파린® 1 mg	3.5정 #1
알닥톤A® 25 mg	0.5정 #1	시그마트® 2.5 mg	3정 #3
테노민® 25 mg	1정 #1	아이토롤® 20 mg	2정 #2
타케프론® 30 mg	1정 #1	아달라트 L® 20 mg	2정 #2
이솝틴® 40 mg	3정 #1	자이로릭® 100 mg	2정 #2

세 가지 루틴 업무에 대해 다시 생각해 보자

루틴이 없다고 생각하면 정말 아찔하네요.

약물 중단으로 부정맥이 놀랍게도 치료되었습니다. 주치의인 심장내과 의사는 약물에 의한 고칼륨혈증이 SSS를 유발했다고 최종 판단하였고, 일시적으로 삽입했던 심박조율기를 중단하고, 약물도 두 가지로 줄여 퇴원 조치했습니다. 실신이나 탈력의 원인이 부정맥인지 여부를 심전도로 판단하는 것이 실신 심전도 진료의 기본입니다. 하지만 부정맥이 언제 발생했는지, 그리고 부정맥을 일으키는 원인으로 전해질 이상이나 약물이 있는지를 평가하는 것은 심전도 진단과 동시에 모든 환자에서 반드시 시행해야 할 루틴 업무입니다.

실신 진료의 세 가지 루틴 업무

☑ 1. 이전 심전도 확인 ☑ 2. 전해질 확인 ☑ 3. 복용약 확인

입원 5일 후의 심전도

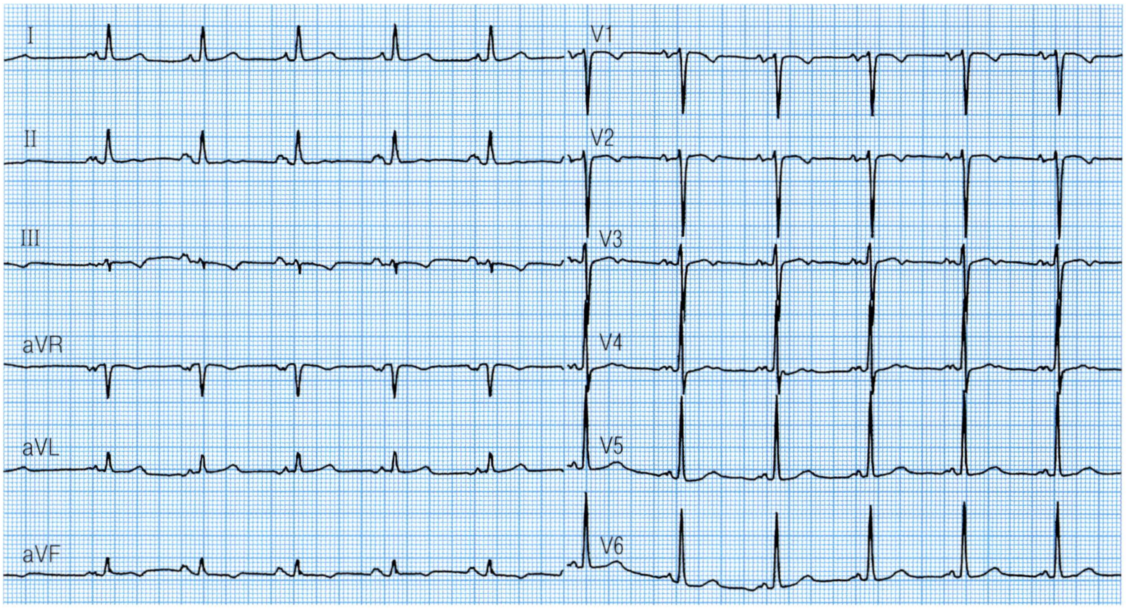

라식스® 20 mg	0.5정 #1	와파린® 1 mg	3.5정 #1
~~알닥톤A® 25 mg~~	~~0.5정 #1~~	~~시그마트® 2.5 mg~~	~~3정 #3~~
~~테노민® 25 mg~~	~~1정 #1~~	~~아이토롤® 20 mg~~	~~2정 #2~~
~~타케프론® 30 mg~~	~~1정 #1~~	~~아달라트 L® 20 mg~~	~~2정 #2~~
~~이솝틴® 40 mg~~	~~3정 #1~~	~~자이로릭® 100 mg~~	~~2정 #2~~

요 약

- '부정맥일까?'라고 생각되면 세 가지 루틴 업무를 확인한다.
- K값과 심전도 변화의 상관관계를 알지만 차이가 있을 수 있다는 점을 인지한다.
- 약물에 의한 부정맥이라면 약물 중단으로 개선되었을 경우 경과 관찰도 가능하다.
- 약물에 의한 SSS라도 약물을 중단할 수 없다면 심박조율기 적응증이 된다.

문헌

1) Freeman K, et al. Effects of presentation and electrocardiogram on time to treatment of hyperkalemia. Acad Emerg Med. 2008; 15: 239-49.

2) 日本循環器学会. 循環器病の診断と治療に関するガイドライン (2010年度合同研究班報告). 不整脈の非薬物治療ガイドライン (2011年改訂版). http://www.j-circ.or.jp/guideline/pdf/JCS2011_okumura_h.pdf

Chapter 4

계속 울리는 전화 같은 심전도

비심장내과 의사가 block에서 어려워하는 부분

> 나 지금 좀 바빠, 그래서 전화를 받을 수가 없어. (중략)
> 그런데도 당신은 계속 전화를 걸어대잖아, 나 정말 바쁜데.
>
> 레이디 가가 (『Telephone』)

증례 ★★ 66세 여성. 음주 후 넘어져 구토. 넘어졌을 때의 기억이 전혀 없음

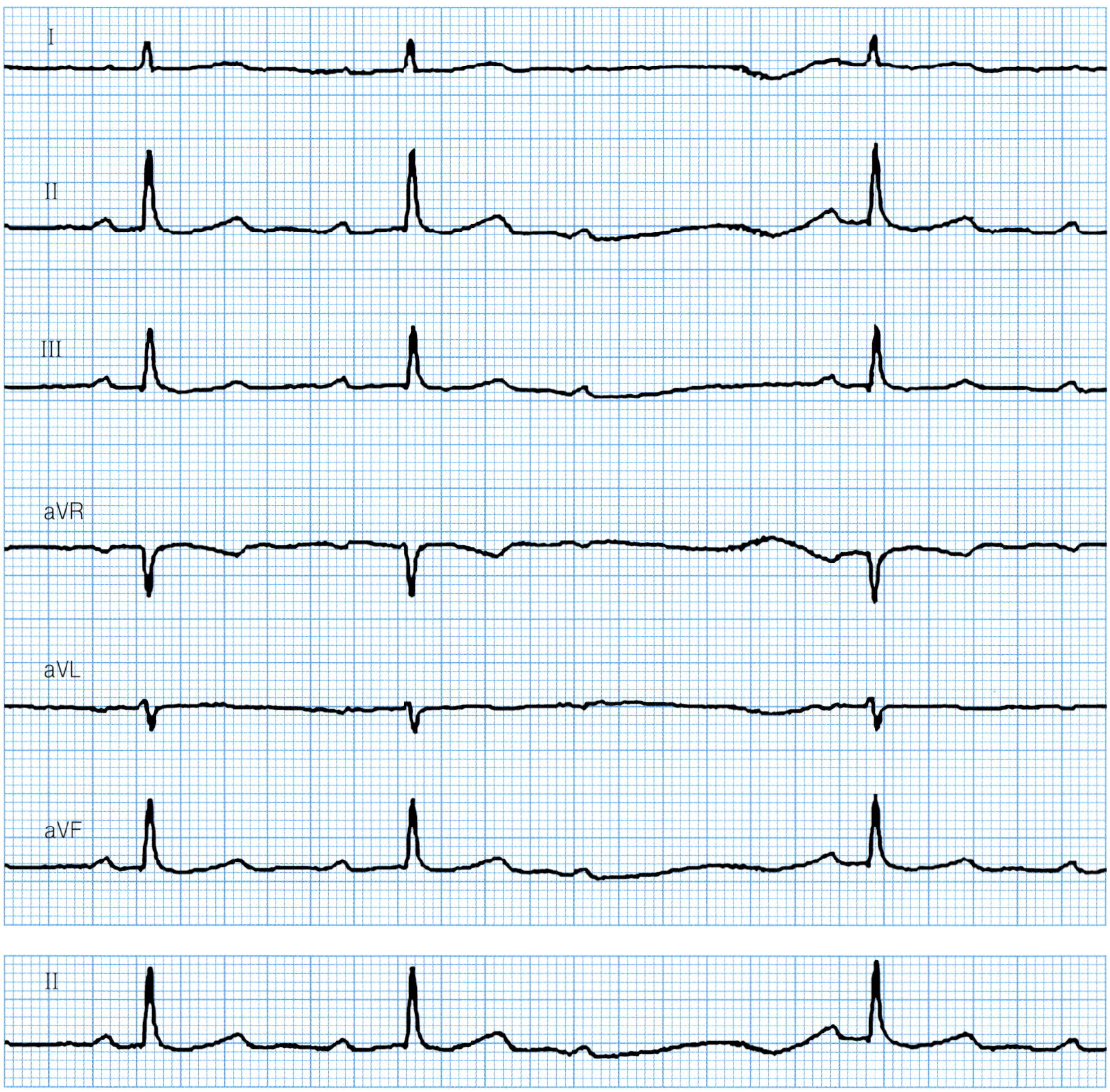

이번에도 10초 안에 진단명과 구체적인 대응 방안을 결정해 주세요.

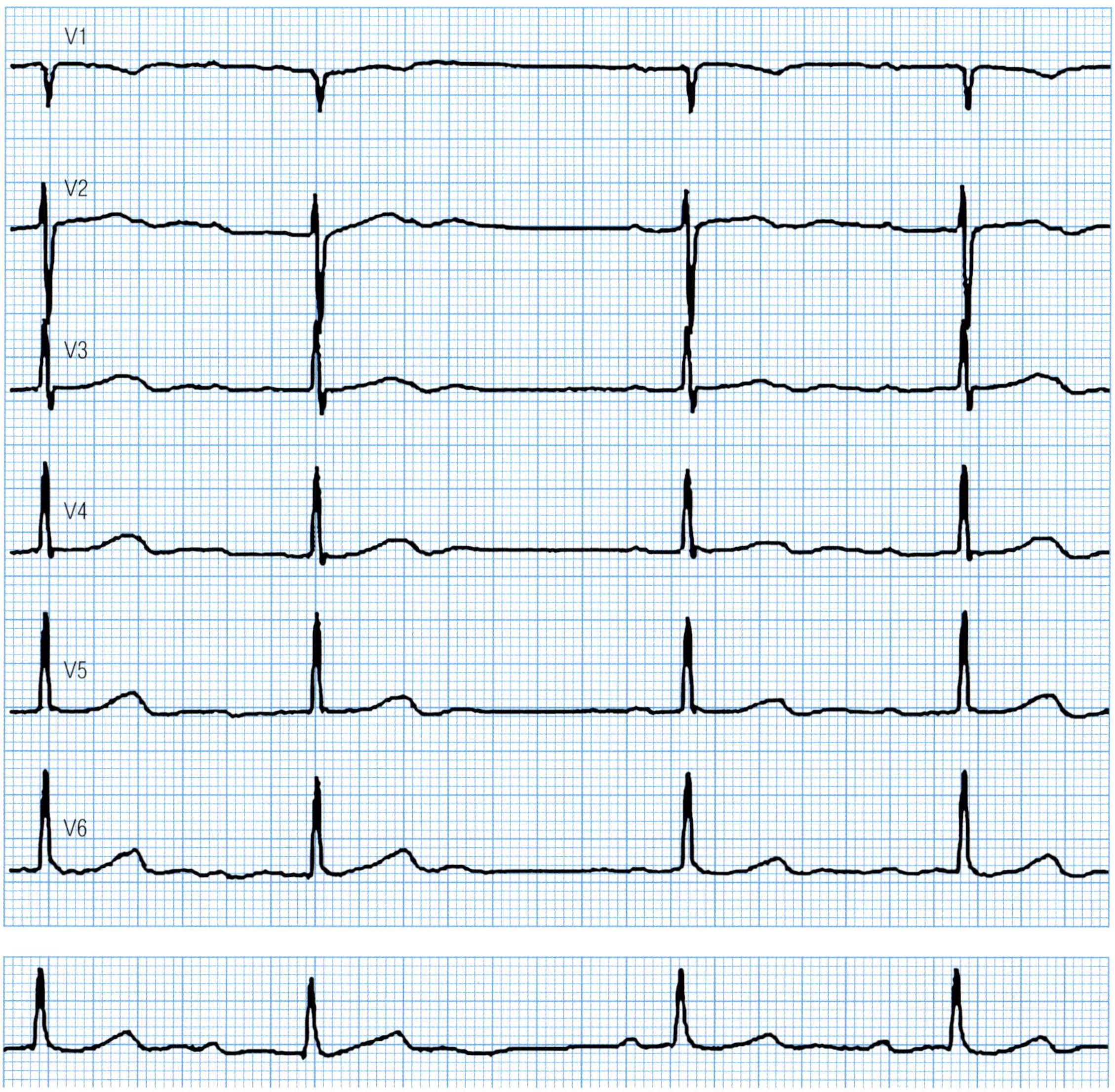

P파와 QRS의 연결과 남녀 관계

이번 증례의 진단명을 알아차린 독자가 많을 것입니다. 의사국가시험에서 자주 등장하는 방실차단으로, 정답은 **Wenckebach형 2도 방실차단**입니다. **P파와 QRS와의 연결이 핵심**입니다. 수업에서 배운 부정맥 지식은 임상에서도 중요하니, 한번 복습해 봅시다.

● 동율동(정상 심전도)(그림 1)

정상과 이상의 감별 포인트는 P파와 QRS의 '연결'입니다. 이 '연결'을 남녀 관계에 비유해 설명하겠습니다. 먼저 P파와 QRS를 연인 관계라고 생각해 보세요. P파는 전화를 거는 남자(P군), QRS는 전화를 받는 여자(Q양)라고 할 수 있습니다. P군의 전화에 지체 없이 Q양이 응답하며, 정상적이고 안정된 남녀 관계입니다. 이 확실한 '연결'에는 개입할 필요가 없습니다.

● 1도 방실차단(그림 2)

P군의 전화에 대한 Q양의 반응이 조금 늦어집니다. 0.21초 이상의 지연이 발생하며, PQ 간격이 1칸 이상 길어지면 1도 방실차단입니다. 그러나 이 정도 지연이라면 여전히 '연결'은 유지되고 있으며, 남녀 관계에서도, 의료에서도 개입은 필요 없습니다.

● Wenckebach형 2도 방실차단(그림 3)

P군의 전화에 대한 Q양의 반응이 점차 늦어지고(Longer), 결국 전화에 아예 응답하지 않는 경우도 발생합니다(Drop!). 이것이 Wenckebach형 2도 방실차단으로, 이번 증례의 심전도 패턴입니다. 남녀 관계에서도, 의료에서도 상황에 따라 어떤 형태로든 개입이 필요할 수 있습니다.

● Mobitz Ⅱ형 2도 방실차단(그림 4)

P군이 전화를 걸어도 Q양이 4번 중 1번은 받지 않습니다. 이것이 Mobitz Ⅱ형 2도 방실차단입니다. 이 정도로 연결이 나쁘면, 증상이나 이유와 상관없이 남녀 관계에서도 의료에서도 개입이 필요합니다.

● 3도 방실차단(완전방실차단)(그림 5)

P군과 전혀 상관없이 Q양이 반응하는 상황이 3도 방실차단(완전방실차단)입니다. P군을 무시하고 Q양은 도대체 누구에게 반응하는 걸까요…. 이유나 증상과 관계없이 적극적인 개입이 필요하다는 것은 두말할 필요가 없습니다.

나 지금 좀 바빠, 그래서 전화를 받을 수가 없어. (중략)

그런데도 당신은 계속 전화를 걸어대잖아, 나 정말 바쁜데.

그림 1 동율동(정상 심전도)

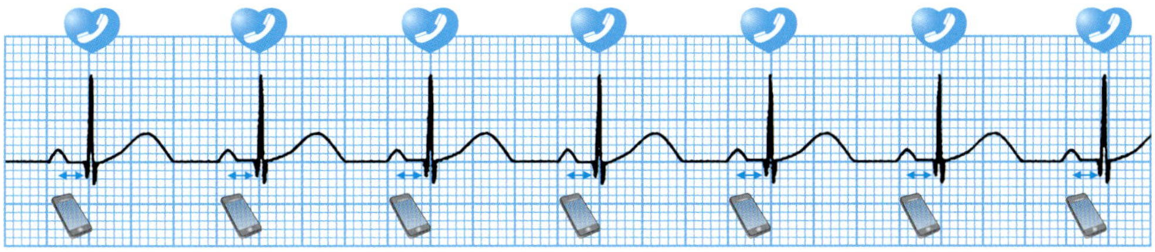

그림 2 1도 방실차단

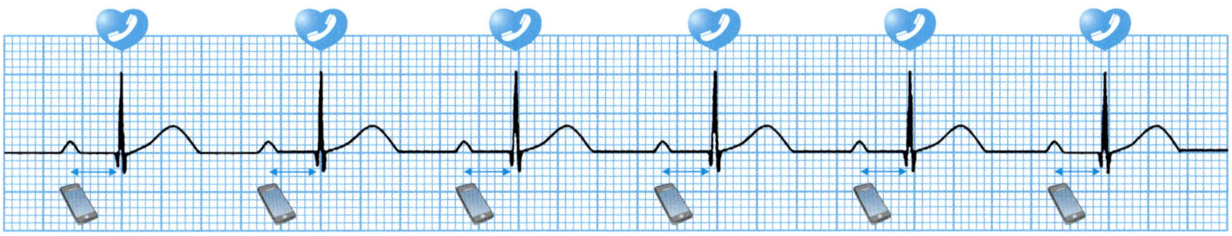

그림 3 Wenckebach형 2도 방실차단

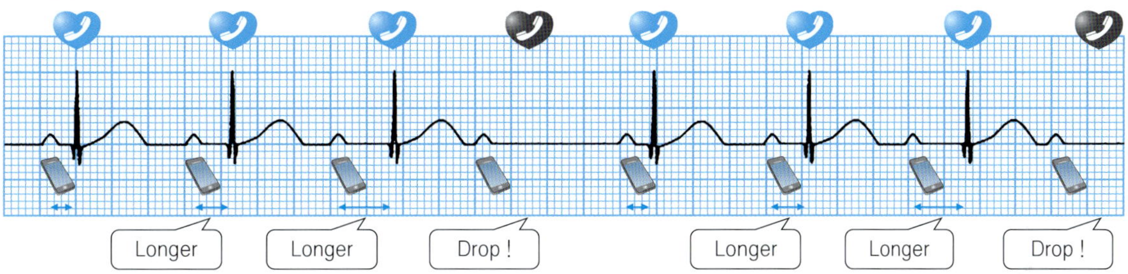

그림 4 Mobitz Ⅱ형 2도 방실차단

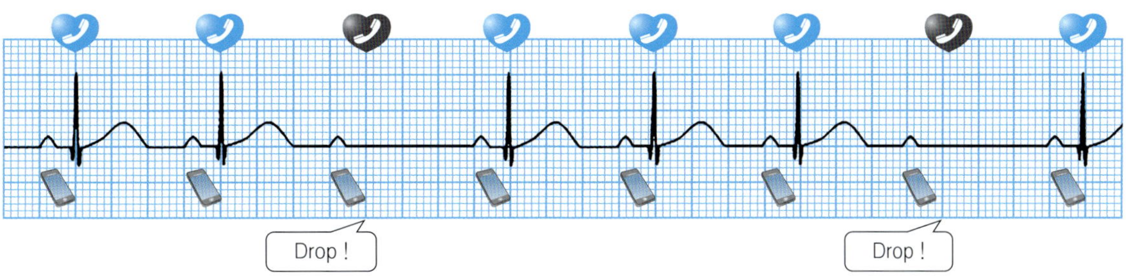

그림 5 3도 방실차단(완전방실차단)

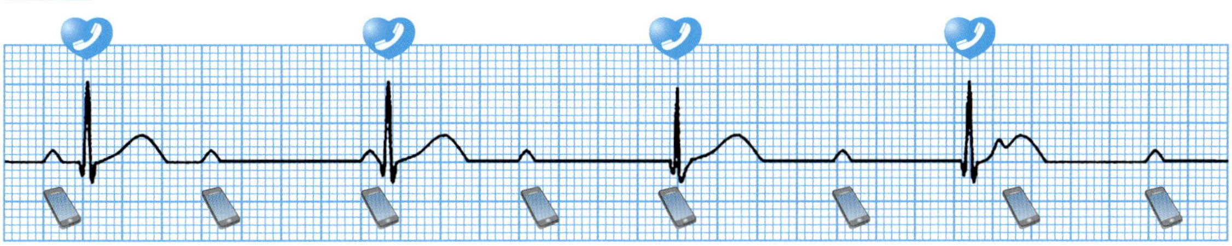

방실차단의 관리는?

진단이 확정되면, 요구되는 것은 그에 따른 관리입니다. 1도 방실차단은 경과 관찰, 3도 방실차단은 즉시 심장내과에 컨설트, 이 두 가지는 매우 간단한 관리 방법으로 대부분의 비심장내과 의사들도 잘 알고 있습니다. 그러나 문제가 되는 것은 2도 방실차단입니다. 이 부분에서 비심장내과 의사들의 인식이 불명확한 경우가 많습니다.

시험 삼아 Wenckebach형과 Mobitz Ⅱ형을 진단하는 문제를 국가시험에 합격한 직후의 1년차 전공의들에게 출제해 본 결과, 정답률은 100%였습니다. 그러나 같은 전공의에게 각각의 관리 방법에 관해 물었을 때, 정답률은 단 9%에 불과했습니다. 즉, 국가고시에 합격한 후 심전도 **진단은 할 수 있지만, 그 이후의 관리 방법을 알지 못한 채로 임상에 뛰어드는 것**입니다.

이제 중요한 가이드라인[1]을 살펴보고 검사 적응증을 확인해 봅시다.

Class Ⅰ: 1. 실신, 어지러움 등의 증상과 서맥의 인과관계가 불명확한 경우
　　　　2. 실신, 어지러움이 있으며 원인으로 서맥이 의심되는 경우
Class Ⅱa : 1. 심박조율기의 적응증이 있는 동기능부전 또는 방실차단에서 동결절 기능이나 방실전도장애의 평가가 필요한 경우
　　　　2. 증상이 없는 Mobitz Ⅱ형 2도 방실차단, 3도 방실차단 및 2지 또는 3지 차단에서 차단 부위의 확인 및 동결절 기능 평가가 필요한 경우
Class Ⅱb : 1. 증상이 없는 만성 2지 차단
Class Ⅲ: 1. 증상이 없는 동서맥, 1도 방실차단, Wenckebach형 2도 방실차단

Wenckebach형 2도 방실차단은 증상이 없으면 검사가 불필요(Class Ⅲ)하다는 내용이 있습니다. 여기서 말하는 증상이란 실신이나 어지러움(실신 전 증상)과 같은 에피소드를 말합니다. 반면, Mobitz Ⅱ형 2도 방실차단의 경우는 증상과 상관없이 평가 대상이 됩니다(Class Ⅱa). 이것은 심장성 실신이 발생할 가능성이 높은 사례가 많기 때문입니다.

감별하면 대응이 결정된다

Wenckebach형 2도 방실차단은 주증상에 따라 관리 방법이 달라집니다. 무증상의 Wenckebach형 2도 방실차단을 심장내과 의사에게 소개해도 '경과 관찰'이라는 단순한 답변이 돌아올 뿐입니다. 하지만 실신 에피소드가 있다면 심장내과 의사에게 컨설트하여 정밀 검사를 의뢰해야 합니다. 심장내과 의사의 대응은 주증상에 따라 달라지므로, 컨설트 시에는 **"실신 병력이 있는** Wenckebach형 2도 방실차단입니다."라고 전하는 것이 중요합니다. **'실신 병력이 있는' 이라는 '서두'**가 컨설트 시 중요한 키워드가 됩니다(그림 6).

Wenckebach형… 증상 없음→경과 관찰 / 증상 있음→심장내과 의사 컨설트

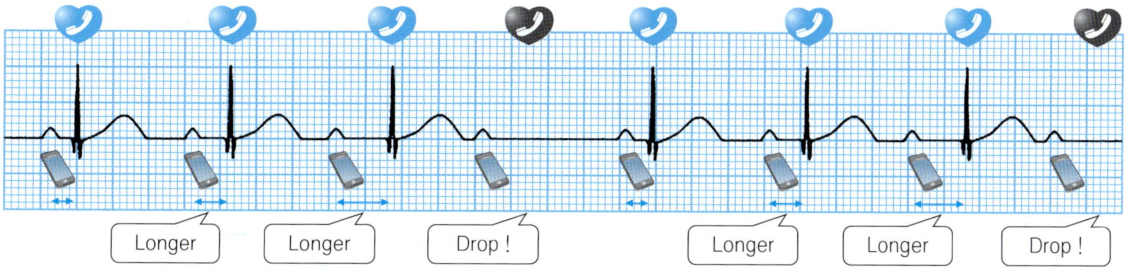

Mobitz II형… 실신의 에피소드에 관계없이 심장내과 의사 컨설트

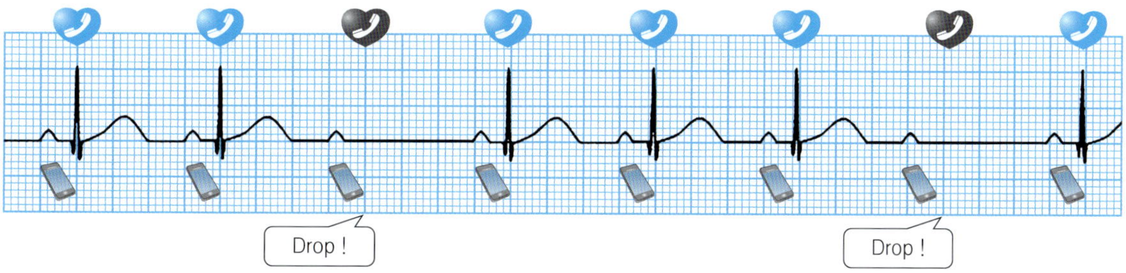

그림 6 2도 방실차단의 관리

Wenckebach형은 증상 유무에 따라 관리가 달라진다!

한편, Mobitz II형 2도 방실차단의 경우 증상 유무에 상관없이 심장내과 의사에게 컨설트하고 입원을 의뢰해야 합니다. 실신 에피소드가 있는지 확인하긴 하지만, 그 여부에 상관없이 관리 방침은 동일합니다(그림 6).

> **실신 심전도의 대원칙 1**
>
> • 증상과 심전도를 함께 고려하여 관리한다.

이번 증례는…

자, 이번 증례의 병력은 어떠했을까요. '66세 여성, 음주 후 넘어져 구토, 넘어졌을 때의 기억이 전혀 없음'… 안타깝게도 실신에 대한 에피소드는 알 수 없습니다. 이럴 때야말로 실신에 대한 루틴 업무가 필요합니다! 심전도 한 장으로 판단이 어렵다면, 다른 정보로도 관리 방안을 모색해 보아야 합니다.

실신 진료의 세 가지 루틴 업무
☑ 1. 이전 심전도 확인 ☑ 2. 전해질 확인 ☑ 3. 복용약 확인

전해질 이상은 없었습니다. 이전 병원에 복용약과 이전 심전도를 문의한 결과, 약물은 취침 전에 먹는 수면제뿐이었으며, 이전 심전도는 나중에 보내준다고 했습니다. 병력만으로 실신을 확정할 수는 없었지만, 뇌진탕 증상이 있어 우선 모니터 심전도를 부착하고 응급의학과에서 경과 관찰 입원 조치하였습니다. 새로운 부정맥이 나타나거나 실신이 발생하면 심장내과 의사에게 컨설트하고, 그렇지 않으면 이후 외래에서 추적 진료하기로 했습니다.

그 후…

다음 날 팩스로 과거 심전도가 도착했습니다. 4년 전 심전도였지만 이번과 동일한 Wenckebach형 2도 방실차단이었습니다. 뇌진탕으로 인해 실신 에피소드가 명확하지 않은 점을 고려하여, 환자는 추후 심장내과 의사에게 외래 진료를 받기로 했으나, '4년 전부터 동일한 심전도라면 이번에 새롭게 심장성 실신이 발생했을 가능성은 낮고, 정밀 검사는 필요하지 않으며 경과 관찰로 충분합니다. 다음에 실신 에피소드가 있으면 다시 내원하세요'라는 친절한 소견서를 받아 환자는 귀가했습니다

결국 이번 관리의 결정적인 요소는 과거 심전도와의 비교였습니다. 심전도 진단뿐만 아니라 증상도 중요하다는 점을 다시 한번 인식하고, 증상이 명확하지 않을 때도 루틴 업무의 정보로 대응하는 것이 중요함을 재확인하시기를 바랍니다.

요 약

- 2도 방실차단을 구별하는 이유는 관리 방법이 크게 달라지기 때문이다.
- 실신 진료는 심전도뿐만 아니라 실신 에피소드를 통해 관리한다.
- Wenckebach형의 경우 증상이 없으면 경과 관찰. 증상이 있으면 심장내과 의사 컨설트.
- Mobitz II형의 경우 증상이 있든 없든 심장내과 의사 컨설트.
- ① 이전 심전도, ② 전해질, ③ 복용약을 확인하는 루틴 업무는 필수.

문헌

1) 日本循環器学会. 循環器病の診断と治療に関するガイドライン (2010年度合同研究班報告). 不整脈の非薬物治療ガイドライン (2011年改訂版). http://www.j-circ.or.jp/guideline/pdf/JCS2011_okumura_h.pdf

Column 2

EPS란 무엇인가?

실신 환자가 방실차단이 의심되어 심장내과에 입원할 경우 EPS(전기생리학적 검사)를 시행할 수 있습니다. EPS의 검사가 무엇을 하는지 '비심장내과 의사로서' 알아두면 유용할 것입니다.

결론부터 말씀드리면…

EPS는 방실 사이 위쪽의 문제(경증 · 경과 관찰)인지
아래쪽의 문제(중증 · 심박조율기 적응증)인지를 확인하는 것이다.

이것이 전부입니다. 간단하죠?

방실 사이에는 His속이 있는데, 방실차단의 이상 부위는 His속보다 상부와 하부로 나뉩니다. 상부의 문제는 AH block이라 불리며, 실신을 유발하는 경우는 드뭅니다. 대표적으로 Wenckebach형 2도 방실차단이 있습니다. 반면, 하부 문제는 HV block이라 하며, 실신을 유발하기 때문에 심박조율기 삽입 적응증이 됩니다. 대표적으로 Mobitz II형 2도 방실차단과 3도 방실차단이 있습니다. 다만, 일부 Wenckebach형에서는 HV block이 나타날 수 있기 때문에, 실신 증상이 있는 Wenckebach형은 EPS로 평가해 심박조율기 적응증을 신중히 검토해야 합니다.

참고로, 실신 증상이 있는 3도 방실차단은 EPS 없이도 HV block임이 임상적으로 명백하므로, EPS 없이 심박조율기 시술을 시행합니다. EPS도 침습적인 검사이기 때문에, 관리 방침을 변경하지 않는다면 EPS는 생략됩니다. 반대로 실신 증상이 없는 Wenckebach형도 AH block임이 명백하므로 침습적인 EPS는 적응증이 없습니다.

이후의 심전도에서는 P와 QRS의 연결이 방실 사이의 상부 또는 하부 중 어느 부위에 문제가 있는지를 파악하고, EPS의 적응증을 염두에 두면서 컨설트를 검토하면 더 깊게 이해할 수 있습니다.

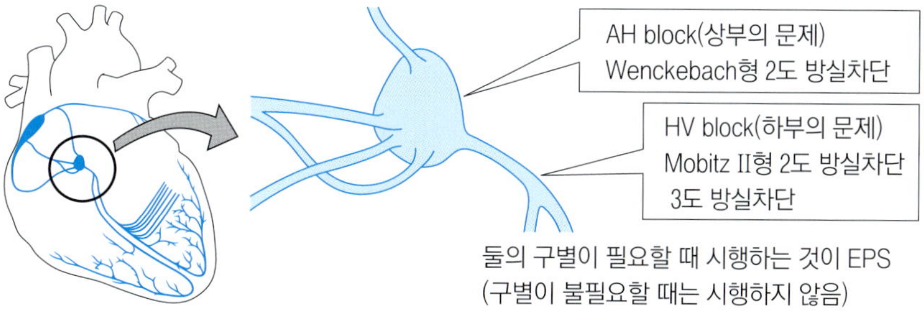

Chapter 5

찾으면 보이는 심전도

진단이 확실하지 않더라도 방침을 결정한다

답은 눈앞에 있었어, 너무 가까이 있어서 오히려 보이지 않았던 거야.

잭 스켈링턴 (『크리스마스의 악몽』)

증례 ★★ 90세 여성. 반복되는 실신 발작

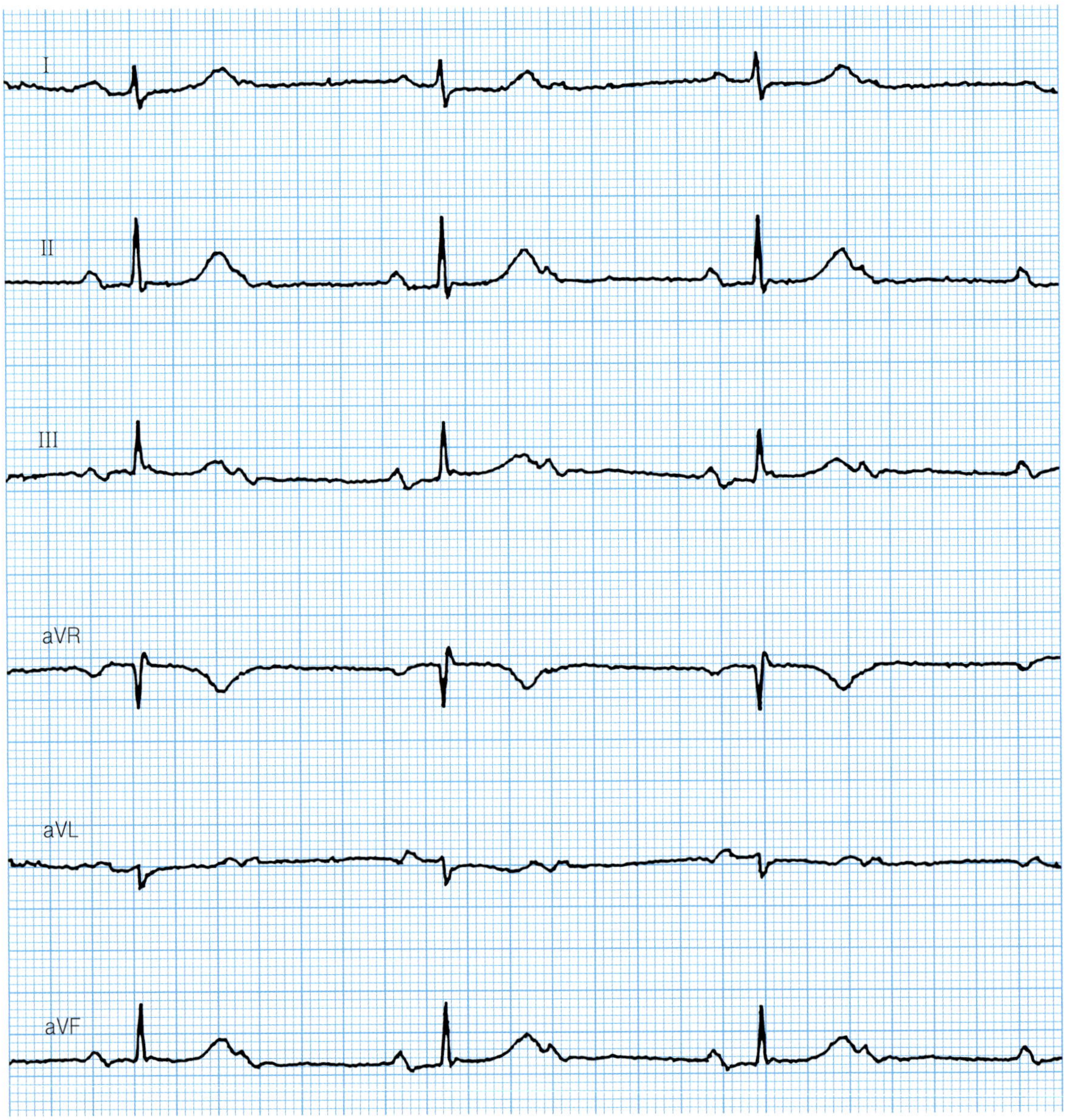

이번에도 10초 안에 진단명과 구체적인 대응 방안을 결정해 주세요.

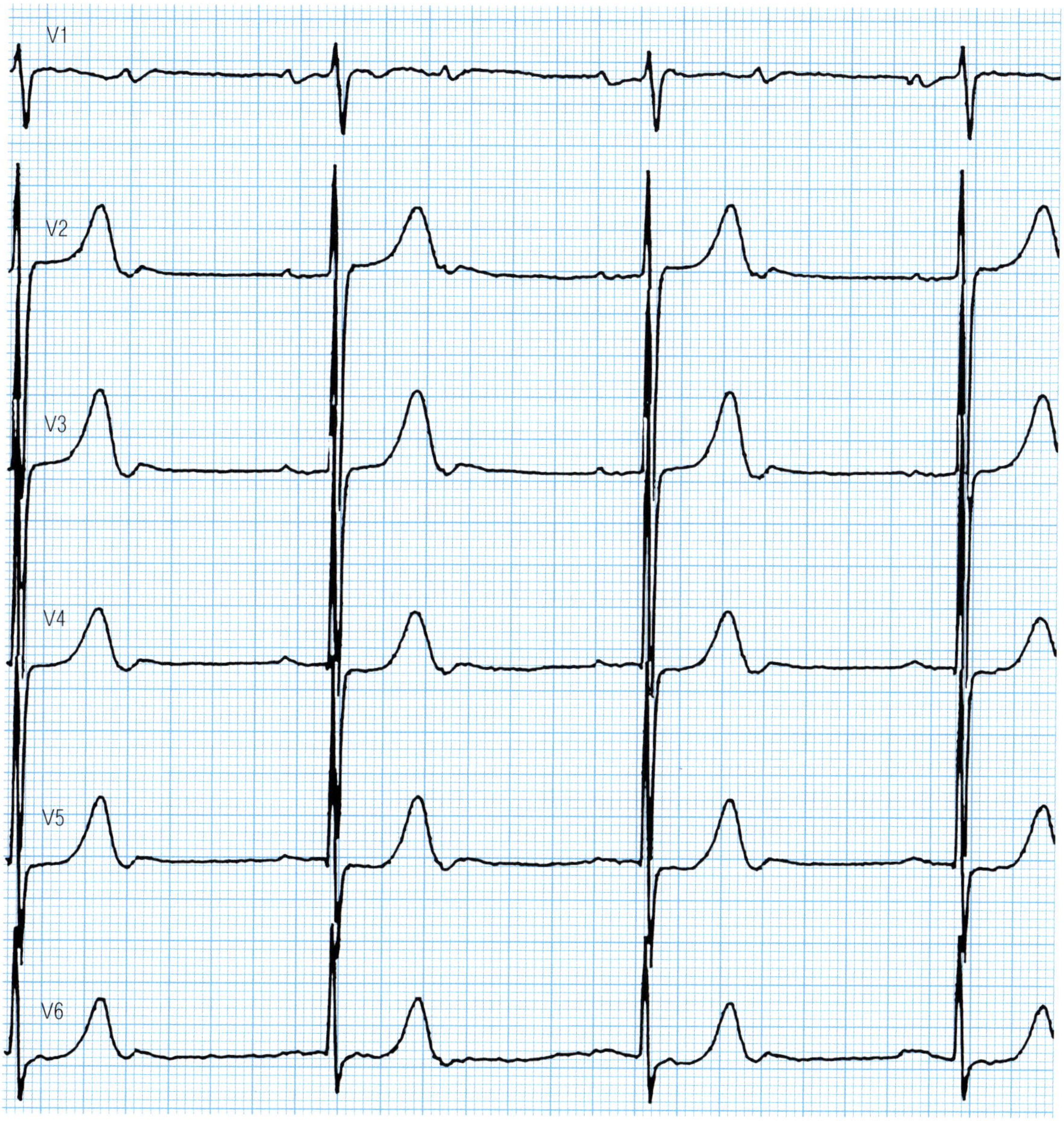

Chapter 6

상대에게 다가가는 심전도

심장내과 의사가 요구하는 수준의 진단을 내린다

최적의 지원이란 것은 상대에게 가까이 다가가 보지 않으면 알 수 없다.

마츠오카 슈조

증례 ★★ 70세 여성. 쇼핑 중에 갑자기 실신함

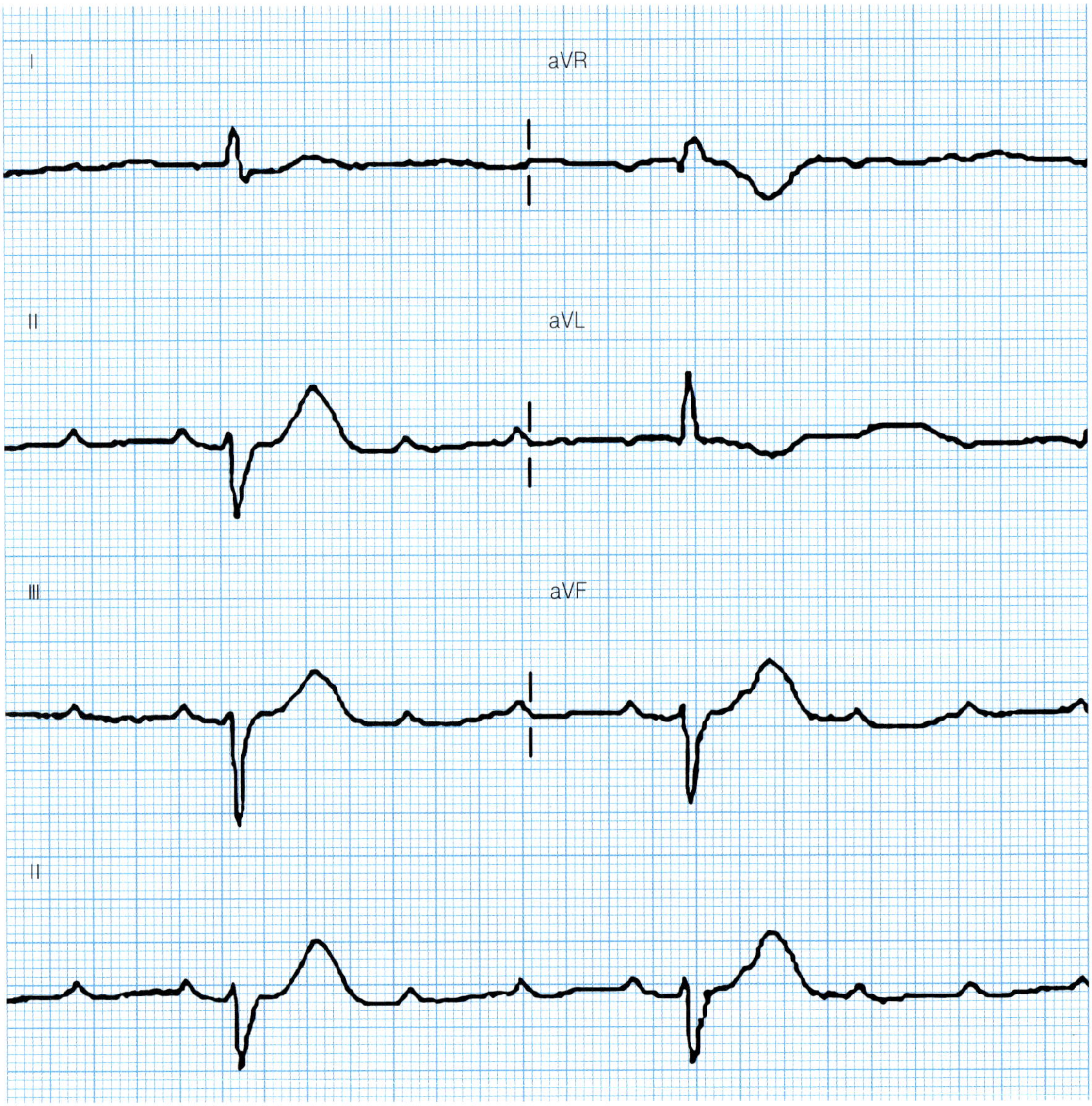

이번에도 10초 안에 진단명과 구체적인 대응 방안을 결정해 주세요.

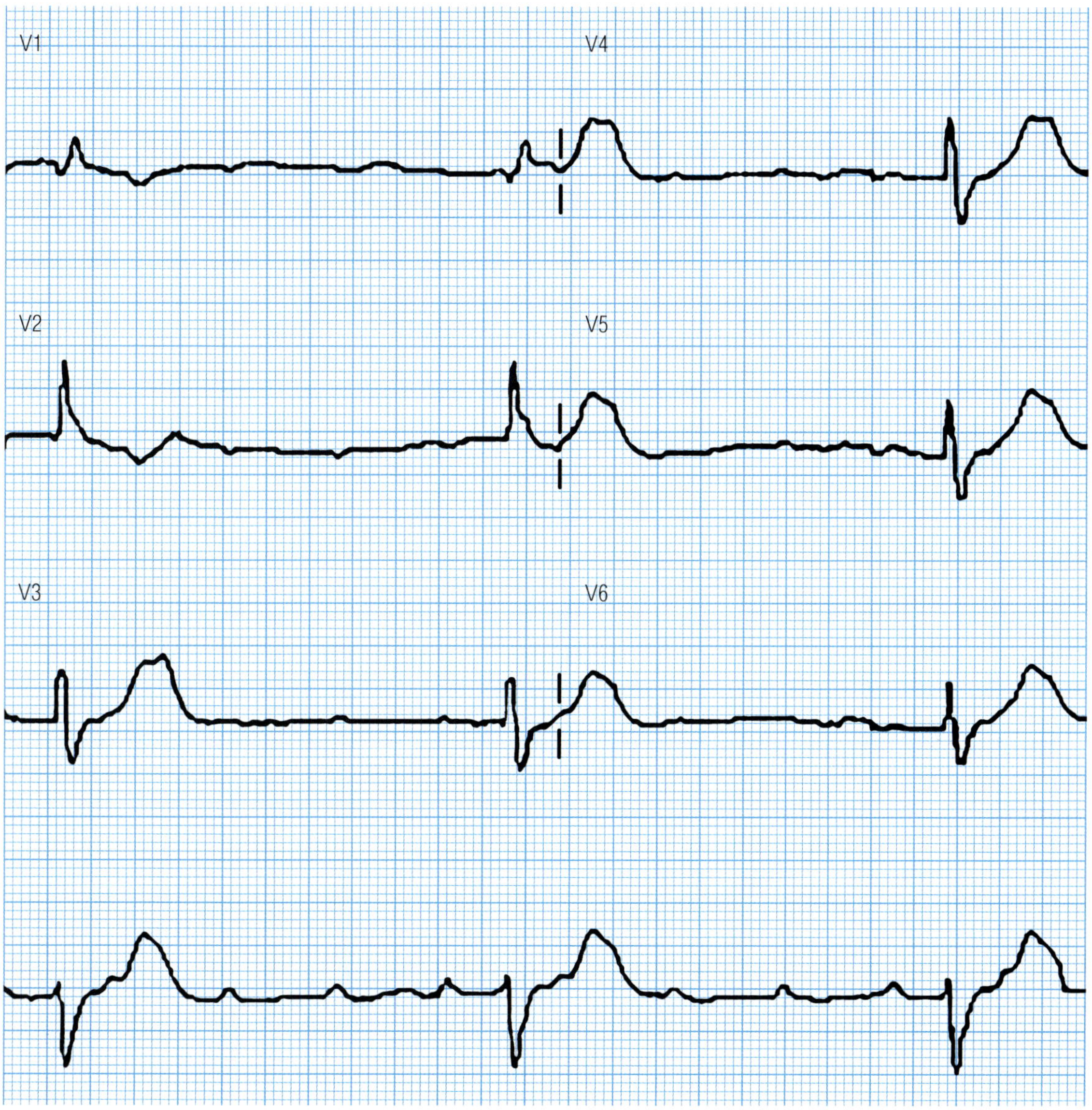

정확한 진단명은?

이번 심전도의 진단명은 무엇일까요? Mobitz Ⅱ형? 아닙니다! 사실 이번 진단은 **advance 2도(고도 방실차단)**입니다. **응급실에서의 방침은 Mobitz Ⅱ형과 동일하게, 실신 여부와 관계없이 심장내과 의사 컨설트**입니다. P파와 QRS의 연결이 3번 중 1번밖에 없습니다. Chapter 5에서 본 심전도가 2번 중 1번 연결되는 2:1 차단이었다면, 이번에는 3:1입니다. 이처럼 3:1 이상의 방실차단을 특별히 advance 2도라고 부르며, Mobitz Ⅱ형과는 다른 2도 방실차단임을 알아두세요. 또한, 3:1 이상이면, 4:1이든 5:1이든 advance 2도입니다. 또한, 2:1과 3:1이 섞여 있어도 advance 2도입니다.

왜 advance2도로 진단해야 할까?

최적의 지원이란 것은 상대에게 가까이 다가가 보지 않으면 알 수 없다.

명칭이 달라져도, 비심장내과 의사의 관리 방침은 심장내과 의사에게 컨설트하는 것이 변하지 않습니다. 그럼에도 심장내과 의사가 진단명을 구분해 주길 바라는 이유는 중증도가 다르기 때문입니다. Mobitz Ⅱ형보다 advance 2도가 더 중증이며, 심혈관 이벤트의 위험도 더 높습니다. 비심장내과 의사의 입장에서 Mobitz Ⅱ형과 advance 2도의 초기 대응이 같더라도, 그 이후 치료에 들어가는 심장내과 의사에게는 마음가짐이 다릅니다. 심장내과 의사에게 다가가려면, Mobitz Ⅱ형과 advance 2도를 구분하여 컨설트하는 것이 비심장내과 의사로서 최적의 지원임을 이해할 수 있습니다.

4번째 2도 방실차단

다음 페이지에서는 지금까지 등장한 네 가지 2도 방실차단과 그 초기 대응에 대해 정리했습니다. 이번에 새롭게 추가된 advance 2도는 3:1입니다. Chapter 5의 2:1과 숫자가 하나 다를 뿐인데, 그에 따른 중증도의 차이를 잘 이해해야 합니다.

국가시험에서는 2도 방실차단의 두 가지를 외우는 것만으로도 합격이었지만, 실제 임상에서는 네 가지를 감별할 수 있어야 하고, 각각의 관리 방안을 세울 수 있어야 하는 것이 목표입니다.

요 약

- 의대생은 2도 방실차단의 두 가지 감별이, 의사는 네 가지 감별이 가능해야 합격점
- 임상에서는 각각의 부정맥을 봤을 때 초기 관리 방안을 세울 수 있는 것이 목표

★ 네 가지 2도 방실차단의 관리 방법을 확인해 봅시다! ★

① Wenckebach형 2도 방실차단

증상 없음⇒경과 관찰. 증상 있음⇒심장내과 의사 컨설트

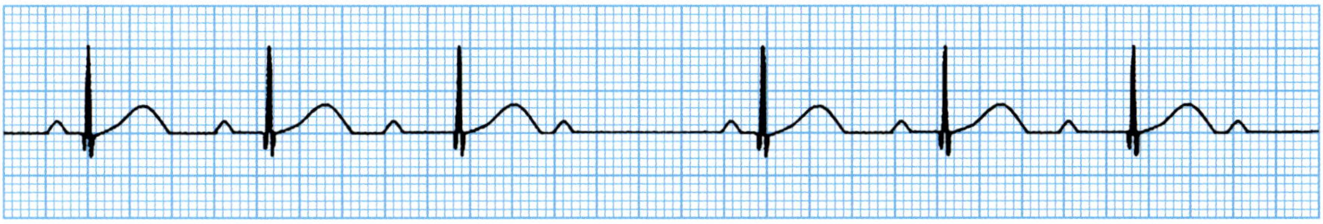

② 2:1 차단⇒Wenckebach형인지 Mobitz II형인지 구별이 안 된다(Chapter 5 참조).

증상 없음⇒심장내과 의사와 상담하여 경과 관찰. 증상 있음⇒심장내과 의사 컨설트

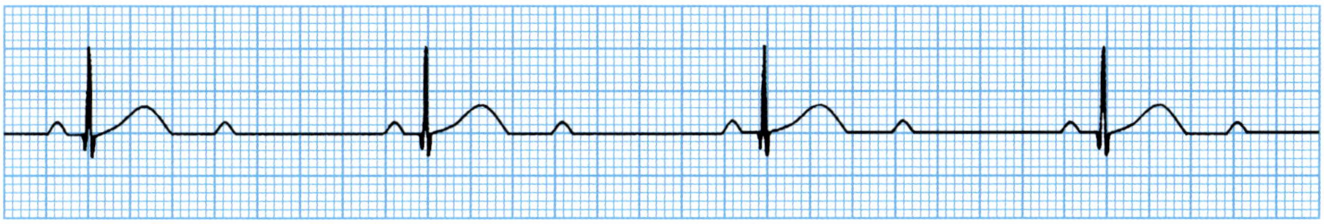

③ Mobitz II형 2도 방실차단

실신 에피소드와 관계없이 심장내과 의사 컨설트

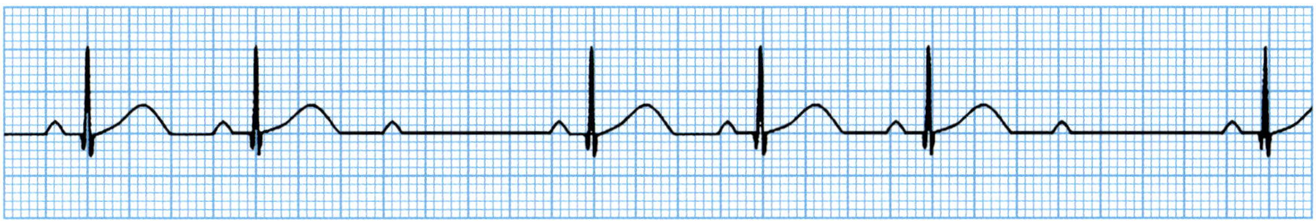

④ 3:1 차단⇒advance 2도(고도 방실차단)

실신 에피소드와 관계없이 심장내과 의사 컨설트(가장 중증의 2도 방실차단)

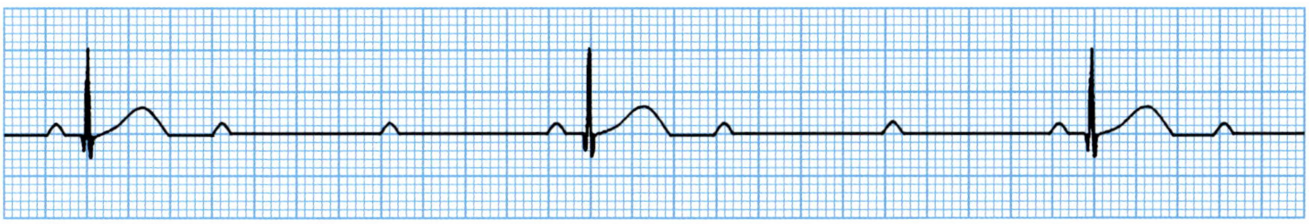

Chapter 7

'지식'과 '과거'의 심전도

과거부터 지금까지 무슨 일이 일어났는지 알 필요가 있다

'지식'이란!!! 즉 '과거'이다!!!

클로버 박사 (『원피스』)

증례 ★ 70세 남성. 두부 외상으로 내원. 외상 당시의 상황을 기억하지 못함
두부 CT는 정상. 내원 시 심전도를 제시함

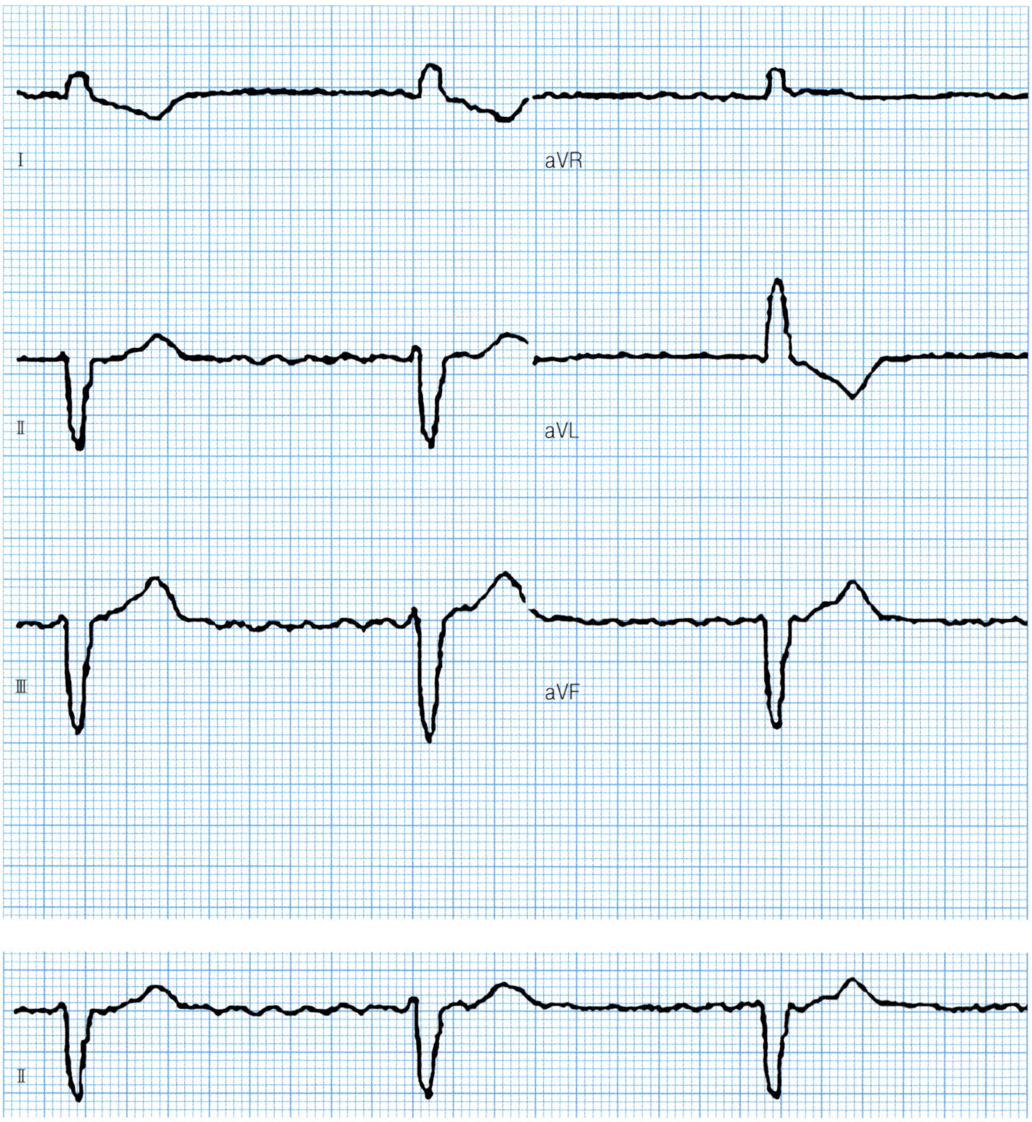

이번에도 10초 안에 진단명과 구체적인 대응 방안을 결정해 주세요.

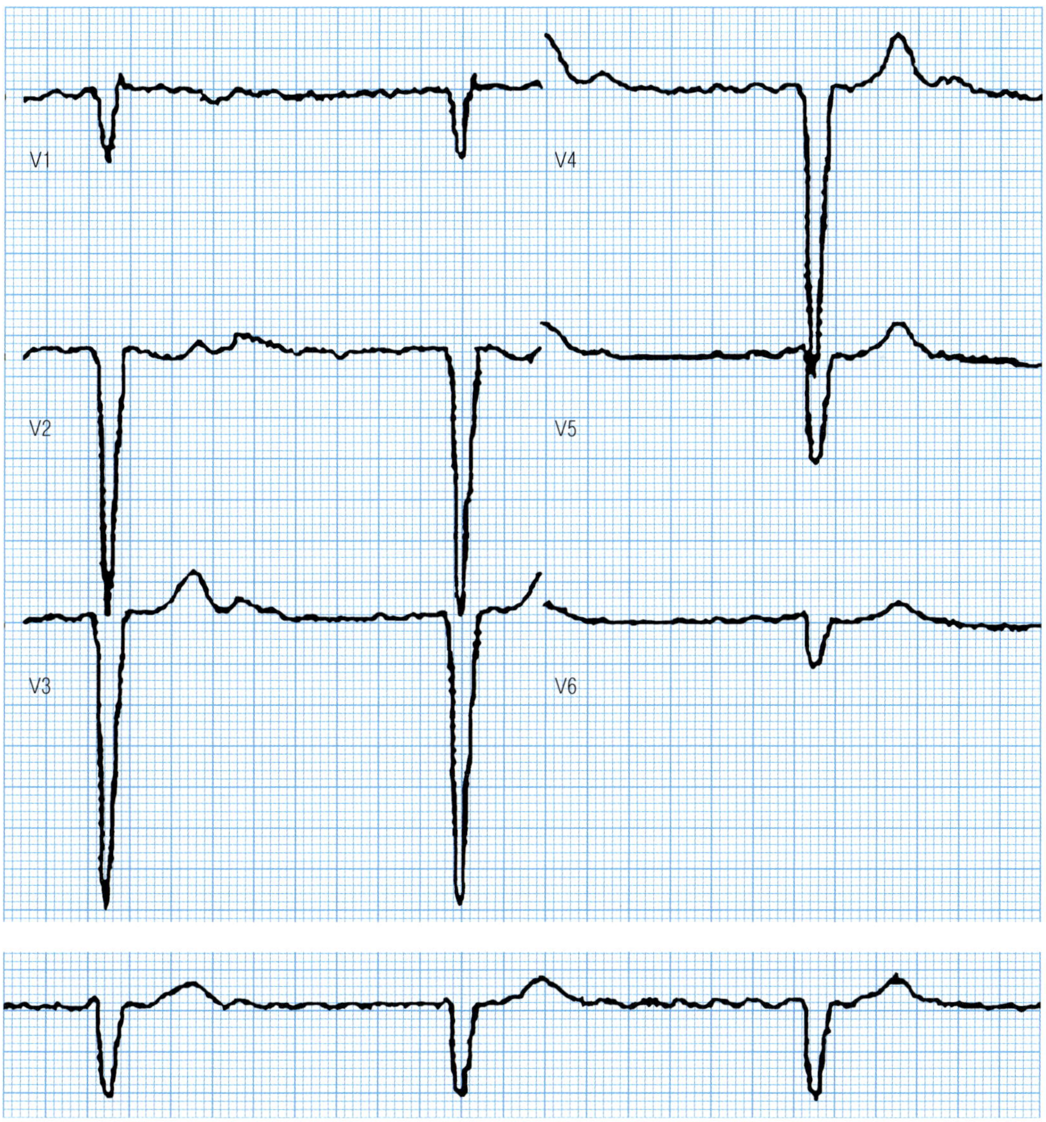

대원칙에서 시작하자

먼저, 실신 진료의 대원칙부터 진료를 시작해 봅시다.

> **실신 심전도의 대원칙 1**
>
> • 증상과 심전도를 함께 고려하여 관리한다.

> **실신 심전도의 대원칙 2**
>
> • 허혈 심전도⇒ST 변화를 평가하고, 놓치기 쉬운 ST 변화를 패턴 인식
> • 실신 심전도⇒P파와 QRS의 연결을 평가하고, 놓치기 쉬운 연결을 패턴 인식

주증상으로는 두부 외상과 기억 상실이 있어 병력이 명확하지 않지만, 실신 가능성이 있습니다. 심전도에서 P파와 QRS의 연결을 확인하니, P파가 없습니다. 진단은… 맞습니다, 동기능부전증후군(SSS)입니다. 이 정도의 서맥이라면 심장성 실신일 가능성도 있어 보입니다. 하지만 SSS에서 정확한 심박조율기 적응증은 무엇일까요? Chapter 3에서 설명했던 내용을 떠올려 보세요. 비심장내과 의사에게도 필요한 지식이므로, 다시 확인해 봅시다.

SSS의 심박조율기 적응증

가이드라인[1]에 따르면 다음과 같이 기재되어 있습니다.

> Class Ⅰ : 1. 실신, 경련, 눈앞이 깜깜해짐, 어지러움, 호흡곤란, 쉽게 피로해지는 증상 또는 심부전이 있고, 그것이 동결절 기능저하로 인한 서맥, 동방차단, 동정지 또는 운동 시 심박수 반응 저하임이 확인된 경우. 이것은 장기간의 필수적인 약물 투여로 인한 경우도 포함됨
>
> Class Ⅱa : 1. 위의 증상이 있고 서맥 또는 심실 정지가 확인되지만, 두 증상의 관련성이 명확하지 않은 경우
> 2. 서맥빈맥증후군에서 빈맥에 필요한 약물 투여로 서맥이 유발되는 경우
>
> Class Ⅱb : 1. 증상이 없는 동방차단이나 동정지

요점은 증상이 없는 SSS는 심박조율기의 적응증이 없다는 것입니다. 여기서 말하는 증상은 실신이나 실신 전 증상, 심부전 징후를 의미합니다. 이 증상의 유무를 단정할 수 없을 때는 심장내과 의사에게 평가를 의뢰합니다. 추가 정밀 검사로 SSS가 실신을 일으켰다고 판단되면, 심박조율기의 적응증이 됩니다.

실신 여부가 불확실한 SSS

이번 SSS 사례에서는 증상이 어떻게 되었을까요? 심부전 징후는 없지만, 외상 전에 실신이 발생했을 가능성이 있습니다. 그러나 뇌진탕 증상과 나이로 인한 기억 상실로 인해 외상 당시의 병력을 명확히 파악할 수 없었고, 병력만으로는 심장성 실신을 확정하기 어려웠습니다.

SSS 관리

- 실신이나 심부전 증상이 있으면 검사 · 치료의 적응증이 된다.
- 위의 증상이 없으면 경과 관찰, 컨설트도 불필요하다.
- 증상의 유무 판단에 혼란이 있을 때는 심장내과 의사와 상담할 수 있다.

이번 증례처럼 bedside에서 부정맥의 원인을 심장성으로 확정할 수 없는 경우가 자주 발생합니다. 판단이 어려울 때는 심장내과 의사에게 상담해야 하지만, 그 전에 이럴 때야말로 심전도의 세 가지 루틴 업무로 돌아가는 것이 중요합니다.

심장성 실신 컨설트 전에 반드시 세 가지 루틴 업무를 수행

실신 진료의 세 가지 루틴 업무

☑ 1. 이전 심전도 확인 ☑ 2. 전해질 확인 ☑ 3. 복용약 확인

먼저 전해질 이상을 확인했으나 이번 증례에서는 발견되지 않았습니다. 환자는 복용 약물을 기록한 약물 수첩을 가지고 있었고, 인근 병원에서 처방받은 약물은 다음과 같았습니다.

Warfarin(와파린)® 1 mg	1정 #1	칸데르살탄(candersartan)® 4 mg	1정 #1
Lasix(라식스)® 10 mg	1정 #1	Januvia(자누비아)® 12.5 mg	1정 #1

그런데 이 환자는 왜 와파린®을 복용하고 있을까요? 실제로 복용 중인 약물을 통해 기저 질환을 역으로 추정할 수 있는 경우가 있으므로, 이를 조사할 가치가 충분히 있습니다. 이를 확인하기 위해 주치의와 연락을 해서 과거 병력, 복용 약물의 세부 사항을 확인하고, 루틴 업무의 일환으로 과거 심전도를 요청했습니다. 얼마 지나지 않아 심전도와 병력이 팩스로 도착했습니다.

내원 1개월 전의 심전도

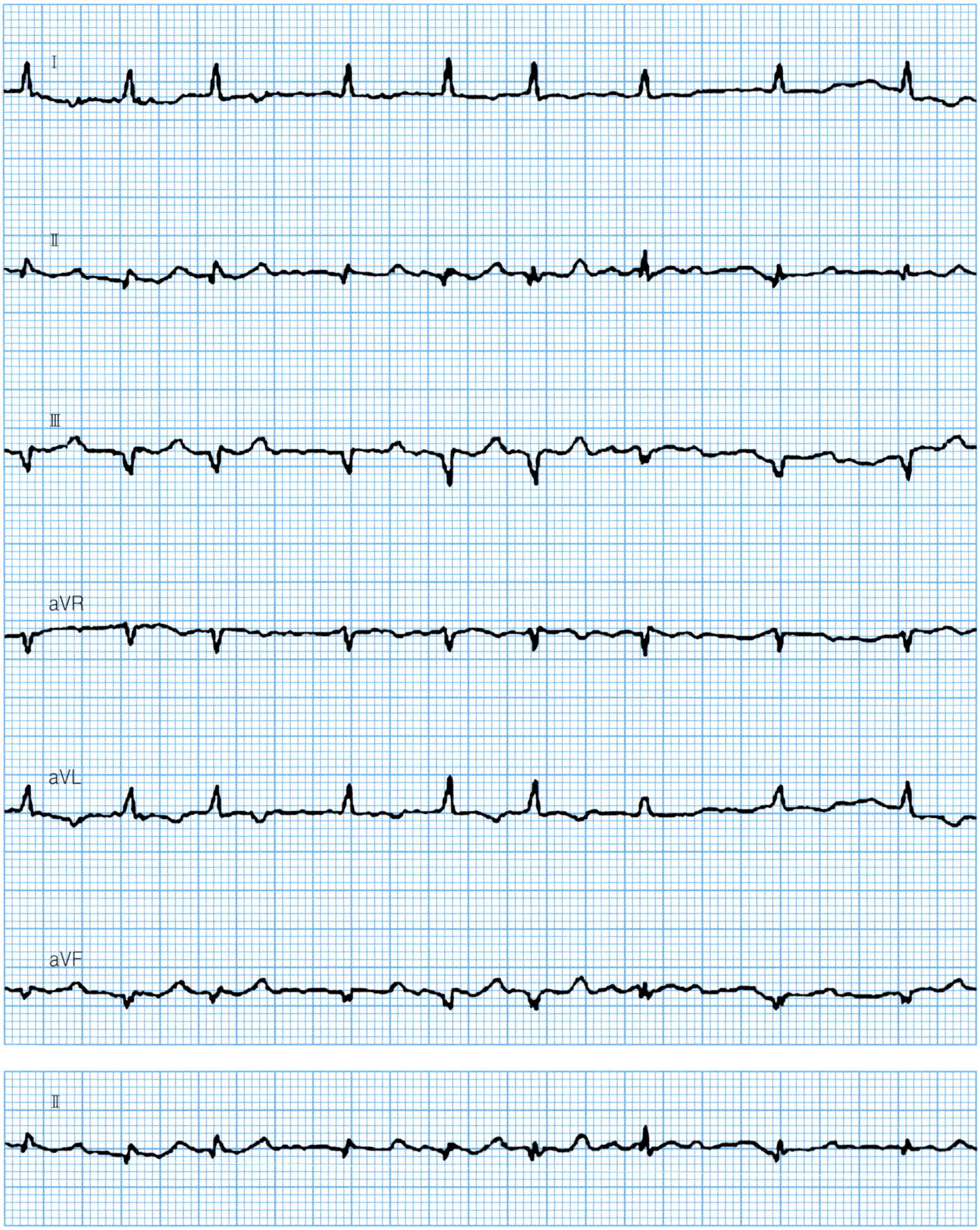

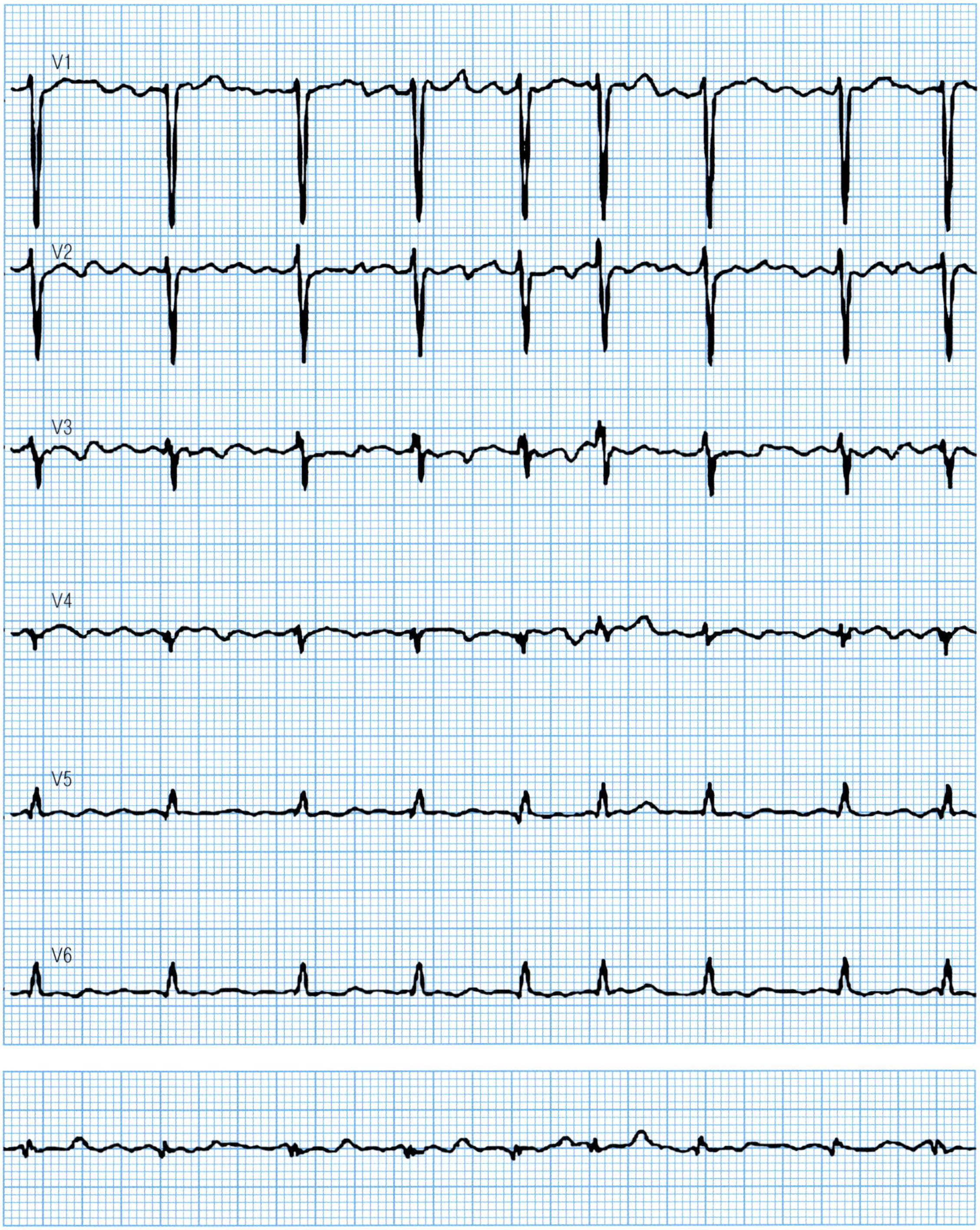

RR이 불규칙하며 심방세동 병력이 있으며 와파린®을 복용하던 환자였지만, 이번 내원 시에는 SSS로 인해 **RR이 규칙적**이었습니다. 원래 심방세동이 있던 환자에게 SSS가 발생한 경우, 어떤 점을 고려해야 할까요?

보충박동에 대해

사실 이번 사례의 수수께끼를 풀기 위해서는 보충박동(이탈박동, escape beat)에 대한 이해가 필요합니다. 심장의 자극전도계 기능 이상에 대해 준비된 복구 시스템이 바로 보충박동입니다.

먼저, 그림 1은 정상·동율동입니다. 동결절에서 발생한 자극이 심방으로 전달되어 P파가 나타나고, 그 자극이 방실결절⇒좌각우각으로 전달되어 심실이 흥분하면서 QRS 파형이 나타납니다. 그렇다면 심방에서 심실로의 전도에 문제가 생기면 어떻게 될까요. 예를 들어 3도 방실차단이 발생했다고 가정해 봅시다. 그림 2처럼 방실결절이 손상되어 심방의 자극이 심실로 전달되지 않으면, 심실이 전혀 움직이지 않아 심박출량이 0이 됩니다. 일시적인 장애라면 뇌허혈로 실신이 발생할 수 있고, 지속되면 심폐 정지에 이를 수 있습니다. 하지만 인간에게는 이러한 위기를 넘길 수 있는 시스템이 준비되어 있는데, 이것이 바로 보충박동입니다. 일정 시간 동안 심방에서 자극이 오지 않으면, 심실이 자체적으로 자극을 발생시켜 심실박동을 일으킵니다(그림 2★).

비유하자면, 심방은 상급의, 심실은 junior 전공의입니다. 상급의가 일정 간격으로 지시를 내리고(심방 자극), 그에 맞춰 junior 전공의가 대응하는 상태(심실 박동)가 동율동이라면, 어떤 문제로 상급의의 지시가 없을 때 전공의가 스스로 대응하는 것이 보충박동입니다.

그런데 그림 2에서는 심실에서 보충박동이 발생하고 있지만, 그림 3의 보충박동처럼 방실결절에서 자극이 나오는 경우도 있습니다. 방실 접합부를 junction이라고 부르며, 이 보충박동은 junction beat라고 합니다. Junction beat에서는 자극이 좌각과 우각으로 빠르게 전달되기 때문에 동율동과 동일하게 좁은 QRS가 됩니다(그림 3★). 심실에서 발생한 보충박동은 우각이나 좌각을 통하지 않고 심실을 한 번에 흥분시키지 못해 넓은 QRS가 됩니다(그림 2★). 또한 junction beat의 경우 40–60회/분이지만, 심실의 보충박동은 20–40회/분으로 반응 간격도 느립니다.

상급의가 부재해도 senior 전공의(junction beat)가 있으면, 적절한 간격(좁은 QRS에서 40–60회/분)으로 junior 전공의(심실)에게 적절한 지시를 내리며 대응할 수 있지만, junior 전공의(심실보충박동)만 있으면 최소한의 일을 매우 천천히(넓은 QRS로 20–40회/분) 처리하는 것이 한계입니다.

보충박동(escape beat)

- 심방(상급의)의 지시가 전달되지 않을 경우, 심실(junior 전공의)이 스스로 판단하여 반응
- 방실 접합부(senior 전공의)가 반응할 경우, 40–60회/분으로 좁은 QRS
- 심실(junior 전공의)이 반응할 경우, 20–40회/분으로 넓은 QRS

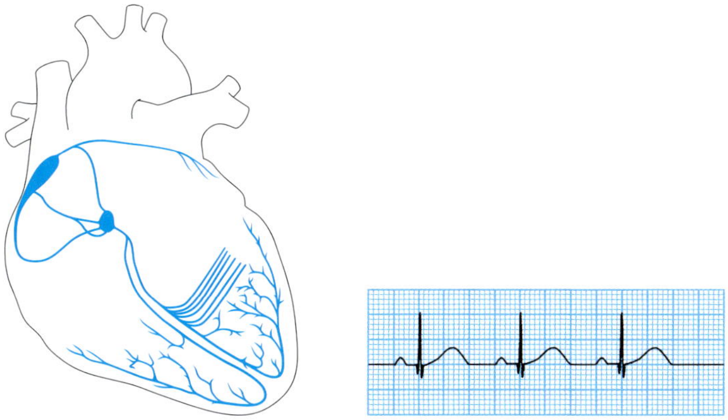

그림 1 동율동

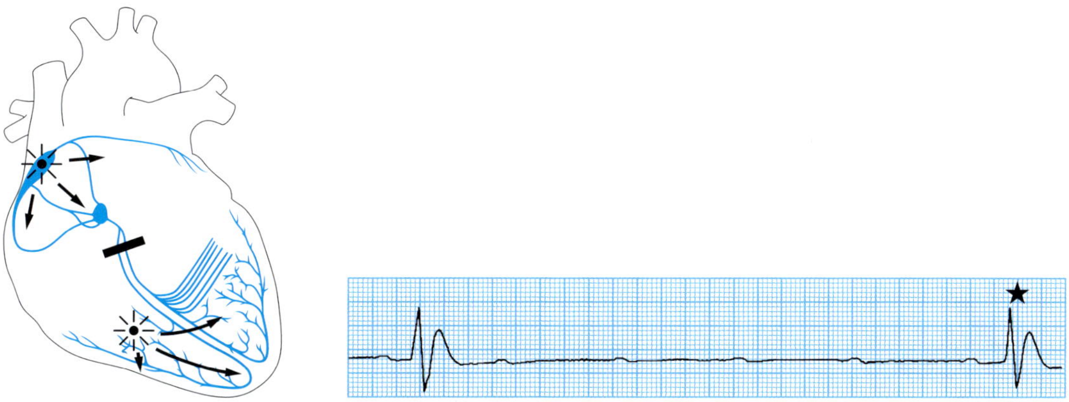

그림 2 보충박동(심실에서 발생하는 보충)

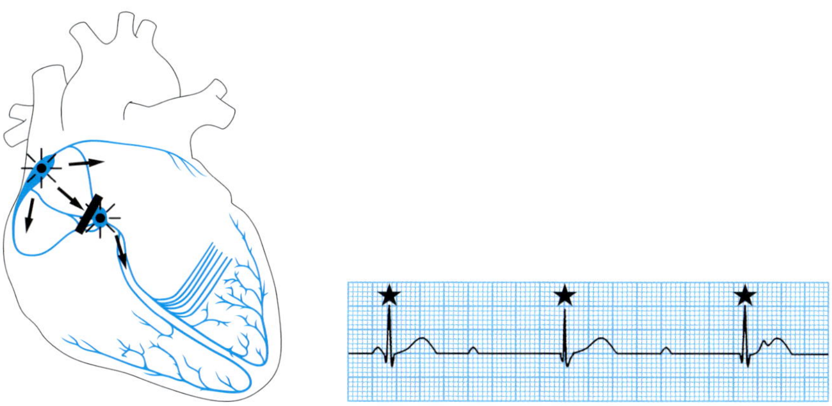

그림 3 보충박동(방실결절에서 발생하는 보충: junction beat)

그럼, 이제 증례로 돌아가 보겠습니다. 원래 심방세동이 있던 환자가 SSS 심전도로 변한 경우, 변했다면 무슨 일이 발생한 것일까요? 보충박동의 원리를 바탕으로 생각해 봅시다. 〈힌트: 심방세동 환자가 방실차단을 일으키면 어떻게 될까요?〉

Chapter 8

세 개의 화살과 심전도

심장 내의 세 가지 경로를 이해한다

> 화살 한 개만 있으면 쉽게 부러지지만 여러 개로 묶으면 부러뜨리기 어려워진다. 너희는 이를 본받아 하나로 마음을 모아야 한다. 절대로 서로 등을 돌리지 마라.
>
> 모리 모토나리

증례 ★★ 78세 여성. 목욕 중 실신하여 응급 이송

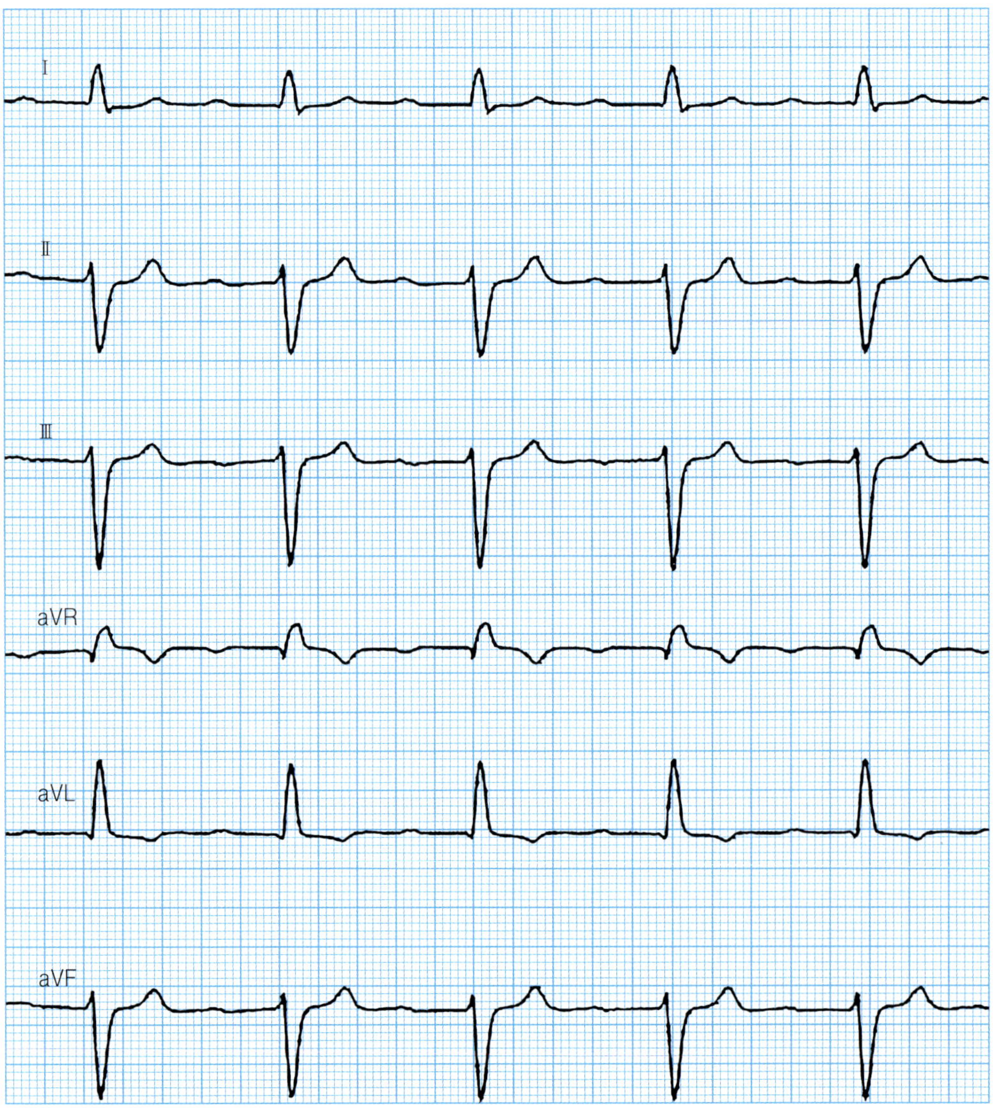

이번에도 10초 안에 진단명과 구체적인 대응 방안을 결정해 주세요.

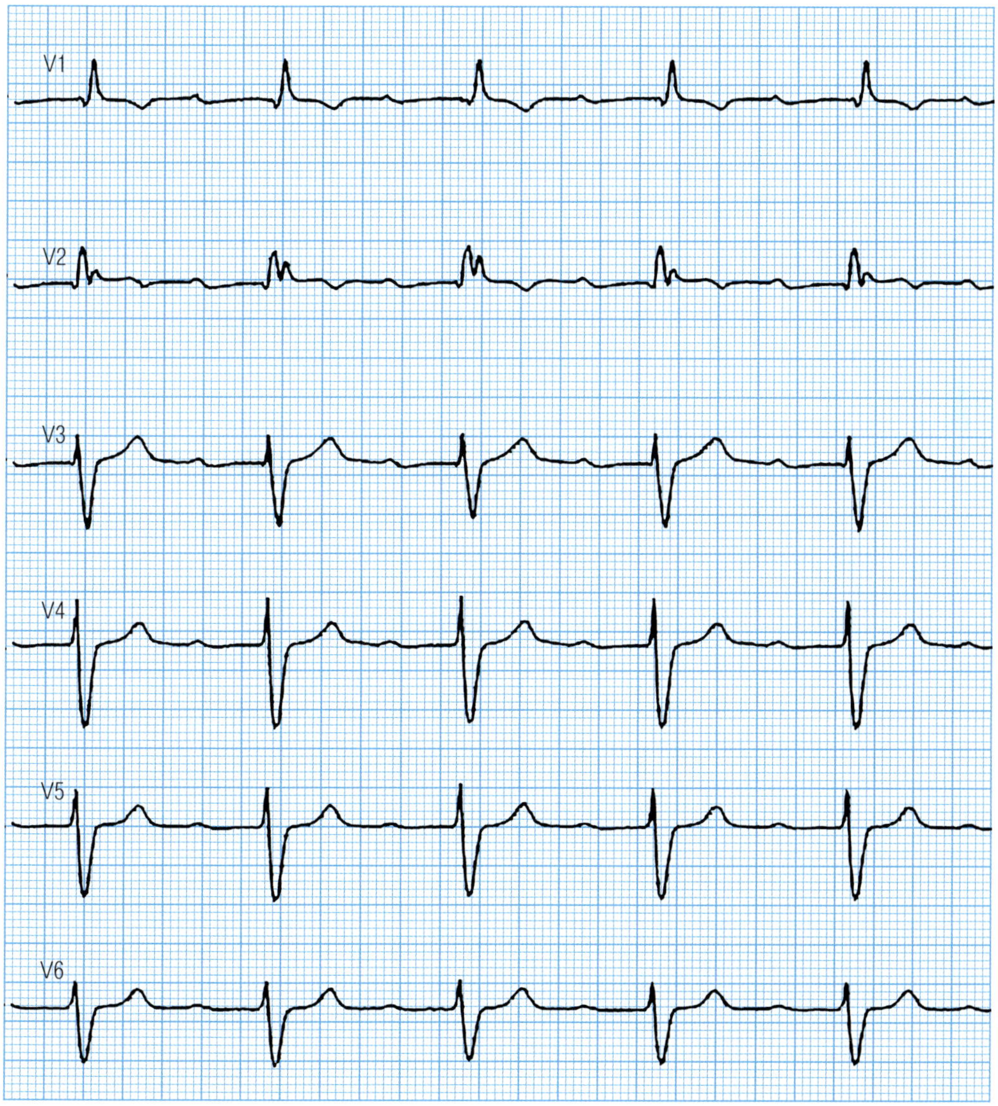

우각차단과 좌각차단

이번 증례에서는 우각차단만으로는 완전한 정답이 아닙니다. 이번 증례에서 핵심은 각차단입니다. 먼저 각차단과 전도로 장애에 대해 복습해 보겠습니다.

정상적으로는 심방의 흥분은 **방실결절⇒His속⇒좌각&우각**으로 '고속'으로 전달됩니다. 그림 1a의 파란 부분은 '고속도로'를 의미하며, 흥분이 빠르게 전파되어 결과적으로 심근이 한 번에 흥분할 수 있습니다.

반면, 그림 1b에서는 파란 부분이 회색으로 변해 있는데, 이것은 고속도로가 모두 통행 금지된 상황으로, 심방의 흥분이 심실로 전달되지 못하는 방실차단 상태입니다.

다음으로, **우각차단(right bundle branch block, RBBB)**(그림 1c)에서는 좌각의 흥분은 빠르게 전달되지만, 우각은 차단되어 있습니다. 이 경우 좌각으로 전달된 흥분이 좌각의 심근을 통해 천천히 우각이 지배하는 심근 쪽으로 전달됩니다. 고속도로가 통행 금지되어 있기 때문에 일반도로를 통해 천천히 오른쪽에서 왼쪽으로 이동하는 모습을 상상하면 됩니다(점선 화살표). **좌각차단(left bundle branch block, LBBB)**(그림 1d)도 RBBB와 마찬가지로, 우각의 흥분이 차단된 좌각 영역의 심근으로 천천히 전달됩니다.

Hemiblock과 2속 차단

이제 좌각은 고속도로가 도중에서 두 갈래로 나뉘며, 이를 각각 좌각 전지와 좌각 후지라고 부릅니다(그림 1d). LBBB의 경우 전지와 후지 모두가 차단된 상태입니다. 그러나 한쪽만 차단된 경우도 있습니다. 이를 **'hemiblock'(또는 1속 차단)***이라고 합니다. 각각 **좌각 전지차단(anterior hemiblock, AHB)**(그림 1e), **좌각 후지차단(posterior hemiblock, PHB)**(그림 1f)입니다.

이처럼 두꺼운 자극전도로는 세 갈래의 고속도로로 구성되어 있습니다. Hemiblock은 그중 한 갈래가 차단된 상태를 말하지만, 두 갈래가 차단되는 경우도 있으며 이를 **'2속 차단'***이라고 합니다. 우각과 좌각 전지가 차단되는 경우(RBBB+AHB, 그림 1g)나 우각과 좌각 후지가 차단되는 경우(RBBB+PHB, 그림 1h)입니다.

더 나아가, RBBB+AHB에 PHB가 추가되면 이것은 3도 방실차단이 됩니다(그림 1b). RBBB+ PHB에 AHB가 추가되는 경우도 마찬가지입니다. 즉, 2속 차단인 RBBB+AHB 또는 RBBB+PHB는 언제든 3도 방실차단으로 진행될 수 있으며, 이로 인해 실신이나 심정지가 발생할 위험이 있습니다.

(*) 1속/2속 차단을 1지/2지 블록이라고 부르기도 합니다.

그림 1 각차단과 전도로 장애

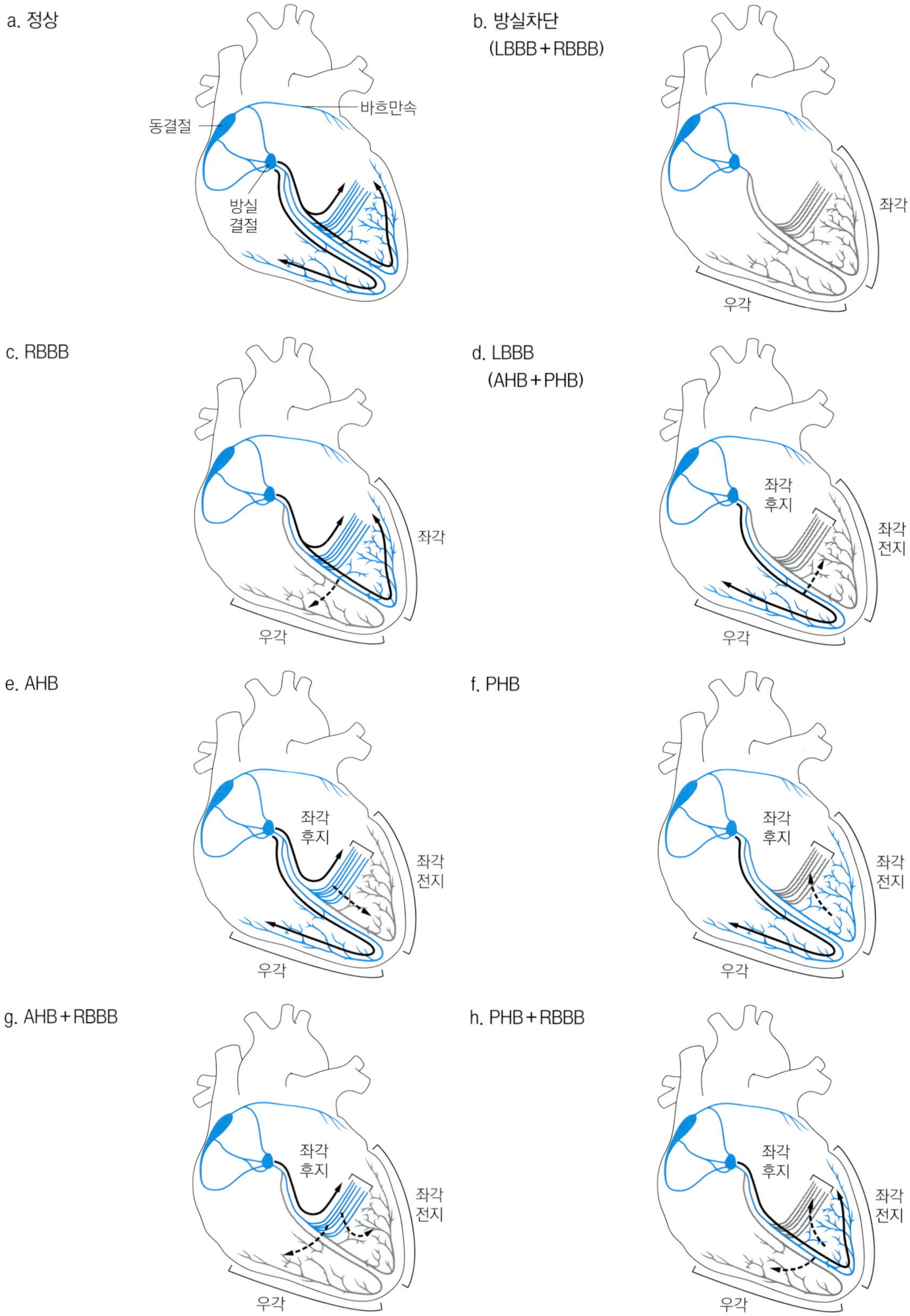

RBBB와 LBBB는 몇 속 차단?

여기에서 두 가지 주의할 점이 있습니다. 첫째, RBBB 단독은 1속 차단이라고 부르지 않는다는 것입니다. 1속 차단은 AHB와 PHB 두 가지뿐입니다. 둘째, AHB와 PHB가 합쳐진 LBBB는 2속 차단에 포함되지 않는다는 점입니다. 즉, 2속 차단은 RBBB+AHB와 RBBB+PHB의 두 가지 경우만을 의미하며, RBBB와 LBBB는 1속 차단도, 2속 차단도 아닙니다.

Hemiblock과 2속 차단을 구분하는 이유를 확인하기

한 가지만 차단된 hemiblock이라면 갑자기 심장이 멈추는 일은 없습니다. 그러나 두 가지가 차단된 2속 차단은 방실차단 바로 직전의 상태로, 중증도가 매우 높습니다. 정상 심장에서 hemiblock을 거쳐 2속 차단, 그리고 방실차단으로 진행하면서 중증도가 점점 높아지는 상황을 상상해 보세요(그림 2). 이번 장에서는 **hemiblock과 2속 차단을 심전도 한 장만 보고 구분하는 것이 목표**입니다.

하지만 여기서 문제는, 비심장내과 의사에게는 hemiblock(AHB, PHB)과 2속 차단(RBBB+AHB, RBBB+PHB)에 LBBB와 RBBB까지 더한 총 여섯 가지를 심전도로 구분하는 작업이 지나치게 부담이 크다는 점입니다. 저 또한 각차단 강의에서 "여섯 개나! 제발 그만해요…."라는 말을 여러 번 들었습니다. 그래서 이 책에서는 PHB와 RBBB+PHB의 심전도는 드물기 때문에 응용 편으로 나중에 공부하는 것을 추천합니다. PHB가 AHB나 RBBB+AHB에 앞서 발생하는 경우는 매우 드뭅니다.

PHB와 RBBB+PHB는 드문 사례*이므로 생략합니다(그림 2에서는 색을 연하게 표시했습니다). 먼저 AHB와 RBBB, 그리고 이 둘이 합쳐진 RBBB+AHB의 세 가지 심전도 진단을 목표로 합시다. 이것만으로도 임상에서 마주치는 **hemiblock과 2속 차단을 대부분 심전도 한 장으로 구분할 수 있게 됩니다.**

> **실신 심전도 진단에 필요한 기술 중 하나는…**
>
> - Hemiblock과 2속 차단을 심전도 1장으로 구분해야 한다.
> - 이를 위해서는 AHB, RBBB, RBBB+AHB를 심전도로 진단할 수 있으면 충분하다.

그럼, 다음으로 각차단의 심전도 진단을 살펴보겠습니다.

(*) 좌각후지는 여러 갈래로 나뉘어 있어 잘 끊어지지 않는 반면, 좌각전지는 쉽게 끊어지기 때문이다.

그림 2 **끊어진 가지의 수만큼 중증도가 높아진다.**

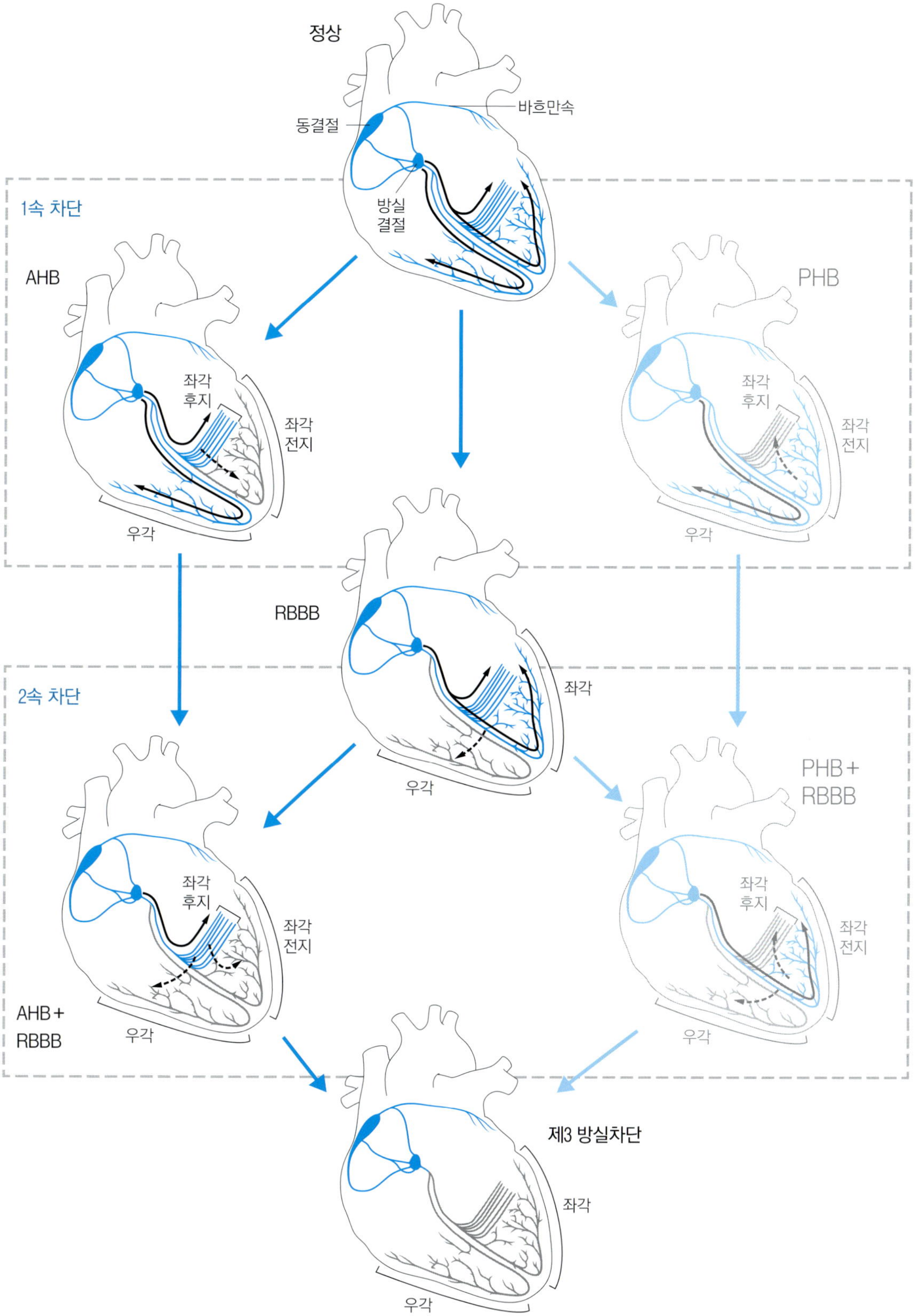

먼저 RBBB와 LBBB의 심전도 진단부터

RBBB와 LBBB는 **QRS가 위로 향하는 두 개의 봉우리 모양인 곳이 어느 유도인지에 따라 구분**합니다. 토끼 귀처럼 생긴 두 개의 봉우리 모양의 R파가 '우측'의 흉부 유도(V1이나 V2)에 있으면 '우각차단(RBBB)', '좌측'의 흉부 유도(V5나 V6)에 있으면 '좌각차단(LBBB)'으로 판단합니다(그림 3).

임상 현장에서는 이 방법으로 좌각차단인지 우각차단인지 한 번에 진단할 수 있습니다! 이때는 심장내과 의사도 복잡한 전기생리학적 사고는 건너뛰고, 패턴 인식을 통해 판단합니다. 이번 증례의 심전도에서 V2에 토끼 귀가 보이므로, 우각차단으로 판단됩니다.

이제, 이 RBBB가 RBBB 단독인지, 2속 차단이 동반된 RBBB+AHB인지에 대한 심전도 진단을 살펴보겠습니다.

심전도 1 RBBB

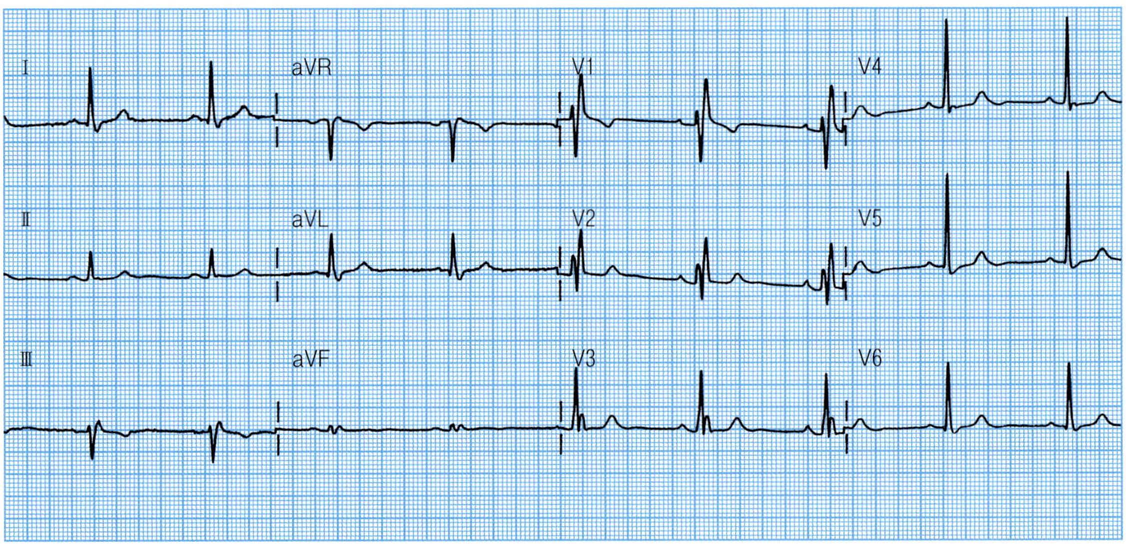

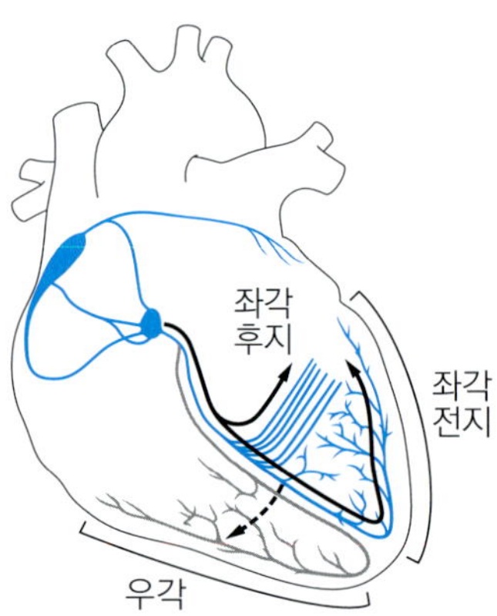

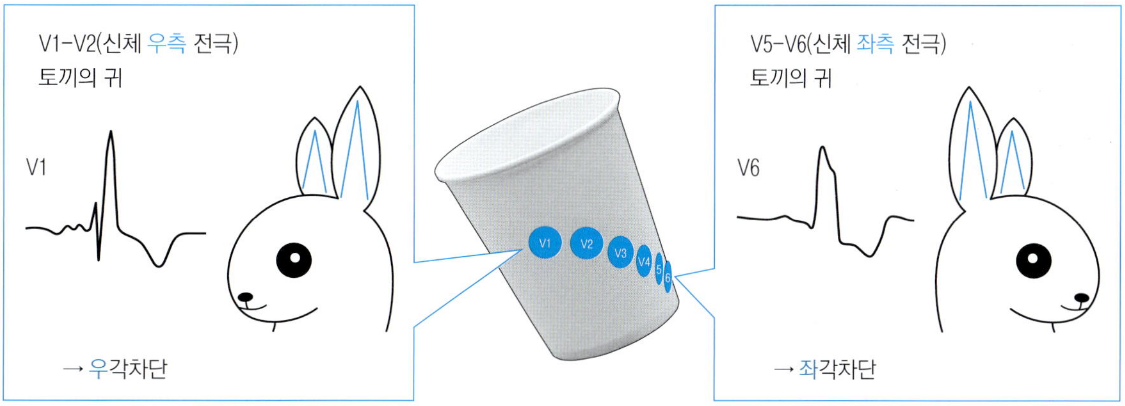

그림 3 우각차단과 좌각차단은 토끼 귀가 우측에 있느냐 좌측에 있느냐에 따라 구분한다.

심전도 2 LBBB

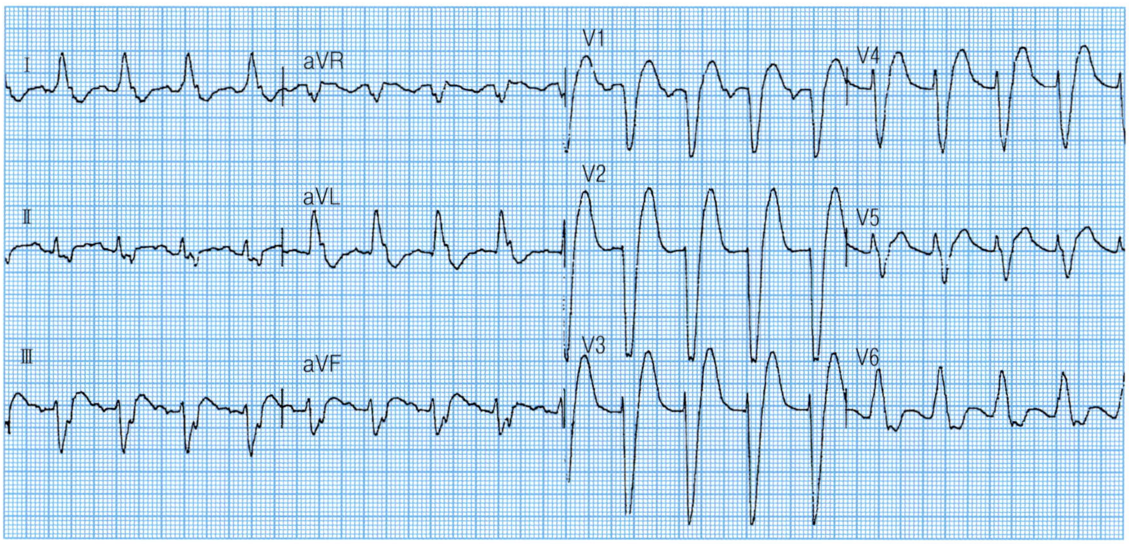

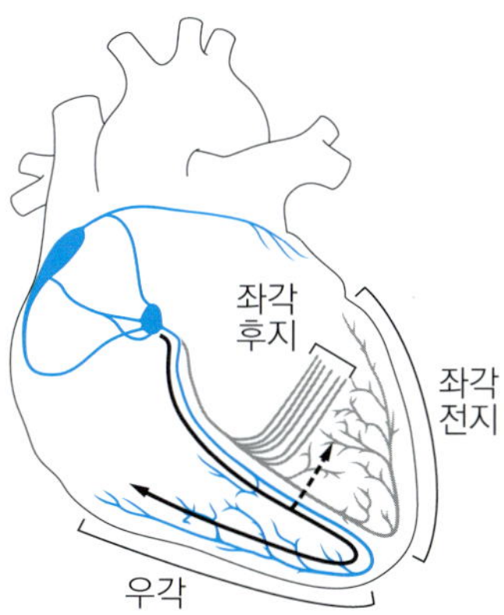

AHB의 심전도 진단

AHB의 심전도 패턴은 ① **좌축 편위 −30°~−90°**, ② **V1~V3에서 rS 패턴**의 두 가지가 있습니다. QRS 중에서 처음으로 하향하는 파형이 Q파, 처음으로 상향하는 파형이 R파, 두 번째로 하향하는 파형이 S파입니다. 이들 QRS에서 가장 큰 것을 대문자로, 작은 것을 소문자로 나타냅니다. **'rS 패턴'은 상향하는 작은 파형에 이어 하향하는 큰 파형이 있는** 것을 나타냅니다. 심전도 1과 3에서 RBBB에는 ①과 ②의 소견이 없음을 확인할 수 있습니다.

2속 차단의 심전도 진단

다음은 RBBB+AHB의 심전도 진단입니다. 심전도 1과 4를 비교해 보세요.

(i) QRS > 0.12
(ii) V1이 rsR'(때로는 qR complex) ※ V6에서 S파는 거울상
(iii) 좌축 변위: aVL과 I는 Q파, aVF와 Ⅲ는 rS complex⇒S가 매우 깊음~!
(↑ 이쪽은 RBBB도 있음) < ↑이쪽은 RBBB+LAHB만 있음 >
(iv) 이행대가 시계방향 회전(V6에 치우침)

이 중 (i)(ii)(iv)는 RBBB에서도 나타나는 소견이므로, 감별 포인트는 (iii)인 좌축 편위, 특히 **aVF와 Ⅲ는 rS complex(S가 매우 깊음)**입니다.

임상적 사고 회로

AHB의 심전도는 외관상 눈에 띄지 않습니다. RBBB처럼 넓은 QRS도 없기 때문에, 축 편위와 V1~V3의 rS 패턴을 눈치채지 못하고, hemiblock으로 진단하지 못하더라도 중증도가 낮아 지나치더라도 큰 문제는 없습니다. 애초에 AHB만 있다면 심장내과 의사에게 컨설트는 필요 없기 때문에 진단하지 못하더라도 큰 문제가 아닙니다.

하지만 RBBB를 발견했을 때는 반드시 RBBB+AHB와의 감별이 필요합니다. 따라서 흉부 유도를 보면서 V1~V2에서 토끼 귀 모양의 두 개의 봉우리가 있는 넓은 QRS가 보이면 RBBB로 판단하고, 즉시 **aVF와 Ⅲ에서 rS complex를 찾아** RBBB 단독인지 RBBB+AHB인지 감별하는 것이 임상에서 필요한 사고방식입니다.

- AHB를 발견하지 못해도 괜찮다.
- 그러나 RBBB를 흉부 유도에서 발견했다면, 사지 유도에서 축 편위를 확인
- RBBB 단독: 경미한 우축 편위
- RBBB+AHB: 좌축 편위(aVF와 III가 rS complex)

심전도 3 AHB

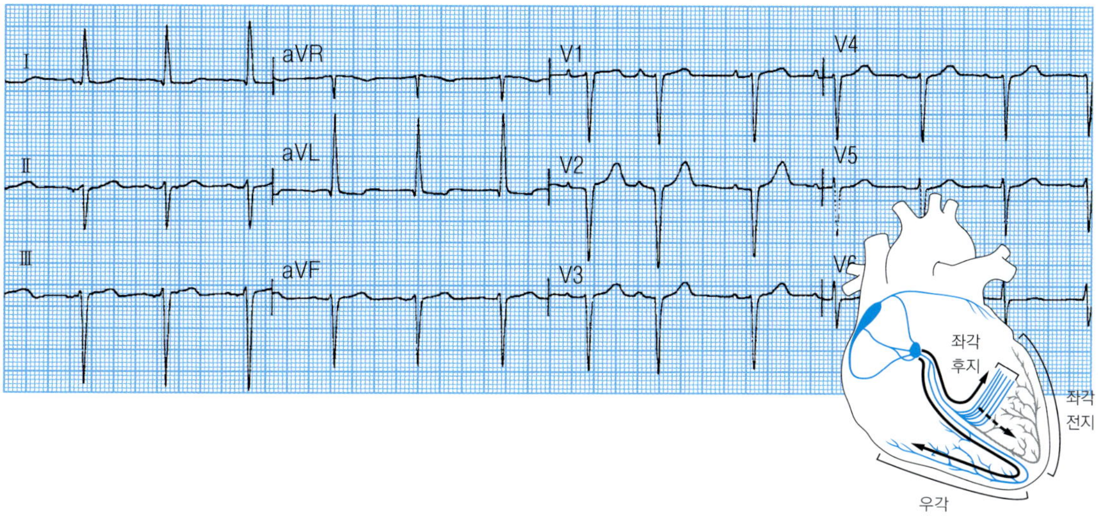

심전도 1 RBBB(다시 게재)

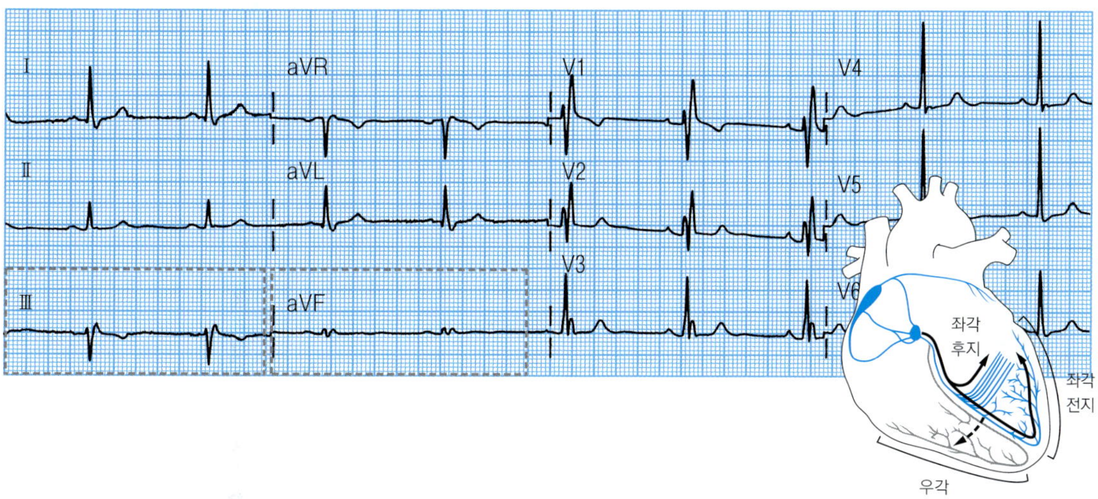

심전도 4 RBBB+AHB

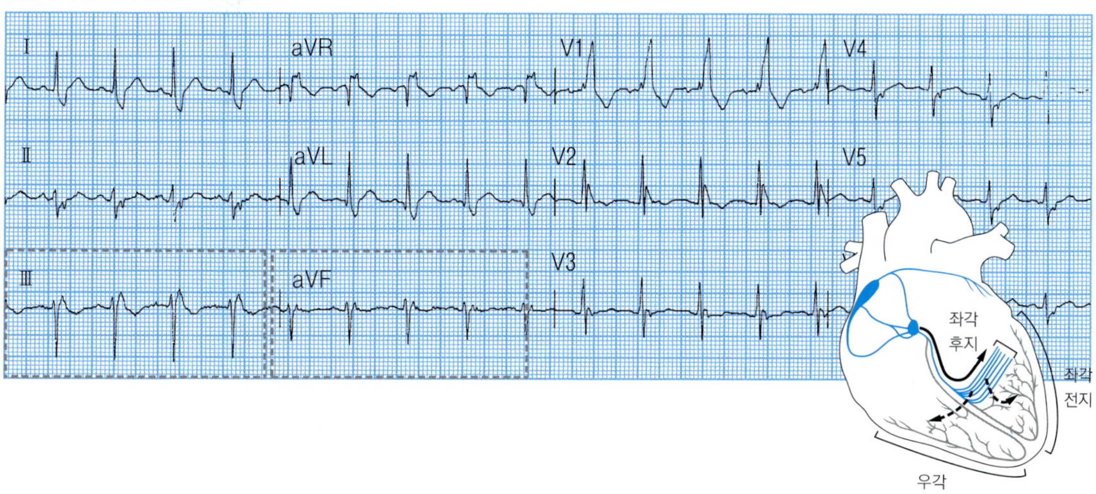

2속 차단으로 컨설트했지만…

이번 증례의 심전도는 RBBB에 더해 좌축 편위(VL과 I는 Q파, aVF와 III는 rS)를 보이므로 RBBB+AHB입니다. 병력에서도 실신 증상이 있었기 때문에, 2속 차단으로 심장내과 의사에게 컨설트하기로 했습니다.

전공의 78세 실신 여성으로 2속 차단을 확인했습니다. 정밀 검사와 치료를 부탁드립니다.

심장내과 의사 잘 보고 있네요. 하지만, 이건 3속 차단이에요.

2속 차단과 3속 차단

심장내과 의사가 지적한 3속 차단이란 무엇일까요? 이를 이해하기 위해 좌각후지가 잘 끊어지지 않고 끝까지 연결되어 있다는 이야기를 다시 떠올려야 합니다. 만약 RBBB+AHB 상태에서 좌각 후지가 마침내 끊어지기 직전이라면, 방실전도가 점차 연장되어 PQ 간격이 길어집니다. **즉, RBBB+AHB에 더해 PHB가 추가로 발생하려는 소견이 사실 1도 방실차단으로 표현되며, 이에 따라 긴급도가 높은 '3속 차단'이라고 불립니다.** 세 번째 가지가 '끊어지려는' 3속 차단의 다음 단계는 3도 방실차단이므로 신속한 대응이 필요합니다. 그렇다면 2속/3속 차단의 경우 심장내과 의사에게 컨설트할 시점은 언제일까요?

그 후의 구체적인 대응은…

2속/3속 차단에 대해 심장내과 의사에게 컨설트 시 포인트는 다음 두 가지입니다(문헌 1을 참고하여 작성).

> 검사(전기생리학적 검사): 2속이면 증상에 따라 검사, 3속이면 모든 사례에서 검사
> 치료(심박조율기 적응증): 2도 방실차단에 준한다.

2속 차단은 증상이 있을 때, 3속 차단은 모든 경우에 **정밀 검사 목적**으로 심장내과 의사 컨설트가 됩니다. 그리고 정밀 검사에서 전기생리학적으로 방실전도의 붕괴가 증명되면 심박조율기의 적응증이 됩니다. 한편, 2속/3속 차단에 advance 2도 또는 Mobitz II형 2도 방실차단이 동반된 경우에는 전기생리학검사를 하지 않아도 방실전도가 붕괴되어 있으므로 치료 대상이 됩니다. 이 경우 **치료 목적**으로 컨설트가 됩니다. 주의할 점은 2속 차단만 있거나 2속 차단에 Wenckebach형 2도 방실차단이 동반된 경우는 **증상이 있을 때만 정밀 검사와 치료 대상이 된다**는 것입니다(그림 4).

그림 4 Hemiblock, 2속/3속 차단과 심장내과 의사 컨설트 시 대응

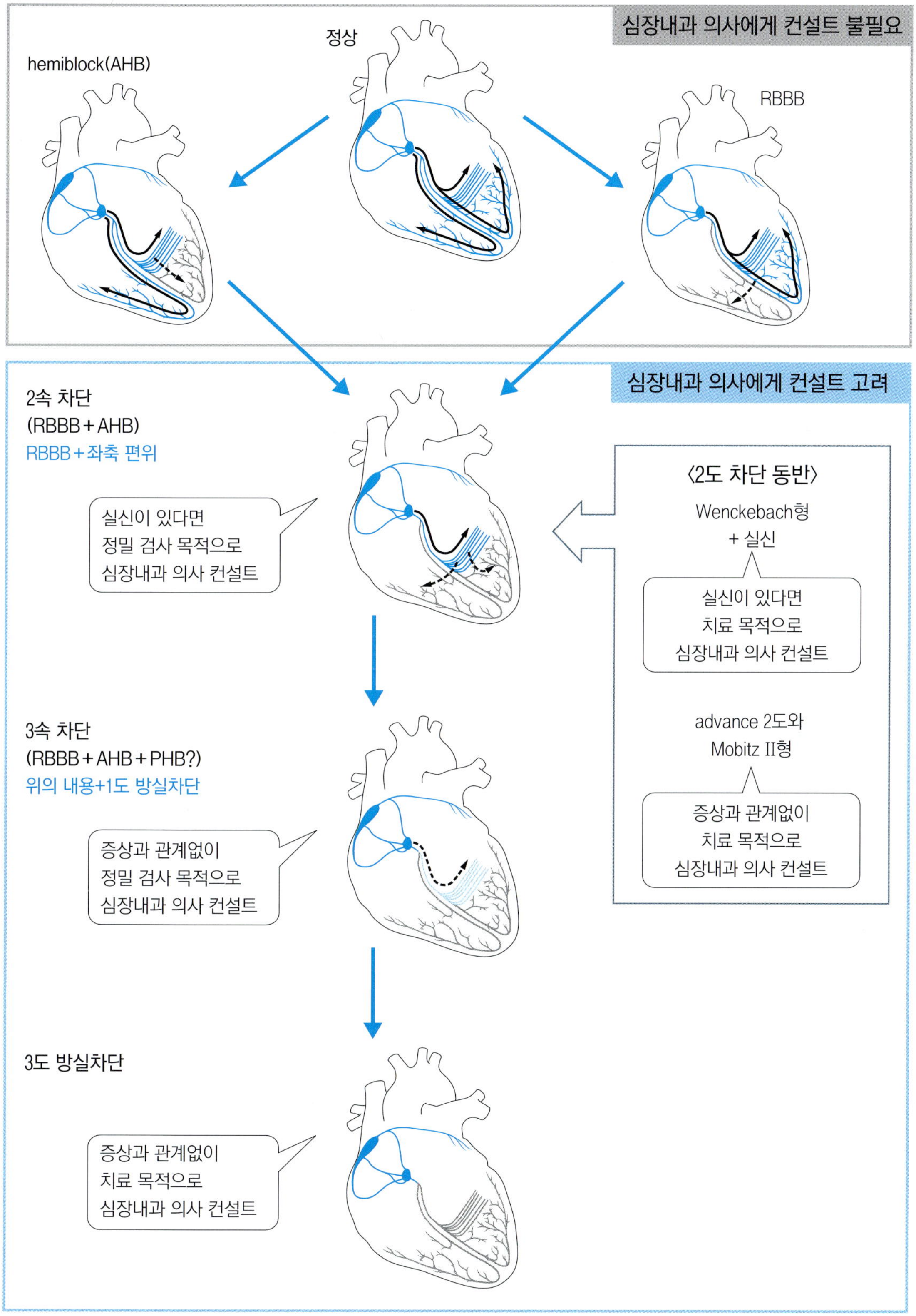

이번 증례를 되돌아보며

이번 증례는 실신+3속 차단이므로, 심장내과 의사 컨설트는 필수입니다. "실신 의심으로 내원한 3속 차단 환자의 치료를 부탁드립니다."라는 식으로, 증상과 진단명을 꼭 잊지 말고 전달해야 합니다. 만약 2속 차단, 2속+Wenckebach형 2도 방실차단이라면 증상에 따라 컨설트입니다. 이 시점에서 다시 한번 실신 심전도의 대원칙을 확인해 봅시다.

실신 심전도의 대원칙 1

- 증상과 심전도를 함께 고려하여 관리한다.

실신 심전도의 대원칙 1

- 허혈 심전도⇒ST 변화를 평가하고, 놓치기 쉬운 ST 변화를 패턴 인식
- 실신 심전도⇒P파와 QRS의 연결을 평가하고, 놓치기 쉬운 연결을 패턴 인식

이번 사례에서 RBBB 단독, 2속 차단, 3속 차단은 넓은 의미에서 P파와 QRS의 연결 패턴 인식이라는 이미지를 가지세요.

요 약

- 세 개의 고속도로가 얼마나 끊겨 있는지를 심전도 한 장으로 판단하고, 상황에 따라 심장내과 의사에게 컨설트할 수 있도록 하자.
- RBBB에 좌측 축 편위가 더해지면 RBBB+AHB(2속 차단), 여기에 1도 방실차단이 추가되면 3속 차단.
- 2속 차단은 실신이 있을 때만 검사를 위해 컨설트, 3속 차단은 증상과 상관없이 모든 경우에 컨설트.
- 2속/3속 차단에 advance 2도 · Mobitz II형이 동반되면 치료 목적으로 컨설트, Wenckebach형은 실신이 동반될 때만 치료 대상

문헌

1) 日本循環器学会. 循環器病の診断と治療に関するガイドライン (2010年度合同研究班報告). 不整脈の非薬物治療ガイドライン (2011年改訂版). http://www.j-circ.or.jp/guideline/pdf/JCS2011_okumura_h.pdf

Column 3

컨설트 시점

Chapter 4에서도 언급했듯이 1년 차 전공의라 할지라도 SSS나 방실차단의 유형별 진단은 비교적 무리 없이 수행할 수 있습니다. 실제 임상에서 어려움을 겪는 부분은 진단한 심전도 증례에 대해 즉시 컨설트할지, 경과 관찰할지에 대한 관리입니다. 즉, 실신 진료에 자신감을 갖지 못하는 이유는 심전도를 판독할 수 있어도 그 이후의 대응에 확신이 없기 때문입니다. 여기서 Part 2에 나왔던 심전도 관리 방침을 정리해 두었습니다. 동일한 내용은 책 끝부분에도 다시 수록하니, 진단 후 판단에 고민이 있을 때 참고하시기를 바랍니다.

옐로카드 심전도	레드카드 심전도
실신이나 심부전 증상이 있으면 컨설트 (무증상이면 경과 관찰)	**증상 유무와 상관없이 컨설트 (무증상이어도 컨설트)**
□ 동성서맥	□ Mobitz II형 2도 방실차단
□ 동기능부전증후군[*1]	□ 고도 방실차단
□ Wenckebach형 2도 방실차단	□ 3도 방실차단
□ 2속 차단[*2]	□ 3속 차단

(*1) 단, 과거의 심전도에사 심방세동이었다면 3도 방실차단으로 컨설트
(*2) 방실차단이 동반된 경우, 방실차단의 유형에 따라 관리

중요한 것이므로 반복하겠습니다만, **옐로카드 상황에서는 컨설트 시 반드시 증상을 상세하게 전달해야 합니다.** 이를 위해 환자의 병력을 철저히 청취하는 것은 말할 것도 없습니다. 실신을 목격한 사람이 병원에 오지 않았을 경우, 필요하면 전화로 상황을 확인하기도 합니다. 한편, 레드카드 상황에서는 병력이 있으면 당연히 좋겠지만, 확인이 어려우면 심전도를 바탕으로 신속히 컨설트하는 것이 더 좋습니다.

또한, 옐로카드 질환군은 EPS 적응증을 고려합니다. 이들 심전도 일부는 방실결절의 연결이 약해져 있으므로, 필요에 따라 P와 QRS의 연결성을 EPS로 평가할 수 있습니다. <실신 심전도의 대원칙 2>에서 언급한 것처럼 연결이 불안정한 부정맥을 진단할 수 있다면, 주증상+α로 EPS 목적의 심장내과 의사 컨설트로 이어질 수 있습니다.

조금 어려려우셨나요? 잘 모르겠는 분들을 위해 힌트를 드리겠습니다. 아래의 참고 심전도는 이번에 특정 질병이 의심되어 일부 전극을 다시 부착하여 얻은 것입니다. 어느 전극을 어떻게 바꾸었는지, 심전도가 어떻게 변했는지, 최종 진단이 무엇인지 생각해 보세요.

참고 심전도

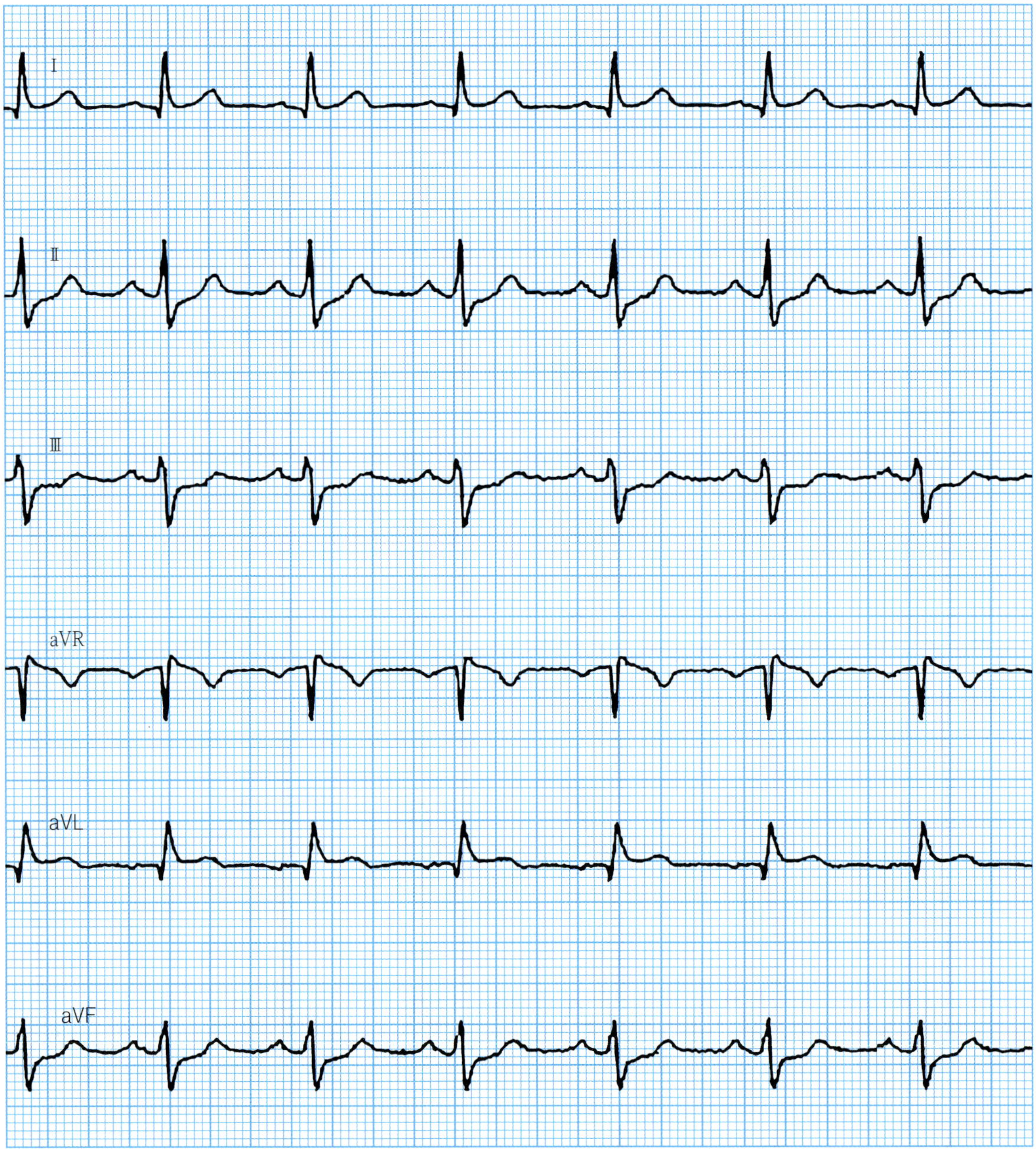

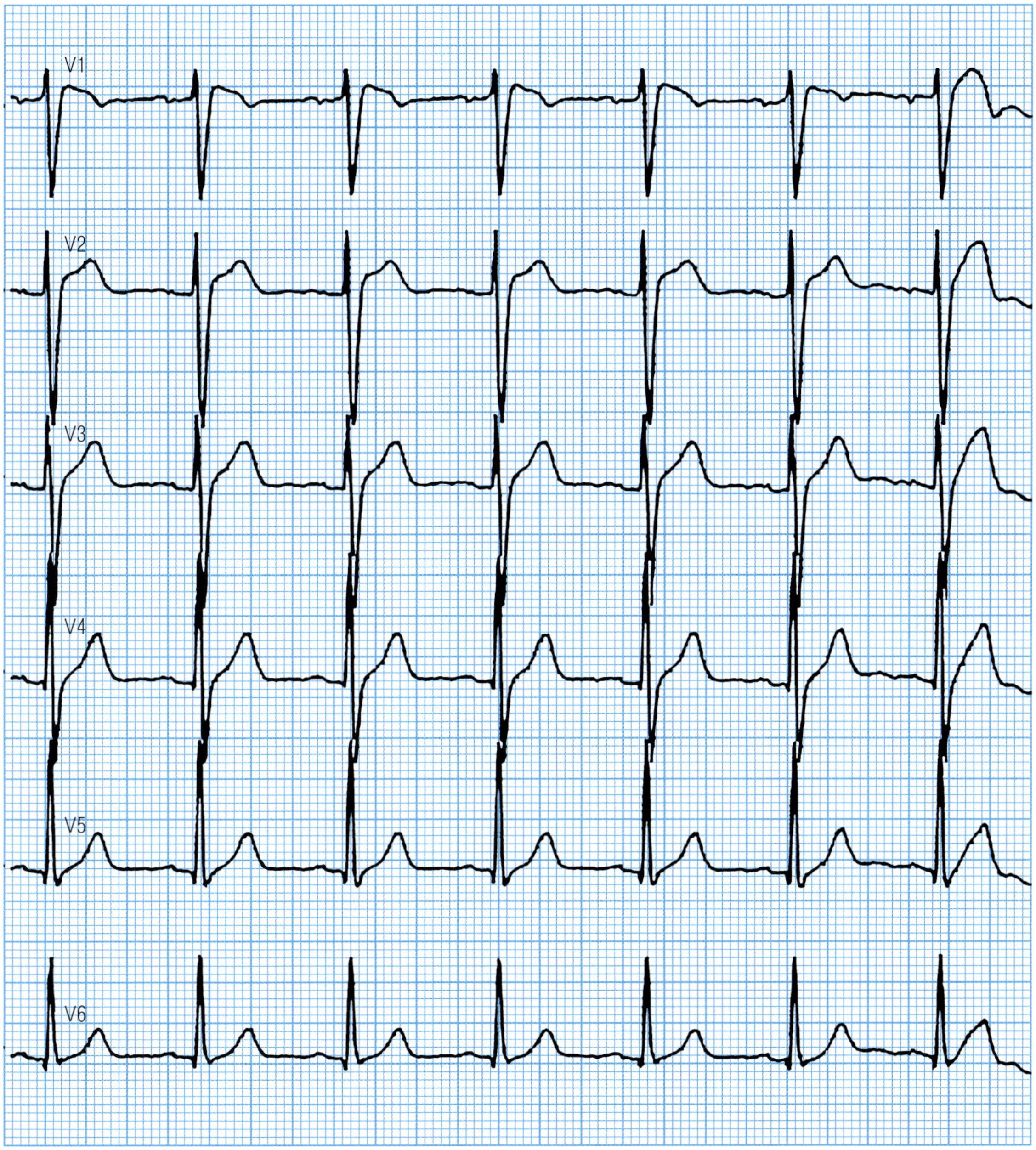
V1
V2
V3
V4
V5
V6

그 후…

제4늑간에 부착되어 있던 V1과 V2를 1번째 늑간 위로 이동하여 얻은 것이 앞 페이지의 참고 심전도입니다.

이 참고 심전도 기록 직후, 환자는 의식을 잃었습니다. 12유도 심전도는 그대로 부착된 상태였기에 즉시 추가 심전도 기록을 하기로 했습니다.

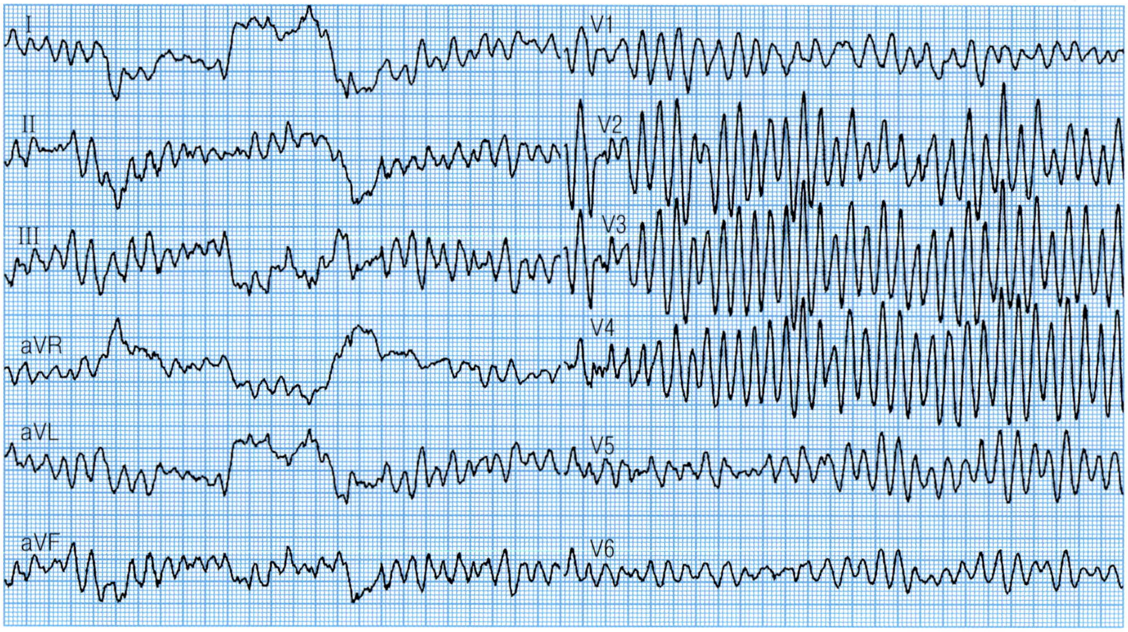

꽤 충격적인 심전도입니다. 심실성 부정맥에 대하여 제세동 준비를 하는 동안, 환자는 의식 소실에 이어 전신 경련을 일으켰습니다. 경련은 약 10초 동안 지속되었고, 수십 초 만에 의식을 회복하여 대화할 수 있게 됐습니다. 동시에 부정맥도 사라지고 동율동으로 돌아왔습니다. 자, 병명을 아시겠습니까?

정답은…

정답은 브루가다 증후군(Brugada syndrome)입니다. 내원 당시 겉으로는 정상으로 보였던 심전도가 심실성 부정맥으로 변했습니다. 이에 따라 심박출량이 감소하여 뇌허혈 증상이 나타났고, 실신 발작은 경련을 동반했습니다. 본 증례는 내원 직후 심장내과 의사에게 컨설트하여 입원한 후, 최종적으로 삽입형 제세동기(ICD) 수술을 받게 되었습니다.

브루가다 증후군이란?

1992년 스페인의 브루가다 등은 심장에 기질적인 질환이 없지만 V1~V3에서 ST 상승과 우각차단 파형이 있고 심실세동을 일으키는 환자군을 보고했습니다.[1] 이후 유사한 보고와 추가 연구가 이루어졌고, 이러한 특발성 심실성 부정맥 환자군은 최초 보고자의 이름을 따서 브루가다 증후군이라고 명명되었습니다.[2,3]

특징적으로 남녀 비율은 8:1로 남성에게 많으며, 주로 30−40세 전후의 장년기에 발병합니다. 이번 증례도 42세 남성으로 전형적입니다. 원인으로는 유전적 요인이 영향을 미치며, 일부 환자에서는 가족력이 확인되기도 합니다. 그러나 이 증후군은 발견된 지 그리 오래되지 않아 아직 불명확한 부분이 많은 병태입니다.

브루가다 증후군을 발견하는 방법

브루가다 증후군은 치명적인 부정맥을 일으킬 수 있기 때문에, 내원 시 동율동이 나타난다고 하더라도 그 미세한 신호를 절대로 놓쳐서는 안 됩니다. 그 신호는 V1~V3에 숨겨져 있습니다. V1~V3에서 ST 부분이 낙타의 혹처럼 상승해 있다면, 브루가다 증후군을 의심하고 심장내과 의사 컨설트를 고려해 주십시오(그림 1).

또한, 브루가다 증후군은 혹의 모양에 따라 두 가지로 분류됩니다. 첫 번째는 coved pattern이라고 불리는 위험한 패턴으로, 심실성 부정맥이 발생하기 쉬운 형태입니다. 비유하자면, 혹이 하나인 단봉낙타를 떠올리면 됩니다. 단봉낙타는 '그냥 타면 불안정하고 떨어질 위험이 있는 모양'으로 기억하시면 됩니다. 두 번째는 saddle back pattern이라고 불리는 유형으로, coved pattern에 비해 더 안정적이며 심실성 부정맥이 잘 발생하지 않는 상태입니다. 이 패턴은 쌍봉낙타의 혹 사이와 같아 안정적으로 올라탈 수 있는 '안정형 심전도'로 기억하면 됩니다.

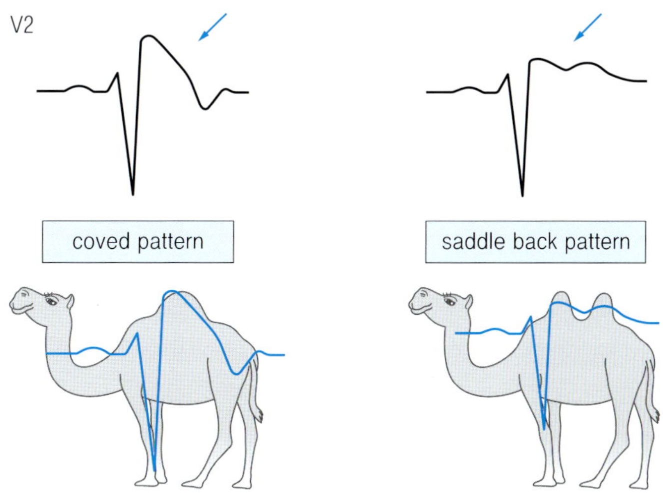

그림 1 V1~V3의 ST가 낙타의 혹처럼 보인다면 브루가다 의심

말로는 표현할 수 없는 심전도

말은 의도를 근사하게 나타낼 뿐이다.
대부분의 경우, 아무리 애써도 글로는 모든 것을 다 표현할 수 없다.

왜 이런 파형이 나타나는지 깊이 고민하지 않는 것이 좋습니다. 파형을 완벽하게 설명할 수 없어도, **딱 보고 브루가다 증후군!**이라고 인식할 수 있다면 충분합니다. 방실차단이나 각 차단처럼 이론적으로 접근하는 것이 아니라, 완전히 **패턴 인식에 의존하는 심전도**입니다. 형태를 근사하게 나타낸 말로 좌뇌를 사용해 논리적으로 생각하는 것이 아니라, 그보다는 특유의 파형 이미지를 통해 직관적으로 우뇌가 바로 반응할 수 있도록 해야 합니다.

늑간을 바꾸면 무엇이 보이는가?

이처럼 V1~V3에서 ST 상승형 심전도 변화는 드물지 않으며, 심전도를 100장 찍으면 몇 장에서 확인될 수 있는 소견입니다. 하지만 드문 브루가다 증후군의 유병률을 생각해 보면, 이러한 심전도 변화를 보이지만 브루가다 증후군이 아닌 환자들이 상당수 있을 것입니다. 그 진짜와 가짜를 구분하는 간단한 방법이, 늑간을 올려서 찍은 심전도를 비교하는 것입니다.

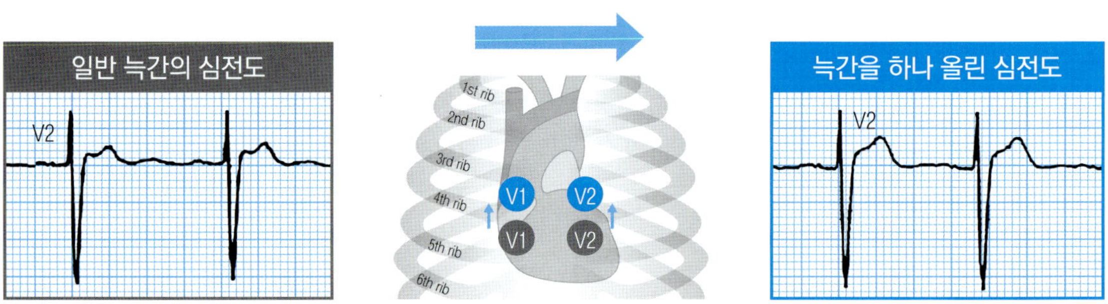

그림 2 늑간을 한 개 올리면

이번 증례에서는 일반적인 늑간에서 측정한 심전도의 V2가 saddle back pattern으로 보였으나, 늑간을 올려서 측정한 심전도에서는 coved pattern으로 변했습니다(그림 2). **늑간을 올려서 coved로 변한다면, 일반 늑간에서 coved일 때와 마찬가지로 심실성 부정맥의 위험이 있다**고 판단합니다.

브루가다 증후군을 볼 때 늑간 심전도의 활용법

- Coved형(늑간 심전도를 찍지 않아도…) ⇒ 진짜이며 긴급성이 큼. 심장내과 의사에게 연락
- Saddle back형⇒늑간을 올리면 coved형 ⇒ 진짜이며 긴급성이 큼. 심장내과 의사에게 연락
- Saddle back형⇒늑간을 올려도 saddle back형⇒진짜인지 신중하게 진단

자, 임상에서 가장 자주 발생하고 또한 가장 곤란한 경우는 마지막 패턴입니다. 그런 상황에서는 어떻게 진단해야 할까요?

진단이 어려운 브루가다 증후군

브루가다 증후군을 의심하는 것은 비심장내과 의사에게는 도전적인 과제일 수 있지만, 심장내과 의사에게도 컨설트 후 진단은 또 다른 도전 과제입니다. 이번 사례처럼 실신 발작 중 심실성 부정맥의 증거가 잡히면 진단이 확정되지만, 대부분의 경우 그렇지 않습니다. 실신으로 내원한 환자의 심전도가 브루가다 증후군처럼 보일지라도, 실제 임상에서는 혈관미주신경반사 등 비심장성 실신 발작이 더 흔합니다. 이런 경우 '브루가다형 심전도'라고 표현되는데, 이것은 심전도의 과도한 분류일 뿐 실제로는 브루가다 증후군이 아닙니다. 우연히 발견된 '브루가다형 심전도'에 ICD를 삽입할 수는 없으므로, 심장내과 의사는 매우 신중하게 진단을 내립니다. 그들의 이러한 과정을 비심장내과 의사로서 어떻게 도울 수 있을까요?

내가 할 수 있는 일

그래서 그들의 진단에 도움이 될 수 있는 일을 지금까지의 학습을 되돌아보며 확인해 봅시다.

실신 진료의 세 가지 루틴 업무
☑ 1. 이전 심전도 확인 ☑ 2. 전해질 확인 ☑ 3. 복용약 확인

이번 증례의 환자는 42세로 젊고, 과거 심전도 기록이나 복용 중인 약물이 없었습니다. 전해질 수치도 정상이었습니다. 세 가지 루틴 업무를 통해 다른 부정맥의 원인을 확인할 수는 있었지만, 브루가다 증후군의 확진에는 연결되지 않았습니다.

실신 심전도의 대원칙1
- 증상과 심전도를 함께 고려하여 관리한다.

이번에는 눈앞에서 부정맥이 발생하고 실신을 했으므로 심장성이라는 것은 확실합니다. 그러나 충분히 심장성 실신을 의심할 만한 병력이 확인되지 않을 경우, 마지막까지 '브루가다형 심전도'인지, 진짜 브루가다 증후군인지 혼란스러울 수 있습니다.

실신 심전도의 대원칙 2

- 허혈 심전도⇒ST 변화를 평가하고, 놓치기 쉬운 ST 변화를 패턴 인식
- 실신 심전도⇒P파와 QRS의 연결을 평가하고, 놓치기 쉬운 연결을 패턴 인식

이번에는 P파와 QRS의 연결은 관계가 없습니다. 루틴 업무와 대원칙을 통해 진단을 의심할 수는 있지만, 확정할 수는 없습니다. 그래서 가이드라인을 확인해 보도록 하겠습니다.

브루가다 증후군의 진단 방법

브루가다 증후군의 가이드라인에서 진단에 기여하는 검사 항목을 발췌하였습니다.[4)]

① 내원 시 심전도
② 부하 검사
③ 가산 평균 심전도, 특수 해석 심전도
④ 임상 심장 전기생리학적 검사
⑤ 유전자 검사

① 내원 시 심전도는 이미 기재하였습니다. ② 부하검사에서는 항부정맥제를 사용하여 saddle back/coved pattern의 변화나 ST 상승 파형 변화를 확인합니다.

③ 가산 평균 심전도는 일반 심전도로는 잡히지 않는 미세한 전류를 포착하는 검사입니다. 그러나 장비 문제나 이를 판단할 심장내과 의사의 부족으로 인해 모든 병원에서 시행하기는 어렵습니다. 특수 해석 심전도와 ④ 임상 심장 전기생리학적 검사도 마찬가지로 하드웨어와 소프트웨어 문제가 있습니다. 마지막으로 ⑤ 유전자 검사이지만, 모든 브루가다 증후군에 유전자 이상이 발견되는 것은 아니며, 연구자들 사이에서도 아직 통일된 견해가 없어 임상에서 사용하기에는 어려움이 있습니다.

결국, 병력과 ① 심전도, ② 부하검사+α로 종합하여 진단하는 병원이 많습니다.

이렇게 검사가 많은 것은 아직 확실한 진단 방법이 없음을 나타냅니다. 진단 방법이 많더라도 질병의 진단 기준을 완전히 규명하지 못한 가이드라인을 보면, 고군분투하며 진단하려는 심장내과 의사들의 노력을 엿볼 수 있습니다. 브루가다 증후군과 힘겹게 싸우는 심장내과 의사들의 노고에 경의를 표합시다. 비심장내과 의사로서 그들을 지원할 방법은 병력을 철저히 조사하고 필요한 정보를 제공하는 것입니다.

요 약

- 브루가다 증후군의 특징적인 파형인 '낙타의 혹'을 찾아야 한다.
- 1늑간 위로 올린 심전도에서 '낙타의 혹' 모양을 평가해야 한다.
- 심전도 변화만 있는 '브루가다형 심전도'가 존재할 수 있다는 점을 알아야 한다.
- 브루가다 증후군을 의심하는 것 이상으로 진단이 더 어렵다.
- 응급실에서는 어려운 브루가다 증후군의 진단을 위해 병력과 이전 심전도를 철저히 수집 한다.

문헌

1) Brugada P, et al. Right bundle branch block, persistent ST segment elevation and sudden cardiac death: a distinct clinical and electrocardiographic syndrome. A multicenter report. J Am Coll Cardiol. 1992; 20: 1391-6.
2) D'Onofrio A, et al. Right bundle branch block, persistent ST-segment elevation in V1-V3 and sudden cardiac death: always a distinct syndrome? G Ital Cardiol. 1995; 25: 1171-5.
3) Corrado D, et al. Familial cardiomyopathy underlies syndrome of right bundle branch block, ST segment elevation and sudden death. J Am Coll Cardiol. 1996; 27: 443-8.

MEMO 실신과 경련의 감별

Chapter 9의 브루가다 증후군 환자는 실신이 아닌 경련을 주증상으로 내원했습니다. 진단학에서 중요한 대원칙은 다음과 같습니다.

경련: 뇌전증 발작 등 중추성 질환을 고려한다. 심장성 질환은 먼저 고려하지 않는다.
실신: 심장성 실신을 고려한다. 중추성 질환은 먼저 고려하지 않는다.

그러나 예외는 항상 존재합니다. 이번 증례처럼 드물게 경련을 주증상으로 내원한 심장성 질환 환자도 있을 수 있기 때문에, 이를 판단하는 데 혼란이 있을 수 있습니다. 그러면 어떻게 구별할 수 있을까요? 이번처럼 경련 전후로 심전도를 찍어 부정맥을 확인할 수 있으면 확진에 이를 수 있습니다. 하지만 현실적으로는 전극을 제때 부착하지 못하는 경우가 많습니다. 이럴 때 사용할 수 있는 비법은 경련 후 혼미 상태를 확인하는 것입니다. 심장성 실신에 의해 발생한 경련 발작의 경우, 경련 후 혼미 상태가 거의 없고, 1분 이내에 의식이 회복되는 경우가 많습니다. 즉, 실신 발작 중 경련이 발생한 것과 비슷한 표현이 될 수 있습니다. 한편, 뇌전증이 원인일 경우 경련 후에 혼미 상태가 한동안 지속됩니다. 의식이 완전히 회복되기까지 5분 이상 걸리는 경우가 많으며, 이러한 차이를 이용해 심장성 실신과 뇌전증을 구별할 수 있습니다.

Chapter 10

중간은 허용되지 않는 심전도

검사 목적에 따라 대응 방안이 달라진다

> 당신은 지금 살아 있는가, 죽어 있는가. 그 중간은 허용되지 않는다.
>
> 존 레논

증례 ★★★ 23세 남성. 실신 발작

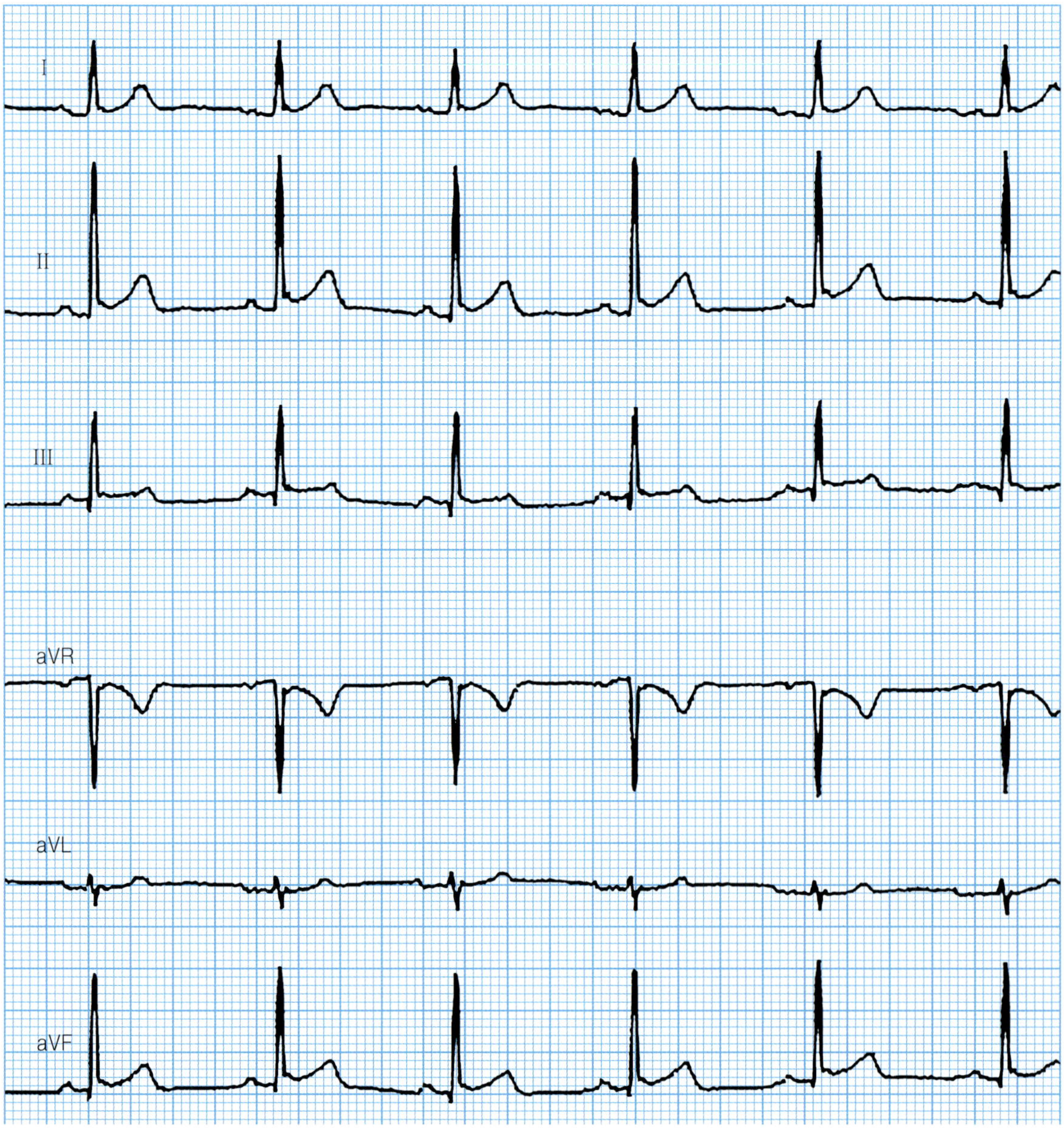

이번에도 10초 안에 진단명과 구체적인 대응 방안을 결정해 주세요.

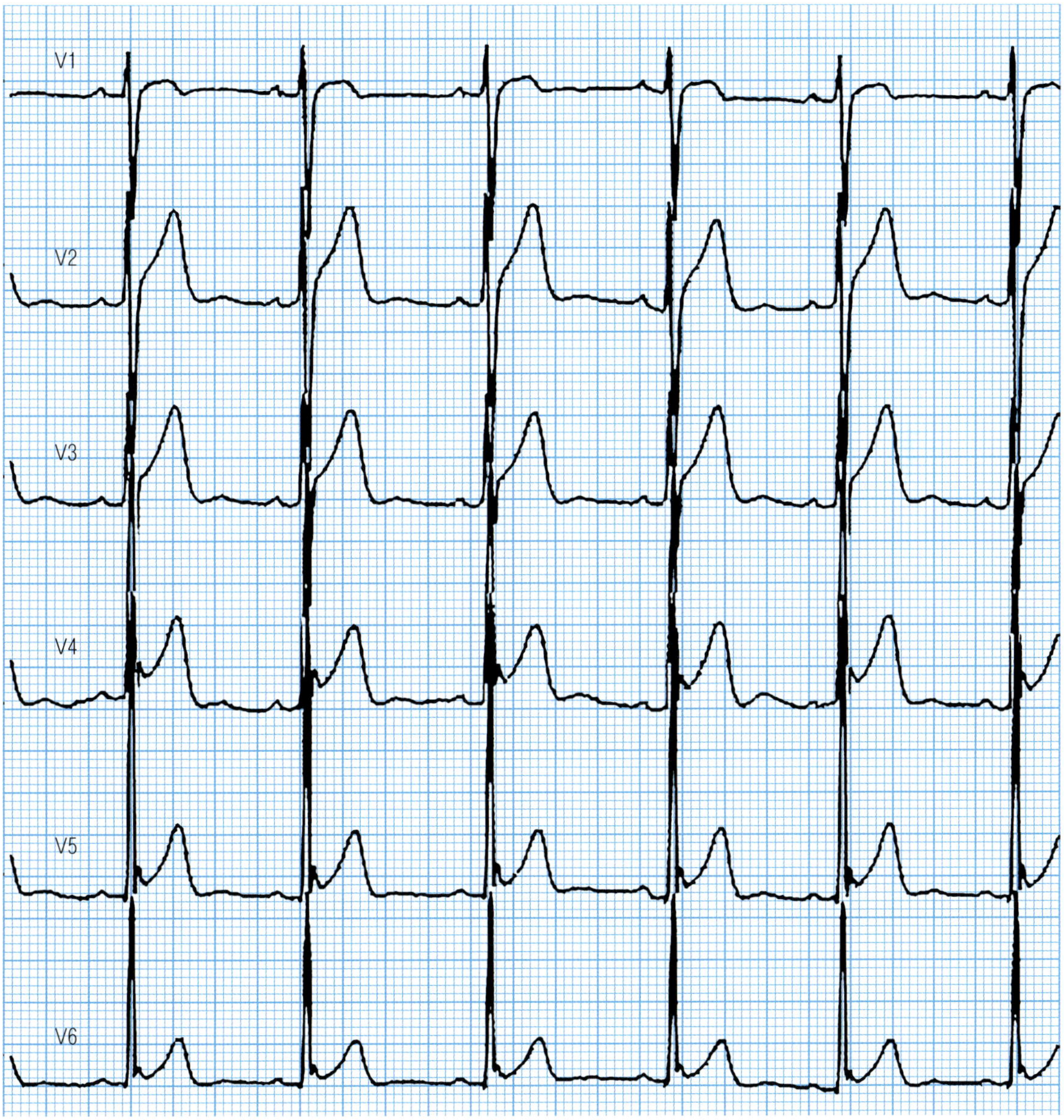

힌트는 QRS 바로 옆의 'notch'

자세히 보면, II · aVF · V4~V6 유도에서 QRS 바로 옆에 '파임(notch)'이 있습니다. 이것은 J파라고 불리는 소견입니다(그림 1 화살표). J점*에 위치해 있어서 J파라고 부릅니다. Haïssaguerre는 일부 VF 소생 후 환자의 심전도에서 J파가 많이 나타난다는 점에 주목했고, 이 고위험군을 **J파 증후군**으로 보고했습니다.[1] 보고된 심전도는 J파와 더불어 고전적으로 조기 재분극으로 불리던 심전도도 포함하고 있기 때문에 **J파 증후군 또는 조기 재분극증후군**(early repolarisation syndrome, ERS)으로 불리게 되었습니다.

그 후 여러 추가 연구에서 J파 증후군이 치명적인 부정맥을 일으켜 심장 돌연사와 관련이 있다는 보고가 나왔습니다.[2-4] 아직 비교적 새로운 진단 개념이라 엄격한 진단 기준은 없지만, 그 포인트를 표 1에 정리했습니다.

표 1 실신에서 이런 심전도를 본다면 J파 증후군일지도 모른다(문헌 1~4에서 작성)

〈포인트 1〉 형태: J파
〈포인트 2〉 장소: 하벽 유도와 측벽 유도

이번 증례는…

표 1의 포인트를 참고하여 이번 심전도를 살펴보세요. 실신으로 내원한 23세 남성의 심전도에서 II · aVF · V4~V6에서 J파가 관찰됩니다(그림 1). 지금은 아무런 문제가 없어 보이지만, 치명적인 부정맥이 실신의 원인일 가능성을 고려해 J파 증후군이 의심되는 경우 심장내과 의사에게 컨설트해야 할까요?

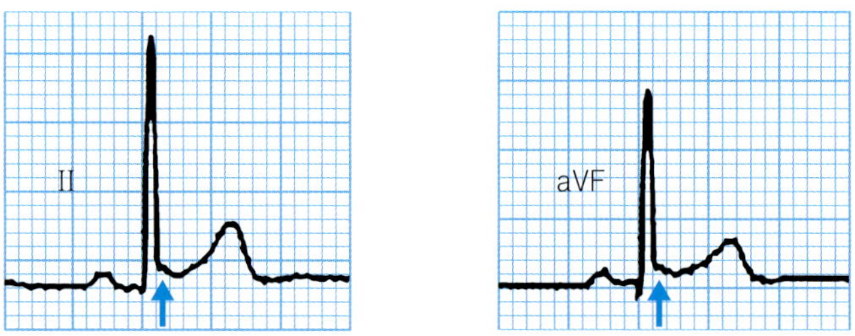

그림 1 이번 심전도에서도 J파(↑)가 보인다.

조기 재분극이란?

여기서 J파와 함께 언급된 조기 재분극에 대해 다시 짚어봅시다. 조기 재분극은 1936년 Shipley와 Hallaran에 의해 보고된 심전도 소견으로, **정상 변형**으로 간주됩니다.[5] 매우 흔히

(*) J점은 QRS와 ST 사이에서 ST 부분이 가장 먼저 변곡되는 점을 말합니다.

볼 수 있는 심전도 파형으로, 정상인에게서 1–5%, 응급실 환자에게서는 10–15%에서 나타난다는 보고도 있습니다.[6] 일부 조기 재분극에는 J파가 동반되지만, 없어도 상관없습니다. 또한, 조기 재분극에서는 ST가 상승된 것처럼 보이지만, 엄밀히 말하면 이것은 허혈이 아닌 '가짜' ST 상승입니다. 따라서, 조기 재분극 심전도에서 허혈이 의심될 경우 STEMI와의 감별이 필요합니다. 이 책의 주제는 실신이므로 허혈 평가에 대한 자세한 내용은 1권(『심전도 헌터① 흉통/허혈』. p.88)에서 다루고 있으며, 감별 포인트는 표 2에 요약해 두었습니다.

표 2 허혈성 심질환 의심 시 이런 심전도를 보면 조기 재분극일지도 모른다(문헌 7에서 변경)

〈포인트 1〉 형태: 아래로 볼록한 ST 상승±파임
〈포인트 2〉 장소: 흉부 유도+α로 광범위한 ST 상승

같은 검사로 다른 관리

표 1과 표 2를 비교해 보세요. 이렇게 파형만으로 J파 증후군과 조기 재분극을 구별할 수 없기 때문에, 같은 심전도로 전혀 다른 대응을 해야 하는 상황이 발생할 수 있습니다. 즉, 실신 환자의 경우 J파 증후군으로 간주해 심장내과 의사에게 연락해야 하는 심전도가 되고, 허혈이 의심되는 환자에게서는 조기 재분극으로 간주되어 귀가 및 경과 관찰하게 되는 심전도가 되는 것입니다(그림 2). 왜 같은 심전도에서 관리 방법이 이렇게 정반대로 달라질까요?

이 이유는 두 가지입니다. 첫째, 조기 재분극이 매우 흔한 심전도 소견이라는 점, 둘째, J파 증후군이 매우 드문 병태라는 점입니다.

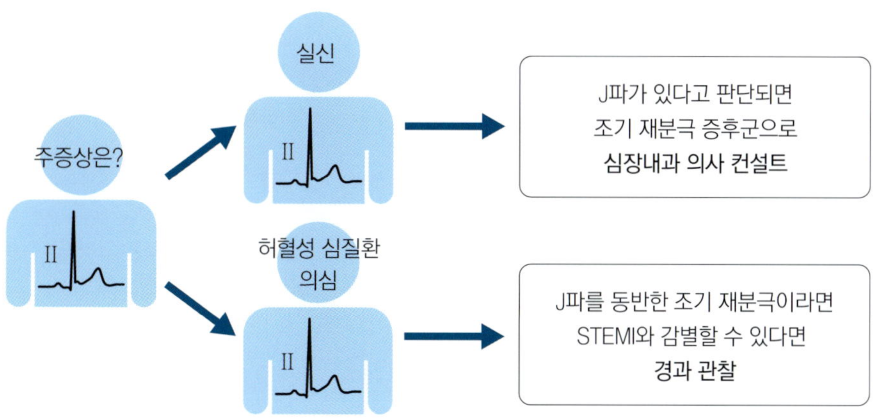

그림 2 같은 J파 심전도라도 주증상에 따라 관리가 다르다.

모집단에 따라 다른 결과가 나온 임상 연구

앞서 언급한 J파 증후군에 관한 연구[1-4]에서는 VF 소생 후와 같은 심장질환 위험이 있는 환자를 모집단으로 했습니다. 이 집단에서는 심전도에 J파가 있는 환자들의 예후가 좋지 않았습니다. 그런데 모집단을 일반인으로 바꾸어 재평가했을 때, J파의 유무가 **심혈관 사망 위험에 차이를 주지 않는다는 결과가 나왔습니다.**[8]

두 가지 임상 연구가 서로 다른 결과를 보이는 이유는 조기 재분극이 매우 흔한 심전도 소견이기 때문에, 일반인이라는 모집단에서는 드문 J파 증후군이 흔한 조기 재분극에 묻혀버리기 때문일 것입니다. 따라서 일반인이 받는 건강검진에서 J파를 발견해도, 심장내과 의사에게 모든 사례를 컨설트하는 것은 좋은 관리 방안이라 할 수 없습니다(그림 3).

왜 검사를 하는가

당신은 지금 살아 있는가, 죽어 있는가. 그 중간은 허용되지 않는다.

심전도 검사 결과가 완전히 동일하더라도 검사 목적에 따라 관리가 달라집니다. J파가 있는 심전도를 찍은 목적이 '실신 평가'일 때는 가족의 돌연사 등 위험 요인이 있으면 심장내과 의사 컨설트를 고려합니다. 반면, J파가 있는 심전도가 허혈 평가를 위한 것이라면, 조기 재분극과

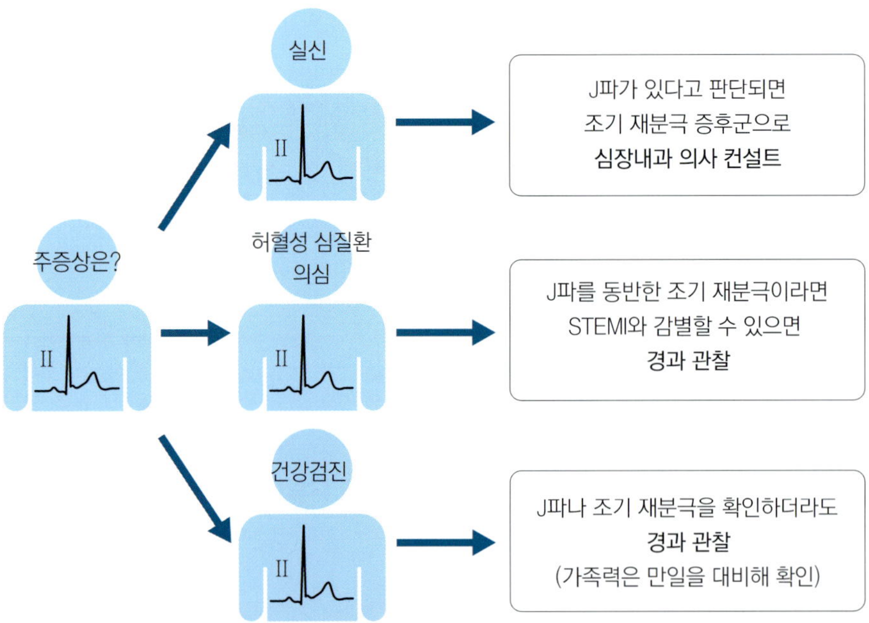

그림 3 주증상이 실신인지, 허혈성 심질환 의심인지, 건강검진인지에 따른 대처 방안 변경

STEMI를 감별합니다. '허혈 평가'에서는 치명적인 부정맥을 찾지는 않습니다. 또한, '건강검진'에서 J파 및 조기 재분극이 발견되면, 이를 흔한 소견으로 보고 넘기는 것이 올바른 판단입니다(그림 3). 살아 있는지 죽어 있는지를 명확히 구분하듯이, 정상 변형인지 치명적인지를 주증상을 통해 명확히 해야 합니다. 그 중간은 허용되지 않습니다.

J파 증후군의 분류를 의식하기

J파 증후군이 있는 실신 환자 중에도 돌연사 위험이 높은 유형과 그렇지 않은 유형이 있다는 점이 지적되었습니다. Tikkanen 등은 심전도의 형태와 예후의 상관관계를 바탕으로 Type A: ST 하강형, Type B: ST 수평형, Type C: ST 상승형으로 세 가지 패턴으로 분류했습니다. 예후가 정말로 나쁜 것은 Type A/B이며, Type C는 J파 증후군이 없는 군과 예후에 차이가 없다고 했습니다(그림 4).[9] 그렇다면 이 Type 분류에 따라 비심장내과 의사는 어떻게 대응 방안을 바꿔야 할까요?

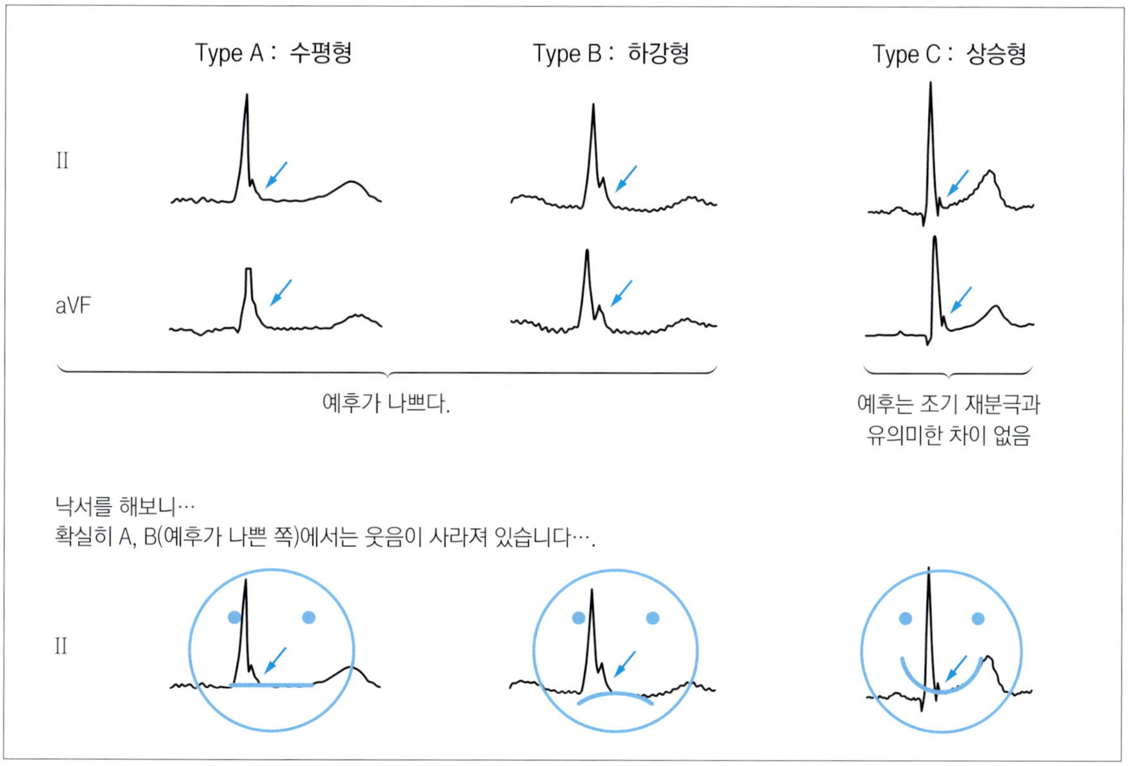

그림 4 유형별로 본 J파 증후군과 예후

유형별로 J파 증후군의 대응 방안을 생각하기

또한, 모집단을 일반인(소생 후가 아닌)으로 한 연구에서는 유형별로 보더라도 심혈관 사망 위험에 차이가 없다고 보고되었습니다.[8] 만약 대상이 치명적인 부정맥 집단이라면 Type A/B는 고위험, Type C는 저위험으로 간주되지만, 건강검진을 받은 사람들에서는 Type A/B에서도 위험이 커지지 않습니다.

임상 현장에서의 유형별 대응 방안은 그림 5에 정리되어 있습니다.

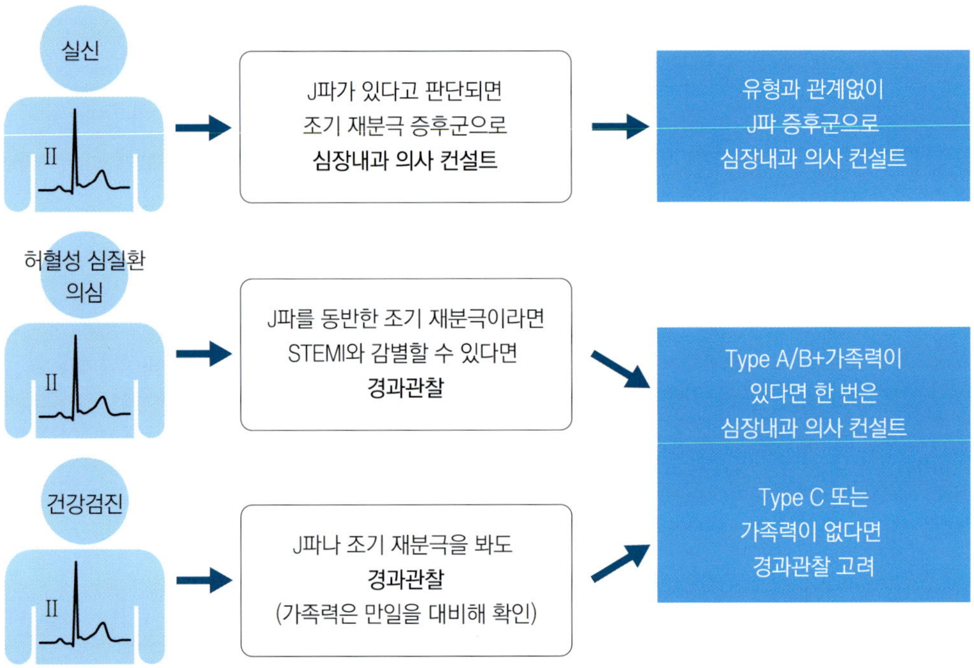

그림 5 J파의 유형별 대응 방안

흉통이나 건강검진에서도 J파가 보이면 실신과 관련된 에피소드가 없는지 확인해야 합니다. 실신이 있다면, 심장성을 의심할 만한 병력이 있는지를 세심하게 물어야 합니다. 또한, 가까운 가족 중 돌연사 에피소드가 있었는지 반드시 확인해야 합니다. 실신 이외의 주증상으로 심전도에서 JJ파를 발견하고 불안해지는 것은 이해되지만, J파 증후군이 걱정된다고 해서 무작정 검사를 추가하거나 심장내과 의사에게 컨설트하기보다는 병력을 철저히 듣는 것이 훨씬 더 중요합니다.

J파 증후군을 진단할 때는 검사 전 확률이 중요한 요소입니다. 병력 없이 '아무 생각 없이' 촬영하게 되는 심전도 검사이기 때문에, 거기서 J파를 발견하면 나중이라도 병력을 다시 청취하여 검사 의의를 확립해야 합니다.

요 약

- 실신 환자의 심전도에서 J파나 조기 재분극이 발견되면, 심장내과 의사에게 컨설트를 고려한다.
- 특히 Type A/B 심전도는 J파 증후군으로 위험이 높다.
- 동일한 J파나 조기 재분극이 있는 심전도라도 주증상에 따라 관리 방법이 달라진다.
- 따라서, 실신 이외의 주증상에서 J파나 조기 재분극을 과도하게 평가하지 말아야 한다.
- 왜 그 심전도를 찍었는지, 즉 주증상이나 병력에 집중하는 것이 중요하다.

문헌

1) Haïssaguerre M, et al. Sudden cardiac arrest associated with early repolarization. N Engl J Med. 2008; 358: 2016-23.
2) Rosso R, et al. J-point elevation in survivors of primary ventricular fibrillation and matched control subjects. J Am Coll Cardiol. 2008; 52: 1231-8.
3) Nam GB, et al. Augmentation of J waves and electrical storms in patients with early repolarization. N Engl J Med. 2008; 358: 2078-9.
4) Tikkanen JT, et al. Long-term outcome associated with early repolarization on electrocardiography. N Engl J Med. 2009; 361: 2529-37.
5) Shipley RA, et al. The four-lead electrocardiogram in two hundred normal men and women. Am Heart J. 1936; 11: 325-45.
6) Brady WJ, et al. Cause of ST segment abnormality in ED chest pain patients. Am J Emerg Med. 2001; 19: 25-8.
7) Brady WJ, et al, Electrocardiographic manifestations: benign early repolarization. J Emerg Med. 1999; 17: 473-8.
8) Pargaonkar VS, et al. Long-term prognosis of early repolarization with J-wave and QRS slur patterns on the resting electrocardiogram: a cohort study. Ann Intern Med. 2015; 163: 747-55.
9) Tikkanen JT, et al. Early repolarization: electrocardiographic phenoTypes associated with favorable long-term outcome. Circulation. 2011; 123: 2666-73.

Chapter **11**

저주의 심전도

마법사가 걸어놓은 저주를 찾아낼 수 있을까

16번째 생일의 해질녘, 그녀는 물레의 가시에 손가락이 찔려 죽은 듯한 깊은 잠에 빠질 것이다. 영원히 깨어나지 못하는 잠에.

말레피센트 (『잠자는 숲속의 미녀』)

증례 16세 여성. 실신 발작

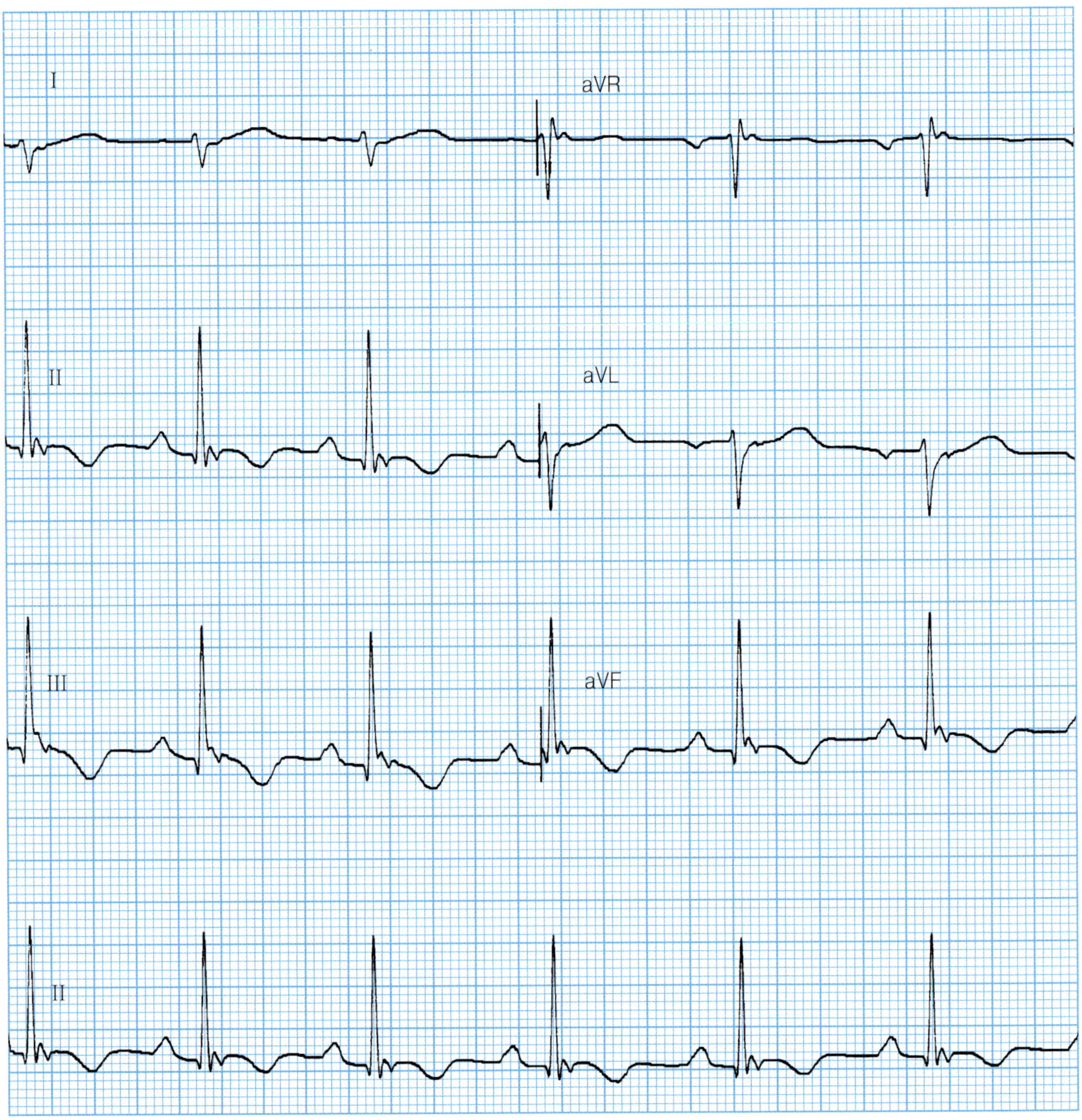

이번에도 10초 안에 진단명과 구체적인 대응 방안을 결정해 주세요.

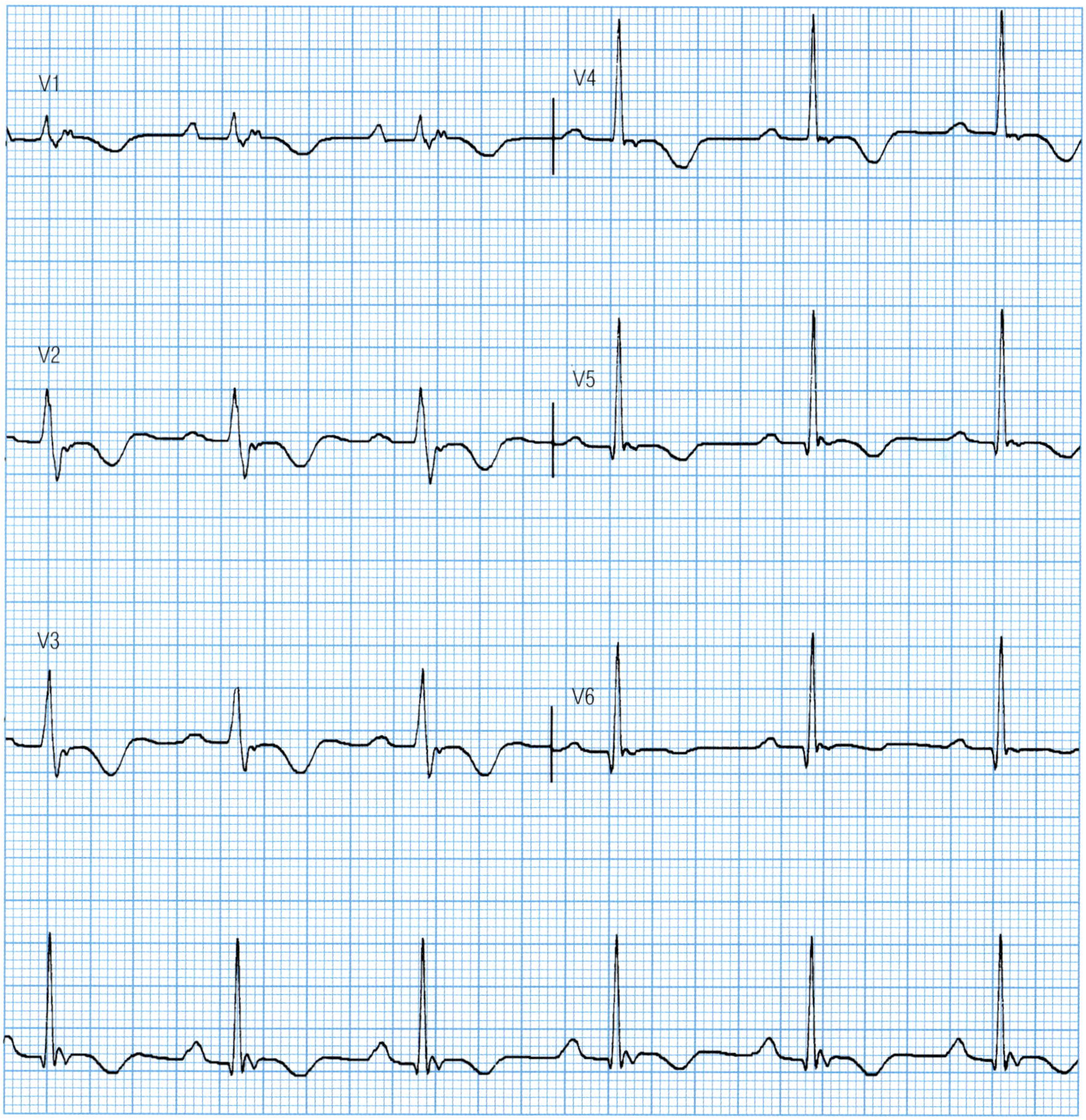

어떻게 보셨나요? 이번 증례는 조금 어려웠을지도 모르겠습니다. 사실 이번 증례는 부정맥 유발 우심실 심근병증(arrhythmogenic right ventricular cardiomyopathy/dysplasia, ARVC)입니다. 지식이 있으면 한 번에 진단할 수 있는 심전도입니다.

ARVC란?

ARVC는 수십 년에 걸쳐 우심실 벽의 일부가 형태를 변화시키면서 그 부위가 발화점이 되어 심실성 부정맥을 일으키고, 때로는 돌연사를 초래할 수 있는 무서운 질환입니다. 40%가 유전성으로 알려져 있으며, 원인이 되는 여러 유전자 코드가 발견되었습니다. 유럽 데이터에 따르면 유병률이 1/2,000이라는 보고도 있으며,[1] 아시아에서는 조금 더 드문 것으로 보입니다. 다만, 임상의 인식 문제로 인해 브루가다 증후군이 유명해졌을 때처럼, ARVC도 일본에서 더 많이 진단될 가능성이 있습니다.

대부분 젊은 층이나 장년층에 발병하며, 특히 기저질환이 없는 젊은이가 아무런 전조 없이 심장성 실신을 겪거나 최악의 경우 돌연사로 내원하는 것이 전형적입니다. 젊은 층 돌연사의 20%가 ARVC라는 보고도 있어,[1] 비심장내과 의사도 반드시 알아두어야 할 질환입니다. ARVC가 까다로운 이유는 질환명에 나오는 우심실부전 증상인 부종이나 식욕부진 등의 증상은 나중에 나타나는 경우가 많으며, 대부분의 환자가 처음에는 VT나 심실성 기외수축(PVC)으로 진단받는다는 점입니다.

ARVC는 마녀의 저주인가?

『잠자는 숲속의 미녀』는 오로라 공주가 태어난 직후, 마녀 말레피센트에게 저주를 받는 이야기입니다. 「16세 생일까지 '죽는다'」는 저주는 요정들에 의해 '죽는' 대신 '잠에 빠지는' 것으로 간신히 바뀌게 됩니다. 그리고 그 마법을 피하려 애쓰지만, 결국 16번째 생일에 마법에 걸려 그동안 건강하던 오로라 공주는 갑자기 움직이지 않게 됩니다.

ARVC는 이 마녀의 저주와 같습니다. 어린 시절의 심장은 아무런 문제 없이 지내다가 저주의 특정 유전자가 우심실 섬유화를 일으키며, 물밑에서 부정맥을 일으킬 준비를 하고 있습니다. 그리고 어느 날 갑자기 마법에 걸린 듯 실신하거나 돌연사를 초래하는 것입니다. 그렇다면 이 마녀의 저주를 어떻게 풀 수 있을까요?

저주를 풀 방법

ARVC의 진단이 어려운 이유는 **내원 시 동율동이어서 겉으로는 아무 문제가 없는** 것처럼 보이기 때문입니다. 하지만 장차 치명적인 부정맥을 일으킬 가능성이 있으므로 반드시 이를 발견해야 합니다. 물론, VT의 증거를 포착할 수 있다면 좋겠지만, 일시적이기 때문에 처음 진료할 때는 그 모습을 보지 못할 수도 있습니다.

따라서 동율동으로 관찰되는 ARVC의 특징적인 심전도 소견을 알고 있어야 합니다. 이것은 돌연사를 막는 백마법(white magic)과도 같습니다. 이제 이 마녀의 저주를 푸는 백마법 'Epsilon'을 설명해 드리겠습니다.

그림 1은 전형적인 ARVC의 심전도 파형입니다. 포인트는 두 가지입니다. 익숙해지면 그리 어렵지 않으니 꼭 찾아보세요.[주)] 겉으로는 동율동처럼 보여도 Epsilon파나 V1~V3에서 음성 T파가 보인다면 ARVC로 대응하고, 심장내과 의사에게 컨설트하십시오. 그 후 환자가 VT로 진행할 위험이 있기 때문에 입원하여 정밀 검사를 받아야 합니다.

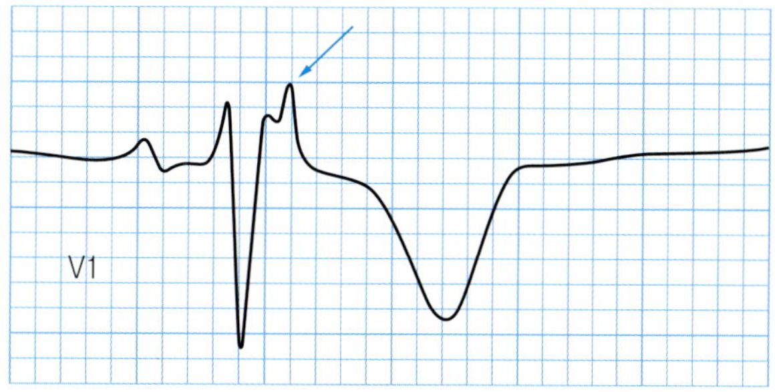

그림 1 ARVC의 전형적인 파형

포인트 1: Epsilon파가 있다(↓ V1~V3로 QRS의 마지막 notch).
포인트 2: V1~V3에서 음성 T파가 있다.

주: Epsilon파는 겉보기에는 우각차단처럼 보일 수 있으므로 '14세 이상에서는 완전 우각차단이 없어야 한다'는 조건이 가이드라인에도 포함되어 있습니다. 그러나 전형적인 ARVC의 심전도는 전형적인 우각차단과는 다르기 때문에 실제 임상에서 판단에 혼란을 겪을 일은 많지 않습니다.

진단 기준을 살펴보자

이처럼 ARVC의 초기 대응은 V1~V3에서 음성 T파나 Epsilon파를 찾아낼 수만 있다면, 간단한 3단 논법으로 대응이 가능합니다. 즉, ① 실신 환자, ② V1~V3에서 음성 T파+Epsilon파 발견, ③ 심장내과 의사 컨설트, 이렇게 매우 단순한 절차입니다. 그러나 이 간단한 3단 논법에 대한 근거를 확인하는 것이 중요합니다. ARVC의 심오함을 더 잘 이해하기 위해 한번 살펴보겠습니다.

먼저 1994년 ESC/ISFC Task Force에 의해 진단 기준이 제안되었습니다. 하지만 이 진단 기준은 주로 진행된 ARVC를 염두에 두고 만들어졌기 때문에, 특이도는 높지만 민감도가 낮다는 문제가 있었습니다. 초기 병변이나 ARVC 환자의 가족 중 보인자를 진단할 수 없다는 등의 여러 개선이 필요한 점이 있었습니다. 그래서 2010년에 더 상세하고 **민감도가 높은 개정 진단 기준**이 발표되었습니다(표 1).

역자 주) 일본순환기학회의 부정맥 진단과 비약물치료 관련 최신 진료지침은 아래 2개를 참고바람.
JCS/JHRS 2022 Guideline on Diagnosis and Risk Assessment of Arrhythmia. Circulation J. 2024;88:1509–1595. https://doi.org/10.1253/circj.CJ-22-0827
JCS/JHRS 2021 Guideline Focused Update on Non-Pharmacotherapy of Cardiac Arrhythmias. Circulation J. 2022:86;337–363. https://doi.org/10.1253/circj.CJ-21-0162

표 1 ARVC의 신구 진단 기준

구 진단 기준(1994)	신 진단 기준(2010) (문헌 2로부터 개정)
I. 광범위 또는 국소적인 기능적 이상 및 형태적 이상 대항목 • 좌심실 병변을 동반하지 않거나 경도 증례에서 우심실의 중증 확대 및 박출률 저하 • 국소성 우심실류(bulging을 동반한 벽운동 소실, 또는 저하) • 우심실의 중증 국소적 확대	I. 광범위 또는 국소적인 기능적 이상 및 형태적 이상 대항목 2D 심초음파로 • 국소성 우심실 벽운동 소실, 기이성 벽운동, 심실류 • 그리고 아래의 어느 하나(확장기말) - PLAX RVOT가 32 mm 이상 (체표면적 보정[PLAX/BSA]으로 19 mm/m^2 이상) - PSAX RVOT가 36 mm 이상 (체표면적 보정[PSAX/BSA]으로 21 mm/m^2 이상) - 또는 fractional area change가 33% 이하 MRI로 • 국소성 우심실 벽운동 소실, 기이성 벽운동, 비동기 우심실 수축 • 그리고 아래의 어느 하나 - 우심실 수축기말용적/BSA가 110 mL/m^2 이상(남성), 100 mL/m^2 이상(여성) - 또는 우심실 박출률이 40% 이하 우심실 조영으로 • 국소성 우심실 벽운동 소실, 기이성 벽 운동, 심실류
소항목 • 좌심실 병변을 동반하지 않는 경우의 우심실의 경도 확대 또는 박출률 저하 • 우심실의 경도 국소적 확대 • 우심실의 국소벽운동 저하	소항목 2D 심초음파로 • 국소성 우심실 벽운동 소실, 기이성 벽운동 • 그리고 아래의 어느 하나(확장기말) - PLAX RVOT가 29-32 mm (체표면적 보정[PLAX/BSA]으로 16-19 mm/m^2) - PSAX RVOT가 32-36 mm (체표면적 보정[PSAX/BSA]으로 18-21 mm/m^2) - 또는 우심실 박출률이 33-40% MRI로 • 국소성 우심실 벽운동 소실, 기이성 벽운동, 비동기 우심실 수축 • 그리고 아래의 어느 하나 - 우심실 수축기말 용적/BSA가 100-110 mL/m^2(남성), 90-100 mL/m^2(여성) - 또는 우심실 박출률이 40~45%
II. 조직 소견 대항목 • 심내막 심근생검에서 심근의 지방섬유 치환 변성 소항목	II. 조직 소견 대항목 • 우심실 자유벽에서 채취한 심근생검 표본에서 섬유화 조직으로의 치환을 동반하고(지방 치환 유무는 관련 없음), 형태 측정 분석에서 잔존 심근이 60% 미만(또는 정성적으로 추정 시 50% 미만) 소항목 • 우심실 자유벽에서 채취한 심근생검 표본에서 섬유화 조직으로의 치환을 동반하고(지방 치환 유무는 관련 없음), 형태 측정 분석에서 잔존 심근이 60-75%(또는 정성적으로 추정 50-65%)
III. 재분극 이상 대항목 소항목 • 우측 전흉부 유도(V2-V3)에서 음성 T파(14세 이상에서 120 msec 이상의 완전 우각차단이 없는 경우)	III. 재분극 이상 대항목 • 우측 전흉부 유도(V1~V3) 또는 그 이상 유도에서의 음성 T파(14세 이상로 120 msec 이상의 완전 우각차단이 없는 경우) 소항목 • 우측 전흉부 유도(V1~V2) 또는 V4~V6에서 음성 T파(14세 이상에서 완전 우각차단이 없는 경우) • 우측 전흉부 유도(V1~V4)에서 음성 T파(14세 이상에서 완전 우각차단이 있는 경우)

구 진단 기준(1994)	신 진단 기준(2010) (문헌 2로부터 개정)
IV. 탈분극 · 전도이상 대항목 • Epsilon파 또는 국소 전도 지연(V1~V3에서 110 msec 이상) 소항목 • 가산 평균 심전도(SAECG) 양성	IV. 탈분극 · 전도이상 대항목 • V1~V3에서 Epsilon파(QRS파 종말과 T파 사이에 있는 재현성 있는 저전위 파형) 소항목 • 체표면 심전도 QRS 폭이 110 msec를 초과하지 않고, SAECG의 3개 지연 전위 양성 기준 중 1개가 양성 • f-QRS가 114 msec 이상 • LAS40가 38 msec 이상 • RMS40가 20 μV 이하 • 완전 우각차단이 없는 경우로 V1~V3의 S파 곡점에서 QRS 종말까지(R' 포함) 종말전파시간 55 msec 이상
V. 부정맥 대항목 소항목 • 심전도 · 홀터 심전도 · 운동부하 심전도에서 기록된 좌각차단형 VT(지속성 또는 비지속성) • 홀터 심전도로 빈번한 심실기외수축(1,000회/24시간 이상)	V. 부정맥 대항목 • 좌각차단형 · 상방축(II, III, aVF 유도에서 음성 QRS, aVL 유도에서 양성 QRS)의 비지속성 또는 지속성 VT 소항목 • 좌각차단형/하방 축의 이른바 RVOT 유형(II, III, aVF 유도에서 양성 QRS, aVL 유도에서 음성 QRS) 또는 부정 축의 비지속성 또는 지속성 VT • 홀터 심전도로 500회/24시간 이상의 심실기외수축
VI. 가족력 대항목 • 병리해부 또는 개흉 심근생검에서 ARVC로 진단된 친족 소항목 • 35세 미만에서 ARVC가 의심되는 돌연사의 가족력 • 본 진단 기준에 따라 ARVC로 진단된 가족력	VI. 가족력 대항목 • 본 진단 기준으로 ARVC로 진단된 1촌 친족 • 병리 해부 또는 개흉 심근생검에서 ARVC로 진단받은 1촌 친족 • ARVC 환자와 관련 없거나, 관련 있다고 생각되는 유전자 이상 확인 소항목 • 본 진단 기준을 충족하지 않는 ARVC가 의심되는 1촌 친족 • 35세 미만으로 ARVC가 의심되는 돌연사의 1촌 친족 • 병리학적 또는 본 진단 기준에 따라 ARVC로 진단된 2촌 친족

확진: 대항목 2개, 또는 대항목 1개와 소항목 2개, 또는 다른 카테고리에서 나온 소항목 4개
경계형: 대항목 1개 및 소항목 1개, 또는 다른 카테고리에서 소항목 3개
가능성 있음: 대항목 1개, 또는 다른 카테고리에서 소항목 2개
BSA: 체표면적, PLAX: 흉골옆 장축도, PSAX: 흉골옆 단축도, RVOT: 우심실 유출로

2010년의 새로운 진단 기준에서는 민감도를 높이기 위해 매우 세밀하게 기록하게 되어 있습니다. 비심장내과 의사 입장에서는 '너무 세세해서 외우기 어렵다'는 것이 솔직한 생각일 것입니다. 이 진단 기준을 실질적인 임상에 어떻게 적용할 수 있을까요?

진단 기준의 제목만 확인

이럴 때는 진단 기준을 단순화해 봅시다. 진단 기준(표 1) 제목만 살펴보면 다음과 같습니다.

Ⅰ. 형태 변화(초음파/MRI)
Ⅱ. 병리 검사
Ⅲ. 심전도 1(T파)
Ⅳ. 심전도 2(Epsilon파)
Ⅴ. 심전도 3(VT)
Ⅵ. 가족력

이 여섯 가지 중 두 가지를 충족하면 ARVC로 확진되며, 한 가지만 충족하면 경계형, 의심 진단이 됩니다. 응급실에서 이를 어떻게 사용할지 상상해 봅시다. VT(V)가 확인되면 심장내과 의사에게 컨설트하는 것은 어렵지 않습니다. 문제는 VT가 확인되지 않을 때입니다. 이 경우 젊은 환자의 실신에 대해 가족력(VI)을 확인하지만, 모든 사례에서 형태 변화(I)나 병리 검사(II)를 평가하고 비심장내과 의사가 바로 판단하기는 어렵습니다. 그래서 심전도에서 T파(III)와 Epsilon파(IV)를 확인합니다. 심전도에서 이 두 가지 소견을 충족하면 ARVC로 확진되므로 즉시 심장내과 의사에게 컨설트합니다.

T파와 Epsilon파 중 하나만 있다면, 가족력을 다시 확인하고 선택적으로 심초음파검사를 시행해 보세요. 어느 한 가지라도 소견이 있으면 역시 심장내과 의사에게 컨설트합니다.

AVRC의 초기 대응 세 가지 패턴

① VT로 내원→망설임 없이 컨설트(ARVC인 줄 모르더라도!)
② T파+Epsilon→이것도 컨설트
③ T파 or Epsilon파+가족력 or 초음파에서 형태 변화 있음→이것도 컨설트
④ 심전도 소견은 없지만, 가족력+초음파에서 형태 변화 있음→이것도 컨설트

특별한 상황이지만 마지막 ④에서는 병력과 심초음파 소견만으로 컨설트하고 있습니다. 이것은 약간 특수한 상황이므로, 마지막으로 초음파에 관해 이야기하고자 합니다.

AVRC에서 심초음파 소견은 어떻게 나타날까?

먼저, 가장 중요한 점을 다시 한번 강조하자면 **실신→심초음파라는 단순한 연결은 금물**입니다. 심전도 변화가 없으면 심초음파로는 대체로 이상이 발견되지 않기 때문입니다(p.8 참조). 하지

만 가족력이 있다면 상황이 달라집니다. ARVC의 형태 변화를 확인할 이유가 생기는 것이죠. 그렇다면 어떤 소견이 있을 때 ARVC를 의심할 수 있을까요? 검사 소견으로는 우심실 유출로(RVOT)의 확장이 특이도가 높은 소견입니다(표 2). 이 소견을 발견할 수 있다면 심장내과 의사 컨설트로 추진력이 붙습니다.

표 2 ARVC를 의심할 수 있는 심초음파 소견(문헌 2에서 개정)

	Value	Sensitivity(%)	Specificity(%)
Echocardiogram			
Major			
PLAX RVOT(diastole)	≧32 mm	75	95
Corrected for body size (PLAX/BSA)	≧19 mm/m^2		
PSAX RVOT(diastole)	≧36 mm	62	95
Corrected for body size (PSAX/BSA)	≧21 mm/m^2		
Fractional area change	≦33%	55	95
Minor			
PLAX RVOT(diastole)	≧29 mm	87	87
Corrected for body size (PLAX/BSA)	≧16 to ≦18 mm/m^2		
PSAX RVOT(diastole)	≧32 mm	80	80
Corrected for body size (PSAX/BSA)	≧18 to ≦20 mm/m^2		
Fractional area change	≦40%	76	76

PLAX: 흉골옆 장축도, PSAX: 흉골옆 단축도, RVOT: 우심실 유출로

QT 연장이나 브루가다 증후군과 마찬가지로, 심전도만으로 진단하고 즉시 컨설트해야 하는 경우와 함께 ARVC도 음성 T파와 Epsilon 등 동율동에서 나타나는 작은 심전도 변화를 통해 판단하는 능력이 요구됩니다. 그러나 QT 연장이나 브루가다와 달리 ARVC에서는 심초음파검사도 진단의 중요한 단서가 될 수 있다는 점을 차이점으로 인식해 두어야 합니다.

또한, ARVC의 치료는 심실성 부정맥에 대한 치료와 심부전에 대한 치료로 나뉩니다. 질병이 진행됨에 따라 심실 부정맥에서 시작해 우심실부전, 그리고 좌심실부전으로 이어지는 상태를 관리하는 것이 중요해집니다. 첫 내원 시에는 아직 우심실부전이 나타나지 않는 경우가 많지만, 심부전 평가를 목적으로 심초음파검사가 시행되면 심장내과 의사가 매우 반갑게 받아들일 것입니다.

한편, 부정맥에 대한 약물치료로는 주로 VT에 아미오다론이나 소타롤과 같은 III군 항부정맥제가 사용됩니다. 그러나 실신 병력이 있는 환자의 경우 연간 부정맥 발생 위험이 8-10%로 추정되므로, 먼저 ICD 삽입을 위해 입원이 필요합니다. 비심장내과 의사로서 항부정맥제를 직접 선택하지 않더라도 언제든지 사용할 수 있도록 준비해두는 것과 함께, 제세동기를 침대 가까이에 대기시키는 등의 협력 작업이 필요할 것입니다.

Column 5

좌뇌형 심전도와 우뇌형 심전도

심장성 실신 중에는 패턴 인식으로 진단할 수 있는 것이 몇 가지 있으며, ARVC는 그중 하나입니다. 이러한 패턴 인식 심전도를 찾아내는 과정은 심전도 전체를 보고, 특정 이미지 파형의 존재를 직관적으로 파악할 수 있는지에 달려 있습니다. **우뇌(이미지 뇌)**를 최대한 활용하여 진단하는 것입니다.

반면, 방실차단이나 동기능부전증과 같은 이론적인 심전도 이론이 필요한 경우에는 **좌뇌(계산뇌)**가 활발하게 작동합니다.

저는 실신 심전도 분석이 우뇌(이미지 뇌)와 좌뇌(계산 뇌)를 동시에 사용하여 스크리닝하는 과정이라고 생각합니다. P파가 없거나 P파와 QRS의 연속성이 없을 때는 차분히 좌뇌(계산 뇌)를 사용해 심장의 전도 회로에서 어떤 일이 일어나고 있는지 분석한 후, 「○○차단」이라는 진단을 내리고 그에 따라 대응합니다. 반면, 동율동이라면, 우뇌(이미지 뇌)를 사용하여 미래에 부정맥이 발생할 수 있는 패턴과 일치하는지 여부를 탐색하는 것입니다.

이것은 진단학에서 System 1(직관적 진단), System 2(분석적 진단)로도 표현할 수 있습니다. ARVC나 브루가다 증후군, J파 증후군은 System 1(직관적 진단)입니다. 어느 정도 숙련이 필요하지만, 익숙해지면 즉각적으로 스냅 진단이 가능합니다. '이 파형이 나타나는 것은 ○○ 채널이 손상돼서…'라고 분석할 필요는 없습니다.

반면, 2도 차단의 감별 등은 때로는 도구를 사용해 측정하고, 이론적으로 접근하는 System 2(분석적 진단)를 사용합니다. 시간이 걸리지만, 왜 심전도가 이렇게 나타나고, 왜 문제가 되는지 설명할 수 있습니다.

여기까지 등장한 심전도가 우뇌형 심전도인지 좌뇌형 심전도인지 확인해 보세요(그림 1). Part 2에서 등장한 심전도는 주로 좌뇌형입니다. Part 2의 제목을 '좌뇌형 심전도'로 한 이유가 그것입니다. Part 3에서는 직관적인 우뇌형 심전도를 모아 보았습니다.

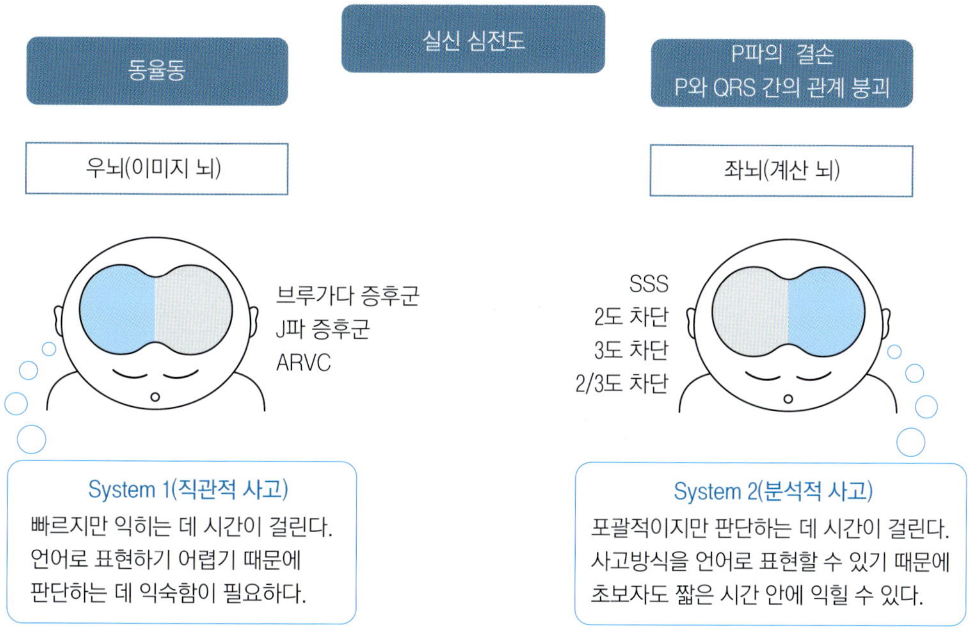

그림 1 **우뇌형 심전도와 좌뇌형 심전도**

Chapter 12

속임수를 쓰는 심전도

심전도의 자동 해석은 신뢰할 수 없는가?

> **정확하게 치수를 측정하는 것과 자신의 눈으로 직접 확인하는 것, 이 두 가지를 모두 중요하게 여겨야 한다.**
>
> 모리 마사히로 (도자기 디자이너)

증례 ★ 78세 남성. 실신 발작

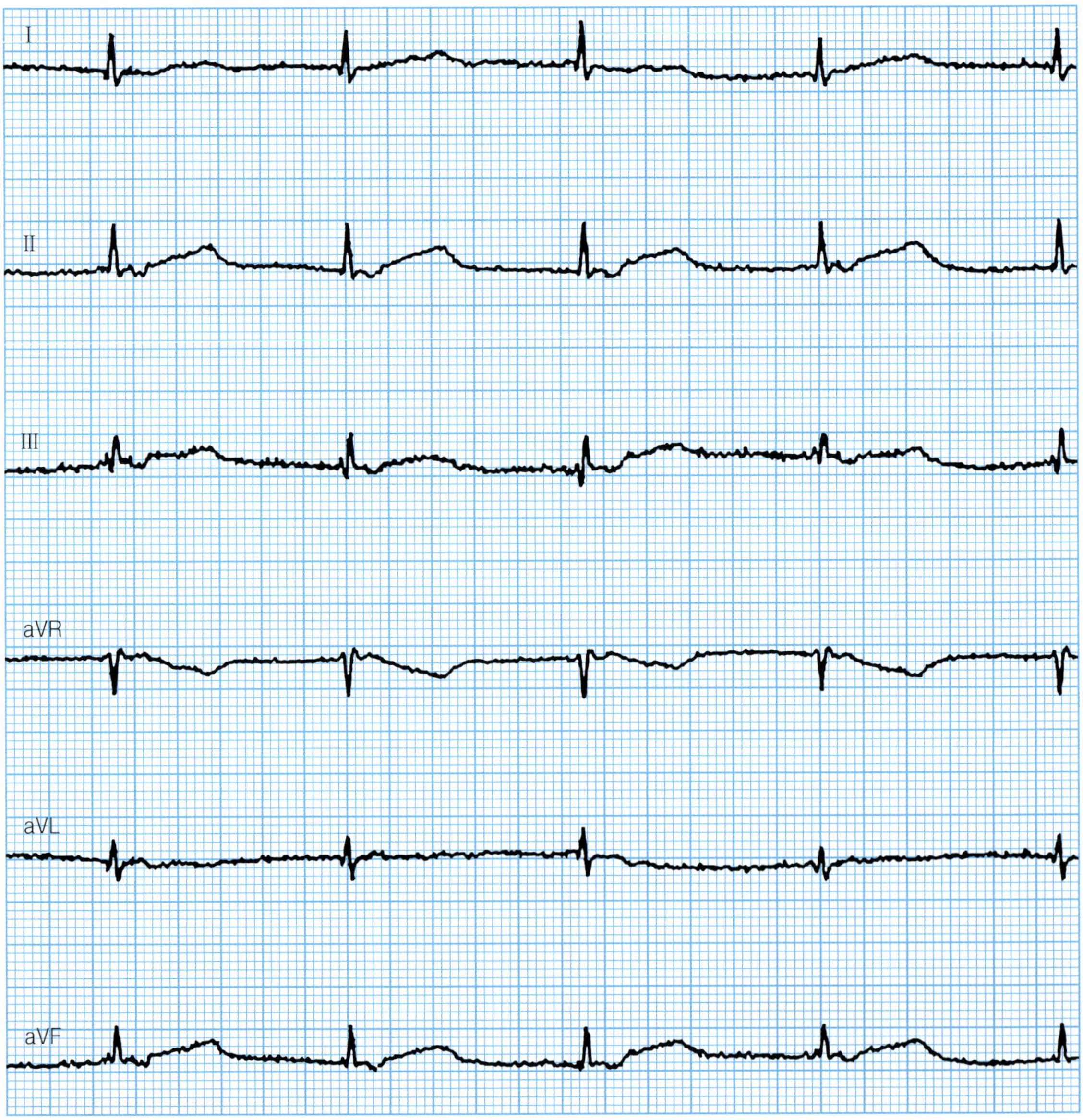

이번에도 10초 안에 진단명과 구체적인 대응 방안을 결정해 주세요.

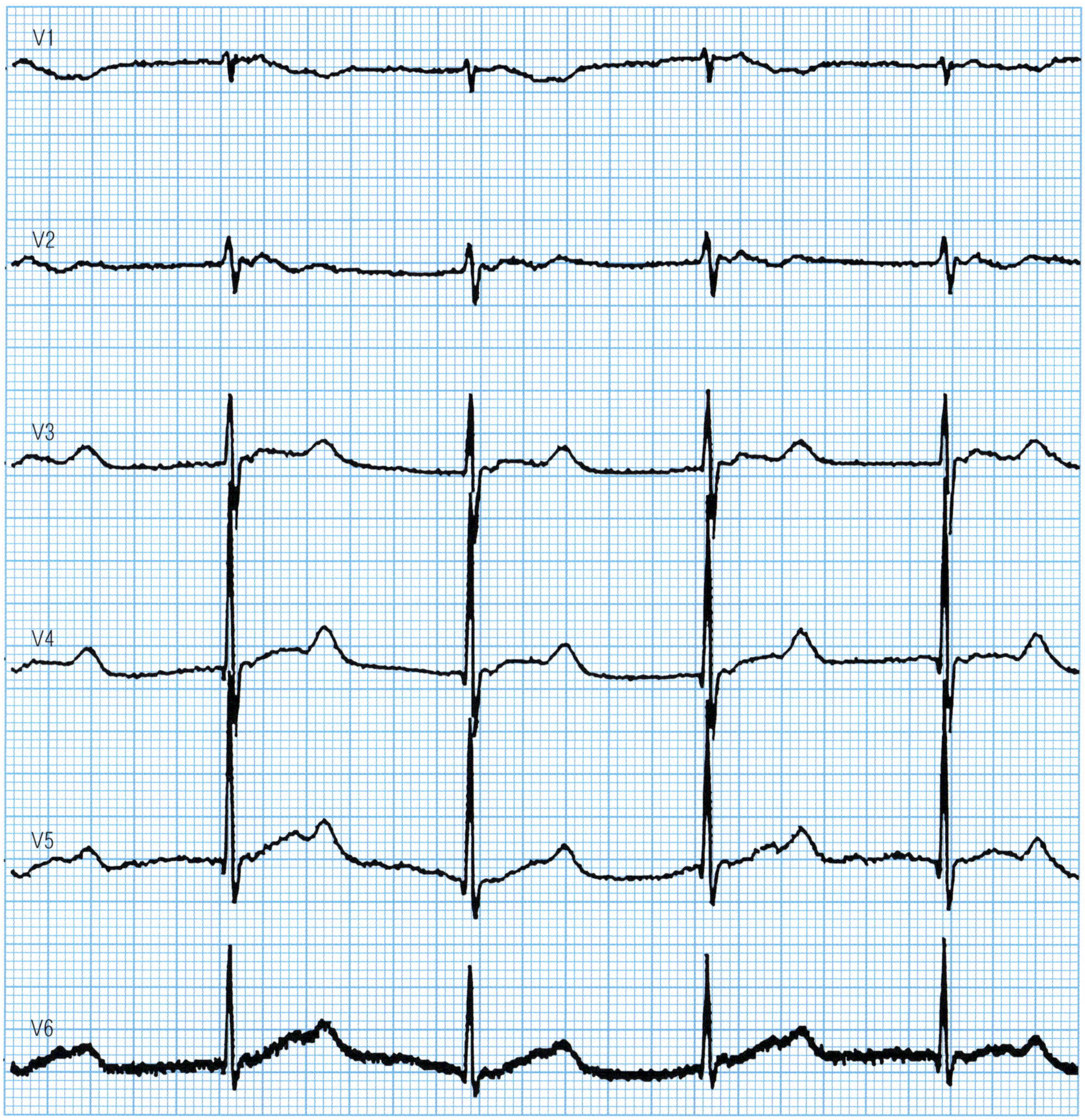

응급실에 있던 환자가 다시 실신했습니다. 그때의 심전도입니다.

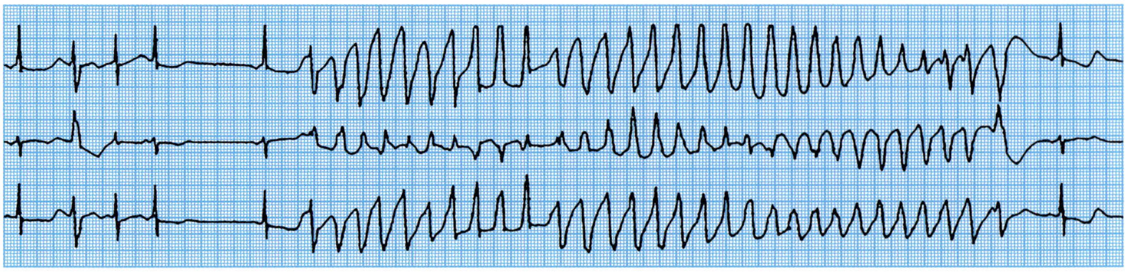

QRS 폭이 넓고 파형이 불규칙한, Torsades de Pointes(TdP)라고 불리는 빈맥 발작입니다*. 당연히 긴급한 대응이 필요하며, 환자는 심장내과에서 정밀 검사를 위해 입원하게 되었습니다. 사실, 이번 첫 번째 심전도에 이 치명적인 부정맥을 유발할 수 있는 징후가 숨겨져 있었는데, 알아차렸나요? 첫 심전도를 다시 확인해 보세요.

이번 증례는…

어떻습니까? 의심의 눈으로 보면 QT가 늘어나 있는 것 같지 않나요? 맞습니다, 이번 증례는 QT 연장 증후군이었습니다. QT 연장은 R on T 현상으로 TdP를 일으킬 수 있는 긴급성이 높은 심전도 이상입니다. 겉보기에는 동율동으로 보일지라도 심실빈맥이 발생할 수 있기 때문에 주의가 필요합니다. 빈맥 발작이 발생하기 '전에' QT 연장을 발견하고 '위험할 수도 있겠다!'고 판단할 수 있는 것이 중요합니다.

QT 연장을 발견하는 팁

이번에 QT 연장을 알아차리지 못했다 해도 걱정하지 마세요. 이 책은 그런 상황을 대비해 팁을 제공하기 위해 쓰인 것입니다. 사실 저 자신도 'QT가 연장되었구나'라는 감각을 익히는 데 5년 정도 걸렸습니다. 그러니 여러분도 앞으로 5년 정도 노력하면 분명히…. 하지만 저의 경우, 연장된 것 같다고 느꼈으나 실제로 측정해 보면 그렇지 않았던 경우도 종종 있었습니다. 중요한 것은 QT를 '눈으로 대략적으로 판단할 수 있는 능력을 기르는 것'과 동시에 매번 '정확하게 측정하는 것'을 게을리하지 않는 것입니다.

정확하게 치수를 측정하는 것과 자신의 눈으로 직접 확인하는 것, 이 두 가지를 모두 중요하게 여겨야 한다.

(*) TdP는 Dessertenne에 의해 1966년 보고된 특징적인 심실빈맥입니다.[1] 진폭이 시시각각으로 변화하고 등전위선을 중심으로 꼬이는 듯한 파형을 나타냅니다. 자연적으로 멈추는 경우가 많지만, 경우에 따라서는 심실세동으로 이행하여 치명적일 수 있으므로 심장내과 의사 컨설트가 필수입니다.

매번 심전도를 측정할 때마다 항상 답을 맞춰 보는 과정과 같으며, 그 결과로 QT 연장 감각이 몸에 익혀집니다. 정확하게 치수를 측정하는 것과 자신의 눈으로 직접 확인하는 것, 이 두 가지 모두를 중요하게 여기셔야 합니다.

QT 측정 방법

가장 간단한 방법은 QT가 RR 간격의 절반보다 길면 연장된 것으로 보는 규칙입니다(그림 1). 이것은 이해하기 쉽지만, QTc의 구체적인 수치는 알 수 없습니다. 그럼에도 '대충 길어진 것 같다'는 느낌보다는 더 구체적입니다.

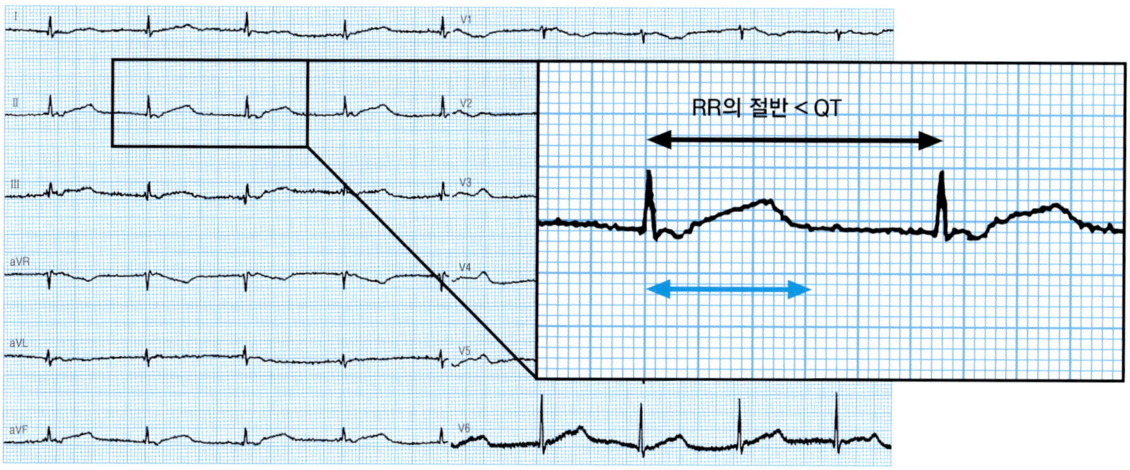

그림 1 간이 QT 연장 평가

QTc의 구체적인 수치를 계산하기 위해서는 역시 표준으로 인정받고 있는 Bazett법을 알고 있어야 합니다(그림 2). 하지만, 이 방법은 임상의를 곤란하게 만듭니다! 실신한 환자를 볼 때마다 두 곳을 미리 단위로 측정하고, 제곱근과 나눗셈까지 해야 한다니…. 저로서는 정말 어렵습니다. 시중에는 QT와 RR의 길이를 입력하면 자동으로 계산해 주는 스마트폰 앱도 있지만, 여전히 두 곳을 mm 단위로 측정하는 과정이 필요하기 때문에 어려움을 느끼게 됩니다. 더 정확하고 간편하게 QTc의 수치를 알 수 있는 방법은 없을까요?

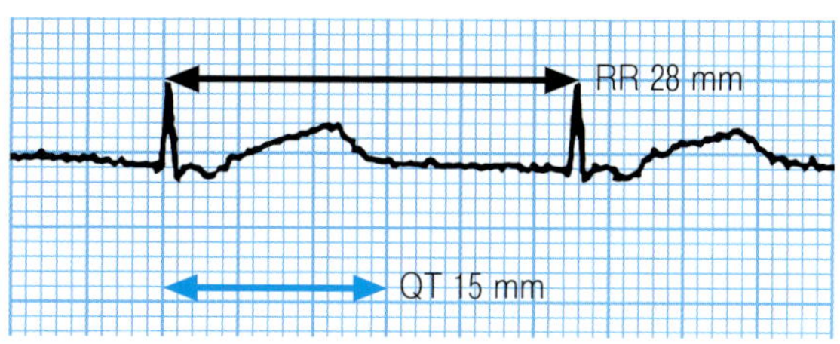

그림 2 Bazett법

QTc(Bazett's Formula) = QT 간격/$\sqrt{\text{RR 간격}}$

* RR 간격 = 60/HR

- HR = 1,500/28 = 53
- RR 간격 = 60/53 ≒ 1.13
- $\sqrt{\text{RR 간격}}$ = $\sqrt{1.13}$ ≒ 1.06
- QT 간격(msec) = 15/25 × 1,000 = 600
- QTc = QT 간격/$\sqrt{\text{RR 간격}}$ = 600/1.06 = 566

가장 빠르고 정확한 QT 측정 방법이란?

그렇다면 실제 임상에서 저는 어떻게 하고 있을까요? 솔직히 말하자면, 자동 해석 결과를 참고하고 있습니다(그림 3). 자동 해석은 ST 변화와 같은 수직적 움직임에는 사용하면 안 되지만(반드시 오류가 발생할 것입니다!), QTc와 같은 수평적 움직임에 대해서는 상당히 정확합니다.

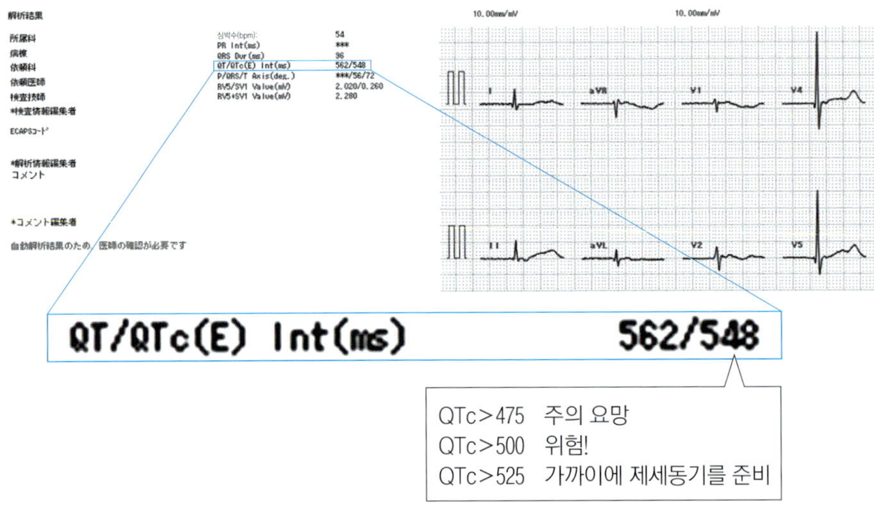

그림 3 QTc는 자동 해석을 참고하자

QTc값을 알게 되면 그 수치를 평가하고 적절한 조처를 취해야 합니다. 문제는 전공의들이 이 값을 잘 기억하지 못한다는 점입니다(ㅠㅠ). 그래서 간단하게 500 이상은 먼저 이상으로 기억하세요. 그리고 25단위로 구분하여 475-500은 주의! 500-525는 위험! 모니터링 필요! 525 이상이면 제세동기를 가까이 두라고 간소화해서 외우면 좋습니다.

QT 연장 증후군의 원인에 집중하라

습관이 되면 QT 연장 증후군만큼 진단이 쉬운 것은 없습니다. 실신→QTc의 숫자를 확인, 이것뿐이니 누구든지 할 수 있습니다. 그렇다면 QT 연장의 원인은 무엇일까요? QT 연장 증후군으로 진단하고 거기서 끝낼 것인지, 한 걸음 더 나아가 원인에 접근할 것인지에 따라 임상 진료의 질은 완전히 달라집니다. 이 책에서는 QT 연장을 일으키는 원인을 네 가지로 정리했습니다(그림 4).

① **가족력:** 먼저, 일부 QT 연장 증후군은 유전 질환으로 밝혀졌습니다. 반드시 가족력을 확인하세요.

② **약물성:** 원인이 약물인 경우가 많기 때문에, 투약 내용을 확인하는 것이 필수입니다.

③ **전해질 이상:** 저칼륨혈증과 저칼슘혈증이 흔합니다. 심전도가 이상하다고 느껴지면 응급검사로 전해질을 확인하세요!(『심전도 헌터① 흉통/허혈』 p.16 참조). 정확하게 QTc를 참고하는 것도 중요하지만, 감각적으로 QT 연장이 느껴지면 자연스럽게 혈액검사를 진행하게 될 것입니다.

④ **과거의 심근경색증:** 마지막으로, 심장질환의 유무를 확인합니다. 일부 과거의 심근경색증 환자는 서맥이 있을 때 QT 연장이 발생하는 것으로 알려져 있습니다. QT가 연장되는 심장질환의 병력이 있거나, 과거의 심근경색증을 증명하는 심초음파검사가 필요할 수 있습니다.

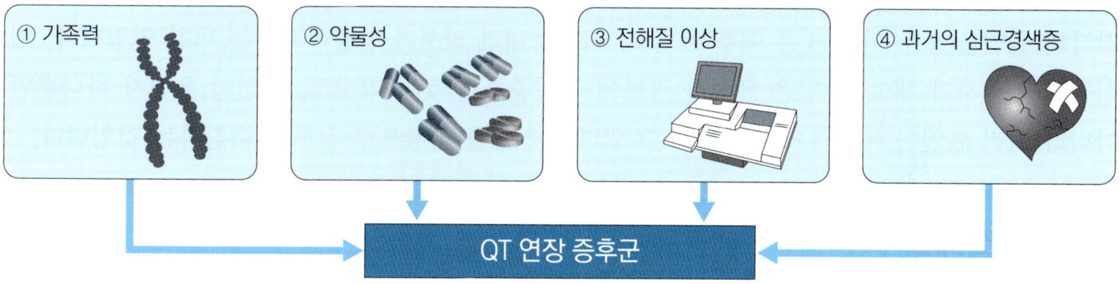

그림 4 QT 연장을 발견하면 네 가지 원인을 찾아라

특히 약물 복용력에 주목하라

이 중에서 가장 확인이 어려운 것은 약물성 원인이지만, 임상 현장에서 가장 자주 마주치는 원인도 약물성입니다. 왜 확인이 어려운지는 표 1을 참고하십시오. 최근 다약제 복용(polypharmacy)이 많아져서 약물 확인에 시간이 많이 걸리는 경우가 많습니다. 또한, 이러한 약물들은 반드시 용량 의존적이지 않다는 점이 중요합니다. 약물중독과 같은 병력이 없더라도, 지난주부터 복용을 시작한 약물이 꾸준히 복용되면서 QT 연장을 일으키는 시나리오는 드물지 않습니다.

표 1 QT 연장을 유발할 수 있는 약물

- 항부정맥제: I군(퀴니딘, 프로카인아미드, 디소피라미드 등)
  III군(아미오다론, 소타롤, 니페카란트 등)
- 향정신약: 페노티아진계(클로르프로마진 등), 삼환계 항우울제 등
- 항생제, 항바이러스제: 에리스로마이신, 아만타딘 등
- 항궤양약: H_2 수용체 길항제(시메티딘 등)
- 소화관 운동 촉진제: 시사프리드 등
- 항알레르기제: 테르페나딘 등
- 이상지질혈증약: 프로부콜 등

Chapter 13

압박감을 주는 심전도

강렬한 심전도를 마주했을 때 비심장내과 의사는 무엇을 해야 할까?

> **저에게는 평소처럼 하는 것이,**
> **압박감에 대처하는 유일한 방법입니다.**
>
> 이치로

증례 ★ 40세 남성. 실신 발작(Chapter 1의 증례 2를 다시 게시).
내원 후에는 맥박도 뛰고 대화도 가능

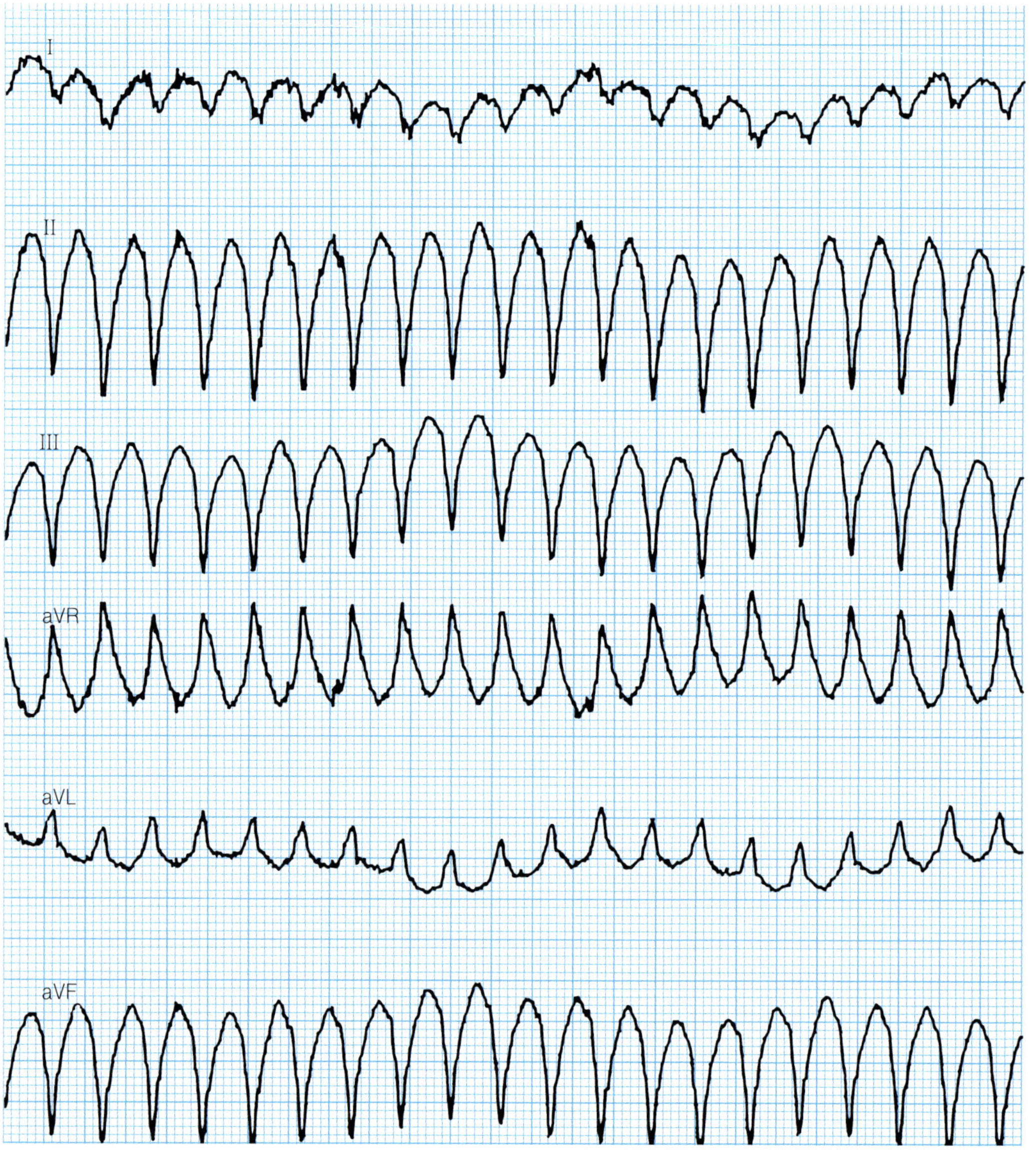

Part 4에서는 진단은 가능하지만 관리가 어려운 증례에 도전해 봅시다. 이번 심전도는 Chapter 1에서 다시 게시한 것입니다. 심장내과 의사에게 연락해야 하는 상황임은 분명합니다. 여기서 문제되는 관리에 대해, 다음 두 가지 질문에 답해 주세요.

① 어느 시점에 연락할까요?

② 심장내과 의사가 병원에 도착하기 전에 무엇을 해야 할까요??

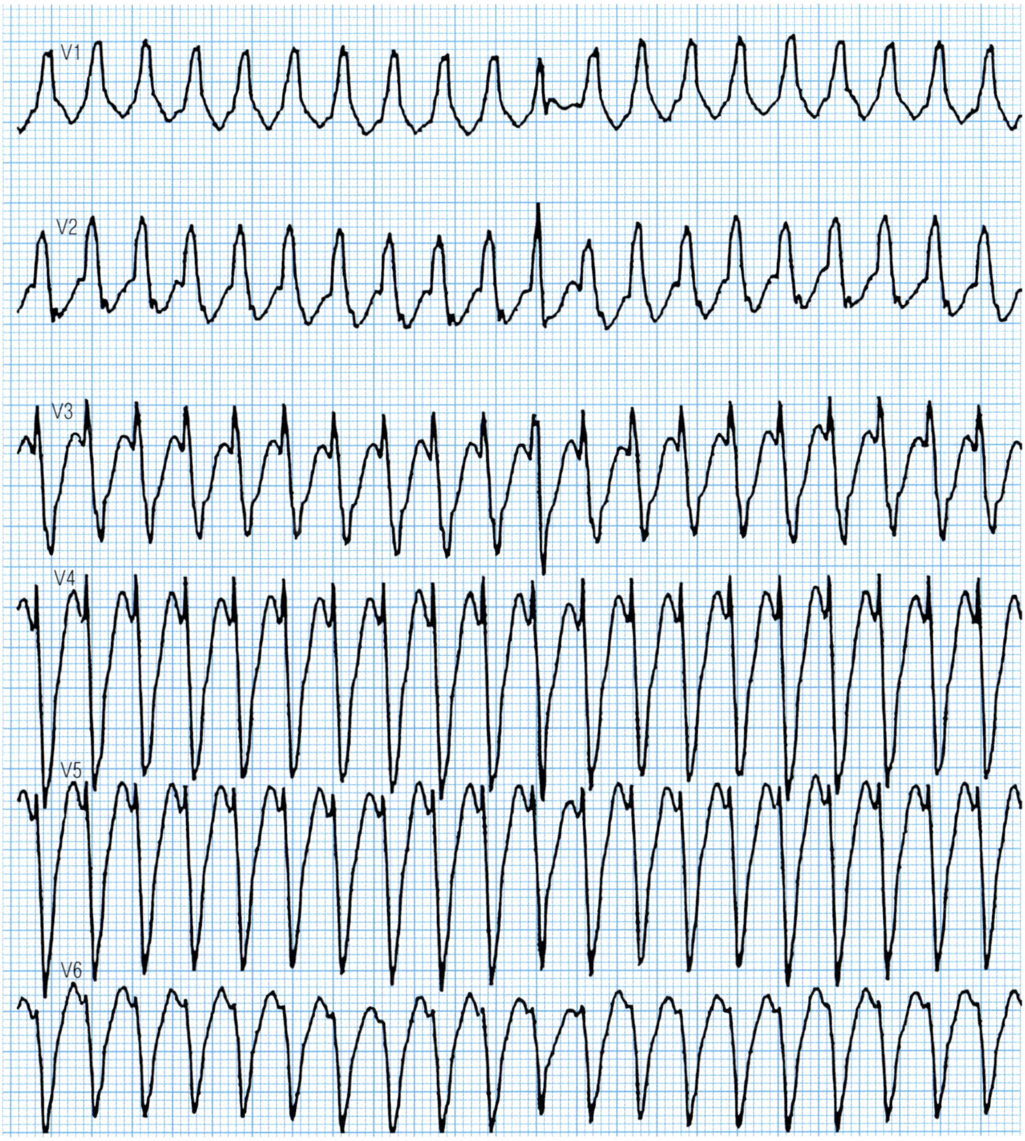

이번 증례는 넓은 QRS 빈맥(wide QRS tachycardia)* 입니다. VT(심실빈맥)가 감별에 포함되기 때문에 매우 긴급하게 대응해야 합니다. 퀴즈① '어느 시점에 연락할까요?'의 정답은 **'심전도를 확인한 즉시 연락'**입니다.

Wide와 Narrow를 순간적으로 판단하기

QRS 폭이 0.12초 이상(작은 칸 3칸 이상)이면 넓은 QRS 빈맥, 0.12초 이내면 좁은 QRS 빈맥입니다. Narrow는 급하지 않지만 넓은 QRS 빈맥은 매우 긴급하므로, '시각적으로' 바로 wide인지 narrow인지 판단할 수 있어야 합니다. 확인해 봅시다.

다음의 (1)~(5)는 좁은 QRS, 넓은 QRS 중 어느 쪽인가요?

(1)

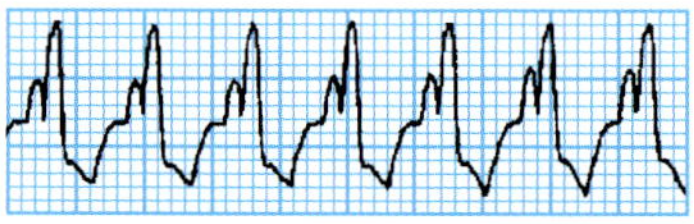

(2)

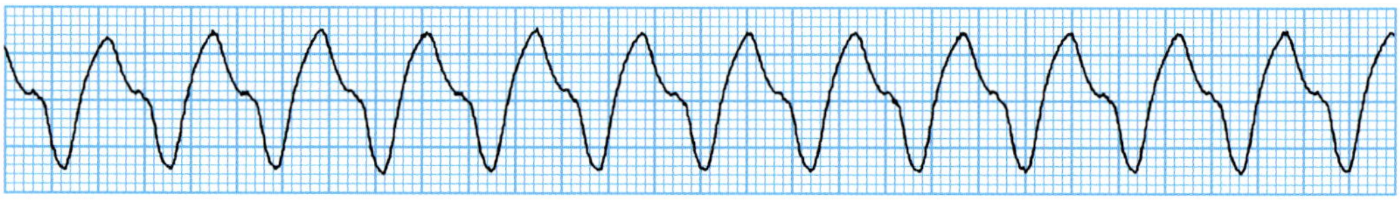

(3)

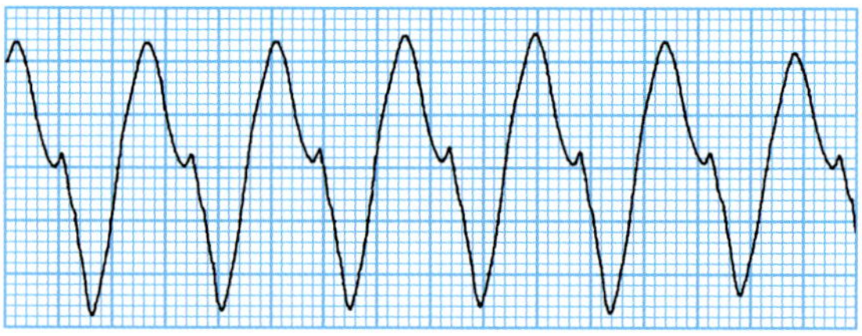

(4)

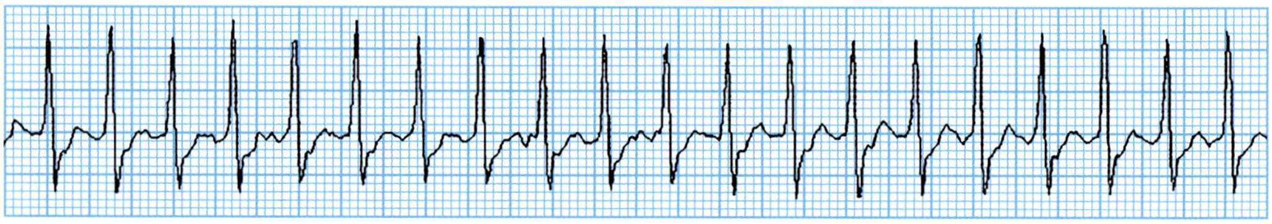

(5)

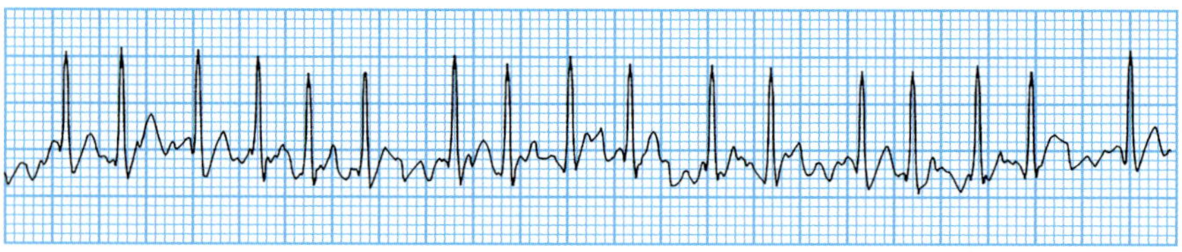

(*) 일본과 한국에서는 넓은 QRS 빈맥이라는 표현을 많이 사용하지만, 국외에서는 일반적으로 wide complex tachycardia (WCT)로 표기됩니다.

해답 〈1〉〈2〉〈3〉는 넓은 QRS, 〈4〉〈5〉는 좁은 QRS입니다.
순간적으로 판단할 수 있도록 훈련해 두세요.

왜 wide와 narrow의 구분이 필요한가

빈맥 발작을 wide와 narrow로 나누는 이유는 각각의 경우에 따른 관리 방식이 다르기 때문입니다.

넓은 QRS 빈맥의 경우에는 심장내과 의사에게 신속하게 컨설트하고, 그들이 병원에 도착할 때까지 할 수 있는 모든 조처를 해야 합니다. 반면, 좁은 QRS 빈맥의 경우에는 비심장내과 의사만으로도 먼저 대응이 가능하며, 상황에 따라서는 그 자리에서 진료를 마치고 환자를 귀가시킬 수도 있습니다. 심장내과 의사에게 상담을 요청하는 것은 마지막으로 어려움에 부딪혔을 때만 필요합니다. 이렇게 두 가지 대응 방식이 다른 이유는 감별진단 때문입니다.

빈맥 발작의 감별진단은 심실상성(심방세동이나 PSVT 등)과 심실성(VT나 VF 등)으로 나뉩니다. 심실상성은 긴급도가 낮아 대부분 비심장내과 의사가 대응할 수 있지만, 심실성은 매우 긴급하여 심장내과 의사가 즉시 대응해야 합니다. 그리고 좁은 QRS 빈맥의 경우 100% 심실상성 빈맥이기 때문에 비심장내과 의사가 대응할 수 있습니다. 반면, 넓은 QRS 빈맥의 경우 80%가 심실성이며[1] 일부 심실상성이 포함되더라도 심실성이 감별에 포함되는 이상, 즉시 심장내과 의사와 연락을 취해야 합니다(그림 1).

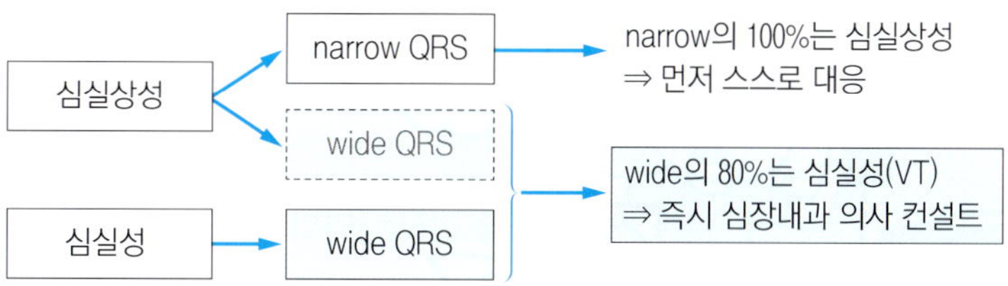

그림 1 심실상성/심실성과 좁은 QRS/넓은 QRS의 관계

넓은 QRS 빈맥의 대응 ≒ ST 상승의 대응

넓은 QRS 빈맥으로 심장내과 의사에게 컨설트한 후 결과적으로 VT로 판명된다면 그 컨설트는 올바른 것이지만, 20%는 VT가 아닌 경우이기 때문에 과잉 대응이라고 할 수 있습니다. 그러나 감별 상대가 VT인 이상, 20%는 허용 가능한 범위입니다. 이것은 허혈성 심질환에 대한 컨설트와 유사합니다. 흉통 환자에서 ST 상승으로 판단하고 컨설트했을 때, 때로는 STEMI가 아닌 경우도 있습니다. 그러나 심근경색증은 놓쳐서는 안 될 질환이기 때문에 이 경우에도 과잉 대응은 허용 가능한 범위입니다. ST 상승의 대응 ≒ 넓은 QRS 빈맥의 대응인 것입니다.

아미오다론 대기

증례로 돌아가 봅시다. +α, +β에 더해 항부정맥제의 준비도 필요합니다. 이번 경우는 VT가 의심되기 때문에 아미오다론을 사용하게 될 가능성이 높습니다. 그러나 이 약은 용법과 용량이 특수하므로 이것을 미리 확인해 두어야 합니다(그림 5).

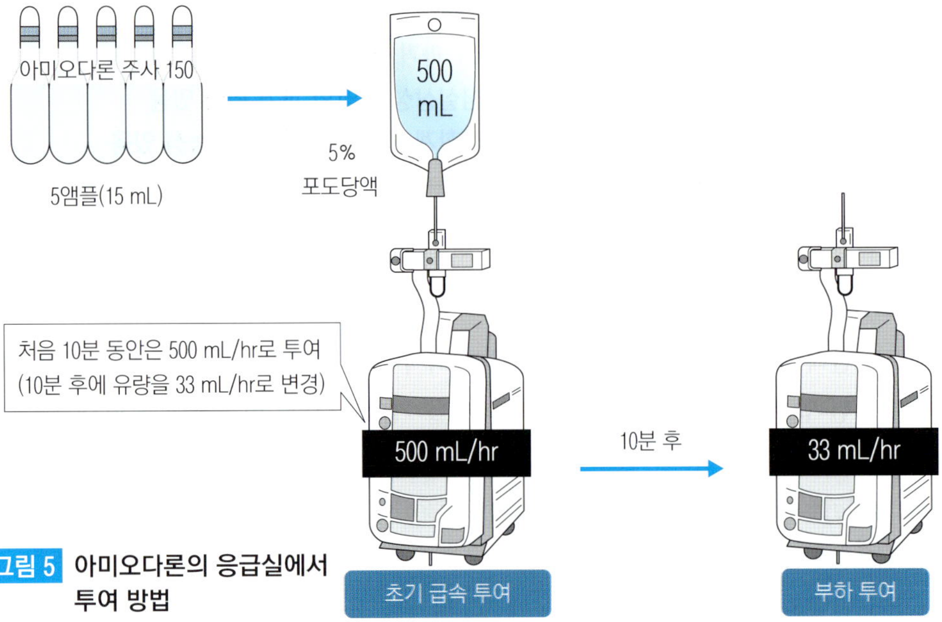

그림 5 아미오다론의 응급실에서 투여 방법

이제 아미오다론 사용에 대해 'go sign'을 심장내과 의사가 낼 것인지, 아니면 비심장내과 의사가 내릴 것인지는 의견이 나뉩니다. 심전도를 직접 보고 지시를 내리고 싶어 하는 심장내과 의사도 있지만, 넓은 QRS 빈맥이라면 전공의라도 자신이 bedside에 도착하기 전에 사용을 시작하길 바라는 심장내과 의사도 있습니다. 사용 시기는 컨설트 시 확인하거나 사전에 규칙을 정해 두면 더 원활하게 진행될 수 있습니다.

심장내과 의사의 고충을 이해해야 한다

넓은 QRS 빈맥 상황에서 비심장내과 의사 입장에서는 긴장하면서 제세동기 준비, +α, +β에 더해 아미오다론까지 준비하면 큰 성취감을 느낍니다. 그러나 심장내과 의사에게는 넓은 QRS 빈맥이 심실상성인지 심실성인지 감별하는 어려운 과제가 놓여 있습니다. 이 판단은 매우 까다롭고, 대부분 혼란을 겪습니다. 만약 호출된 심장내과 의사가 젊은 senior 전공의라면, 스스로 판단하지 못하고 부정맥을 전문으로 하는 경험 많은 의사에게 상담하는 경우도 드물지 않습니다.

이러한 넓은 QRS 빈맥의 감별은 비심장내과 의사의 범위를 넘어선다고 생각합니다. 그래서 이 감별 작업은 다음 장의 「advance 편」에서 다루고, 이 장에서는 '매우 어려운 작업'이라는 수준에서만 언급하고 마무리하겠습니다.

그렇다면 이처럼 복잡하고 어려운 상황에서 넓은 QRS 빈맥에 대해 비심장내과 의사가 할 수 있는 일은 무엇일까요? 바로 앞서 언급한 **'제세동 준비, +α, +β, +아미오다론'**입니다. 비심장내과 의사는 심장내과 의사가 문제를 조금이라도 더 쉽게 해결할 수 있도록 강력한 지원자 역할을 충실히 수행해야 합니다.

저에게는 평소처럼 하는 것이,
압박감에 대처하는 유일한 방법입니다.

넓은 QRS 빈맥에서는 언제든지 제세동을 할 가능성이 있으며, 그 긴장감은 비심장내과 의사에게 매우 큰 부담이 됩니다. 이러한 압박감을 다루는 유일한 방법은 평소처럼 제세동 준비와 함께 +α, +β, +아미오다론을 차분하게 수행하는 것입니다.

요 약

넓은 QRS 빈맥을 보았다면…

- VT를 염두에 두고 즉시 심장내과 의사에게 연락하며, 제세동기를 준비해야 한다.
- +α⇒연락과 동시에 세 가지 루틴 업무를 진행해야 한다.
- +β⇒허혈 평가와 심초음파를 통한 평가를 잊지 말아야 한다.
- 아미오다론의 사용법과 사용할 시점을 반드시 확인해야 한다.

마지막으로…

- 넓은 QRS 빈맥의 원인이 심실성인지 심방성인지를 판단하는 것은 심장내과 의사에게도 매우 어려운 일이다.
- 비심장내과 의사는 이를 전적으로 지원하는 강력한 지원자 역할에 충실해야 한다.

문헌

1) Zipes DP, et al. ACC/AHA/ESC 2006 Guidelines for Management of Patients With Ventricular Arrhythmias and the Prevention of Sudden Cardiac Death: a report of the American College of Cardiology/American Heart Association Task Force and the European Society of Cardiology Committee for Practice Guidelines (writing committee to develop Guidelines for Management of Patients With Ventricular Arrhythmias and the Prevention of Sudden Cardiac Death): developed in collaboration with the European Heart Rhythm Association and the Heart Rhythm Society. Circulation. 2006; 114: e385-484.

2) Richter S, et al. Bidirectional ventricular tachycardia. J Am Coll Cardiol. 2009; 54: 1189.

3) 日本循環器学会. 循環器病の診断と治療に関するガイドライン (2010年度合同研究班報告). 不整脈の非薬物治療ガイドライン (2011年改訂版). http://www.j-circ.or.jp/guideline/pdf/JCS2011_okumura_h.pdf

Chapter 14

무엇을 하고 싶은지 알 수 없는 심전도

넓은 QRS 빈맥의 감별을 체험하다

> **공부를 하면, 무엇을 하고 싶은지 알 수 있다.**
> **공부를 하지 않으면, 무엇을 하고 싶은지 알 수 없다.**
>
> 키타노 타케시

넓은 QRS 빈맥에서 심장내과 의사의 사고방식을 이해하지 못하는 이유는 비심장내과 의사가 공부하지 않았기 때문입니다. '공부를 하면 무엇을 하고 싶은지 알 수 있고, 공부를 하지 않으면 무엇을 하고 싶은지 알 수 없다'는 것입니다. 하지만 비심장내과 의사가 이해하기에는 다소 어려움이 있기 때문에, 제세동 준비, +α, +β, +아미오다론을 사용할 수 있으며 더 깊이 관심 있는 분들만 이 내용을 읽어 주시기를 바랍니다.

넓은 QRS 빈맥의 감별

넓은 QRS 빈맥을 보면, 먼저 세 가지 루틴 업무인 ① 과거의 심전도, ② 전해질, ③ 약물 복용력을 확인해야 합니다. 이 사항들을 체크한 후 넓은 QRS 빈맥의 감별을 진행하세요(표 1). 환자가 복용하는 약물이 없고 전해질도 정상이라면, 감별은 최종적으로 SVT+○○, VT 중 하나로 좁힐 수 있습니다.

표 1 넓은 QRS 빈맥의 감별(문헌 1에서 작성)

- Na 통로 장애(TCA 중독)
- 고칼륨혈증
- SVT+각차단
- SVT+이상전도(일시적인 각차단)
- SVT+측부 혈행로
- VT

SVT: supraventricular tachycardia(심실상성 빈맥)

세 가지 SVT+○○

이제, 세 가지 SVT+○○를 VT와 감별하기 위해 각각의 병태생리를 이해하고 넓은 QRS가 발생하는지 확인해 보겠습니다.

먼저, SVT+각차단부터 살펴보겠습니다. 각차단 자체가 넓은 QRS를 형성하기 때문에 심실상성 빈맥이 발생하면 자연스럽게 넓은 QRS 빈맥이 됩니다(그림 1a).

다음으로, SVT+이상전도(일시적인 각차단)입니다. 이를 이해하기 위해서는 먼저 '불응기'에 대해 알아야 합니다. 심방에서 발생한 자극은 일반적으로 모두 심실로 전달됩니다. 하지만 심방

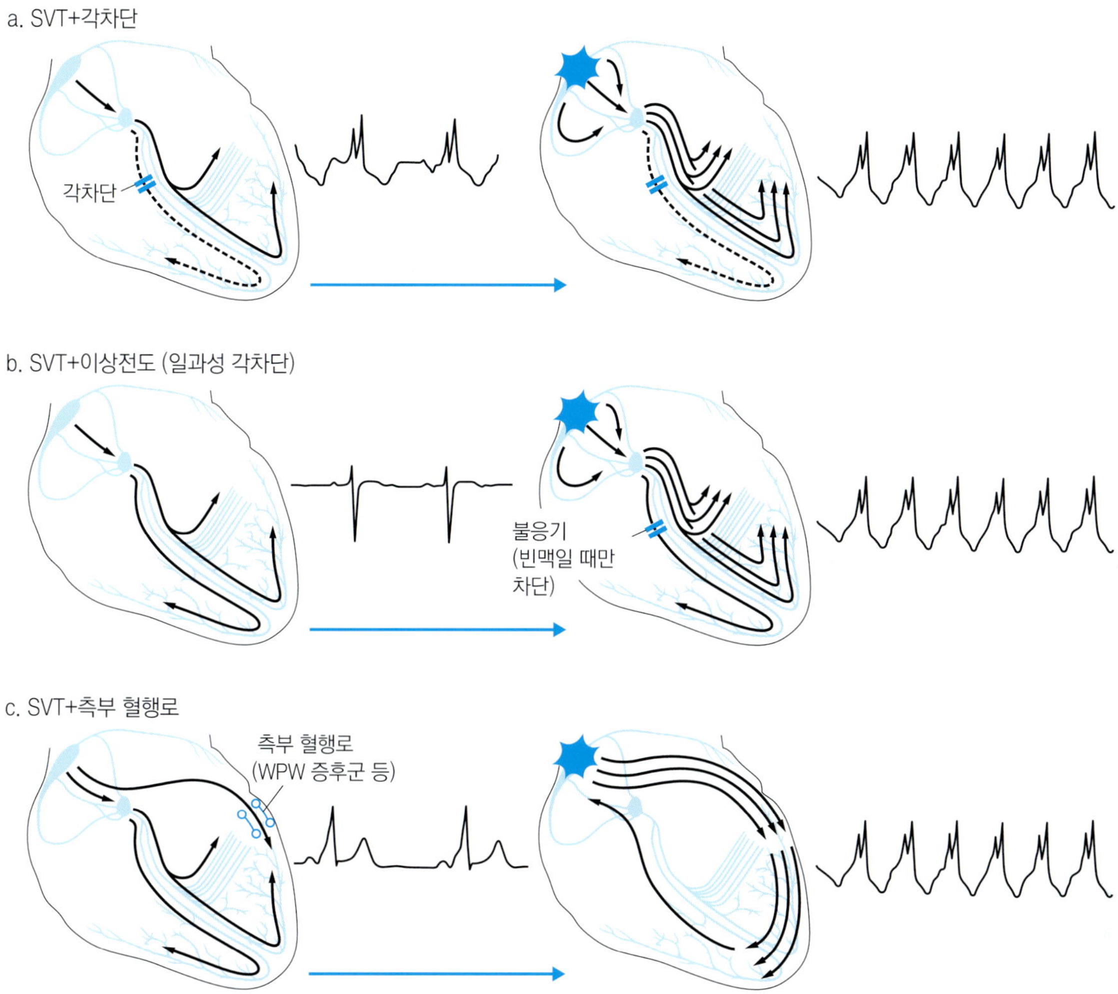

그림 1 **3개의 SVT+○○**

에서 오는 자극의 빈도가 너무 많거나 자극 간격이 너무 짧으면 심실도 반응하지 못합니다. 이 심실이 반응하지 못하는 시기를 불응기라고 부릅니다. 이 불응기는 우각 쪽이 좌각보다 더 길다는 특징이 있어, **빈맥이 발생할 때 일시적으로 우각차단(넓은 QRS)**이 발생합니다(그림 1b). 이를 이상전도(aberrant conduction)라고 합니다.

세 번째 SVT+측부 혈행로에 대해 WPW 증후군을 예로 들어보겠습니다. WPW 증후군은 부정맥이 없을 때 심방⇒방실결절⇒심실로 전달되어 좁은 QRS가 나타납니다. 하지만 심방⇒측부 혈행로⇒심실로 전달된 흥분이 방실결절을 역행하여 심실상으로 돌아와, 심방⇒측부 혈행로⇒심실⇒방실결절⇒심방으로 이어지는 '루프'가 형성되어(그림 1c) 넓은 QRS 빈맥이 발생합니다.

SVT vs VT

이러한 SVT+○○와 VT의 감별은 어떻게 할 수 있을까요? 이전의 심전도나 동율동으로 돌아온 후의 심전도를 확인할 수 있다면 감별에 도움이 되겠지만, 항상 사용할 수 있는 것은 아닙니다. 넓은 QRS 빈맥에서 심전도 한 장만으로 감별해야 하는 경우도 적지 않습니다. 임상의들을 곤란하게 만드는 문제를 해결하기 위해 많은 임상 연구가 진행되었으며, 어떤 소견이 감별에 유용한지 확인해 봅시다(표 2). 이 중에서 **VT의 과거 병력, 전기 축, precordial concordance, 방실해리** 이 네 가지는 매우 특이도가 높습니다. 그중에서 precordial concordance와 방실해리는 익숙하지 않은 용어일 수 있어, 더 자세히 설명하겠습니다.

표 2 넓은 QRS 빈맥에서 병력과 심전도 소견으로 VT를 의심할 때

항목	VT 총수	SVT 총수	민감도 (%)	특이도 (%)	LR+	LR−
남성[2−6)]	288/363	126/201	79	32	1.3	0.55
VT의 과거 병력[3)]	21/81	2/116	26	98	15.0	0.75
심근병증의 과거 병력[2−4)]	156/216	32/173	72	82	3.9	0.34
CABG의 과거 병력[2,3)]	27/143	20/138	19	86	1.3	0.94
기질적 심장질환 또는 EF 저하[3,5)]	148/196	33/132	76	75	3.0	0.32
전기 축: −180°에서 −90°[3−6)]	66/286	10/175	23	94	1.0	0.90
QRS > 140 msec[4−6)]	529/693	78/195	76	60	1.9	0.40
QRS > 160 msec[4,6)]	366/571	29/167	64	83	3.7	0.40
Precordial concordance[5,6)]	99/595	12/160	17	93	2.2	0.90
방실해리[3−6)]	205/774	0/179	26	100	∞	0.74

Precordial concordance

Precordial concordance란 흉부 유도(precordial)에서 QRS가 모두 같은 방향으로 나타나는 것을 말합니다(concordance). 백문이 불여일견이므로 심전도 1과 2를 확인해 보면 둘 다 precordial concordance를 나타냅니다. 심전도 1에서는 V1~V6의 QRS가 모두 아래쪽으로 향하고 있고, 심전도 2에서는 모두 위쪽으로 향하고 있습니다. 모두 같은 방향이면 위쪽이든 아래쪽이든 상관없습니다. 사지 유도는 관련이 없습니다. Precordial concordance가 나타나면 VT를 강하게 의심해야 합니다.

심전도 1

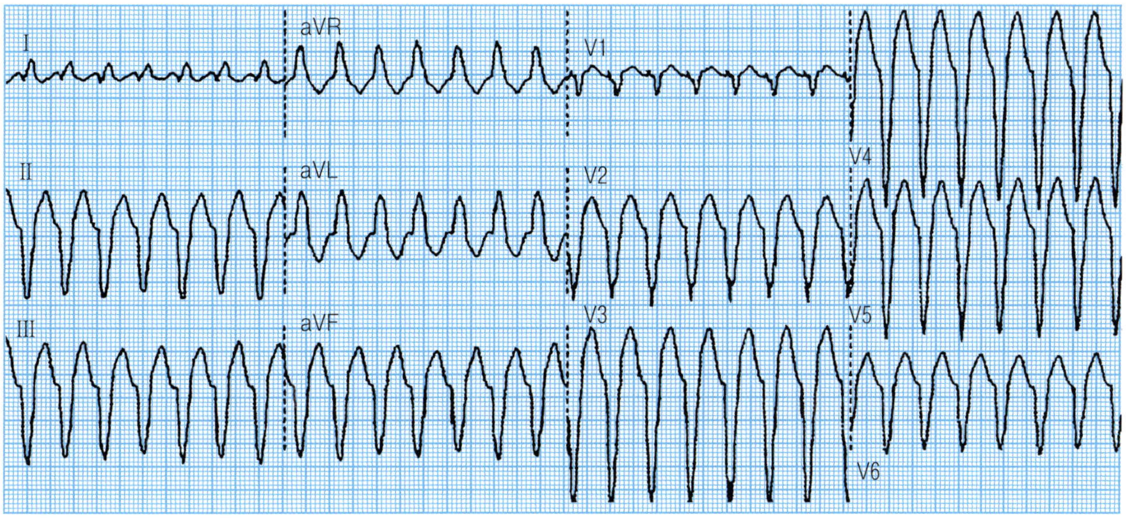

심전도 2

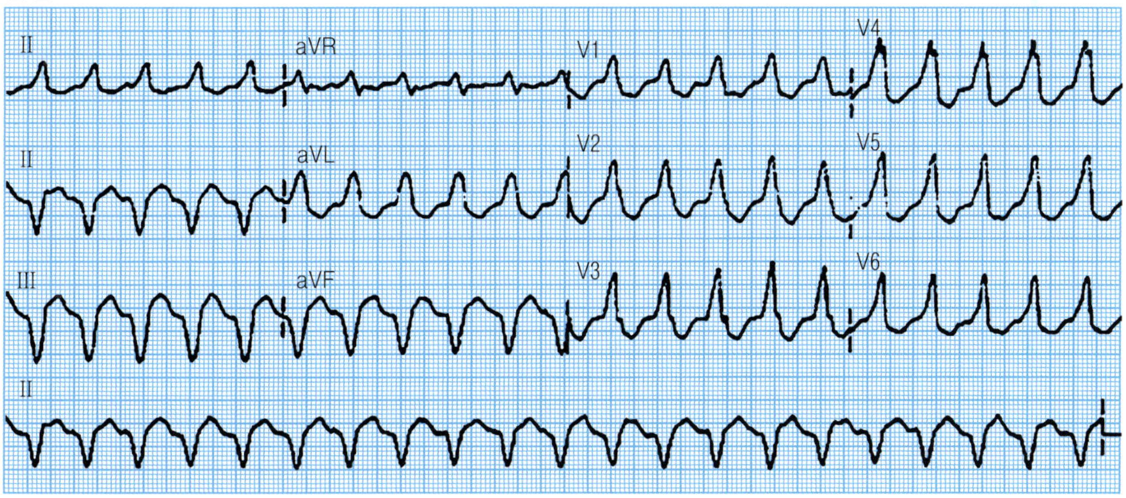

방실해리

게다가 특이도가 매우 높으며, 이 소견이 있으면 거의 확실하게 VT로 판단할 수 있는 것이 바로 방실해리입니다. VT 파형 속에서 P파를 찾아내면 이것은 심방과 심실이 따로따로 움직이고 있다는 증거(방실해리되어 있다)로, VT가 확정됩니다(특이도 100%!). 심전도 3, 4에서 연습해 봅시다.

심전도 3

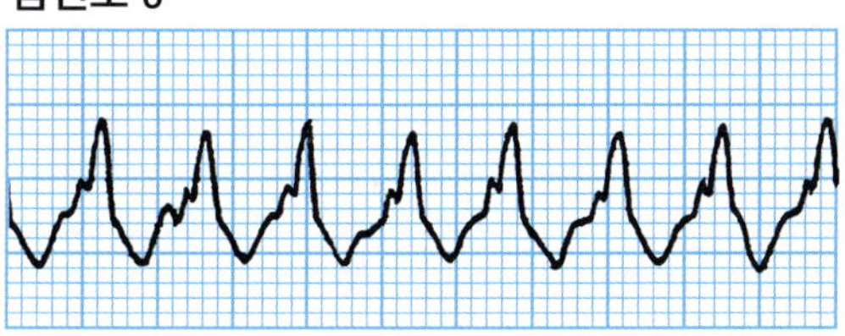

심전도 4

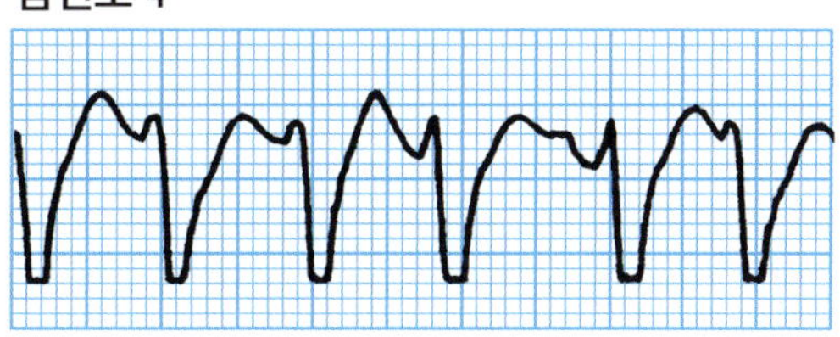

P파는 여기 있습니다.

심전도 3

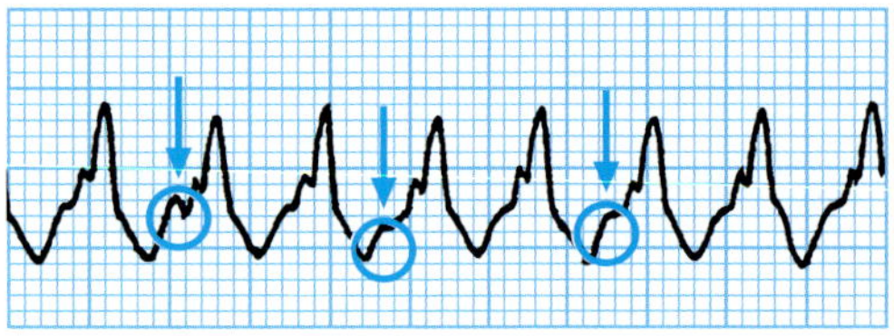

심전도 4

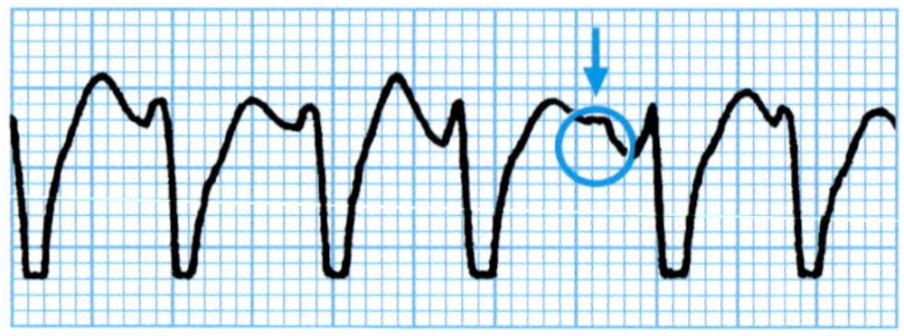

진단 알고리즘을 이용한 넓은 QRS 빈맥의 감별

이러한 심전도 소견이나 세 가지 루틴 업무를 통해 VT와 다른 원인을 감별할 수 있으면 좋겠지만, 특이도가 높은 소견을 발견하지 못하는 경우가 많습니다. 개별 정보만으로는 감별이 어려운 경우가 많기 때문입니다. 이에 Brugada 등은 개별 소견이 아닌 여러 소견을 종합해 판단하는 방법인 'Brugada 접근법'을 제안했습니다(그림 2)[7](브루가다 증후군으로 유명한 스페인의 Brugada 형제와 동일 인물입니다).

이 알고리즘은 총 네 가지 항목으로 구성되어 있습니다. 1~3번은 쉽게 판단할 수 있지만, 4번째 항목이 상당히 복잡하여 bedside에서 활용하기에는 어려움이 있습니다.

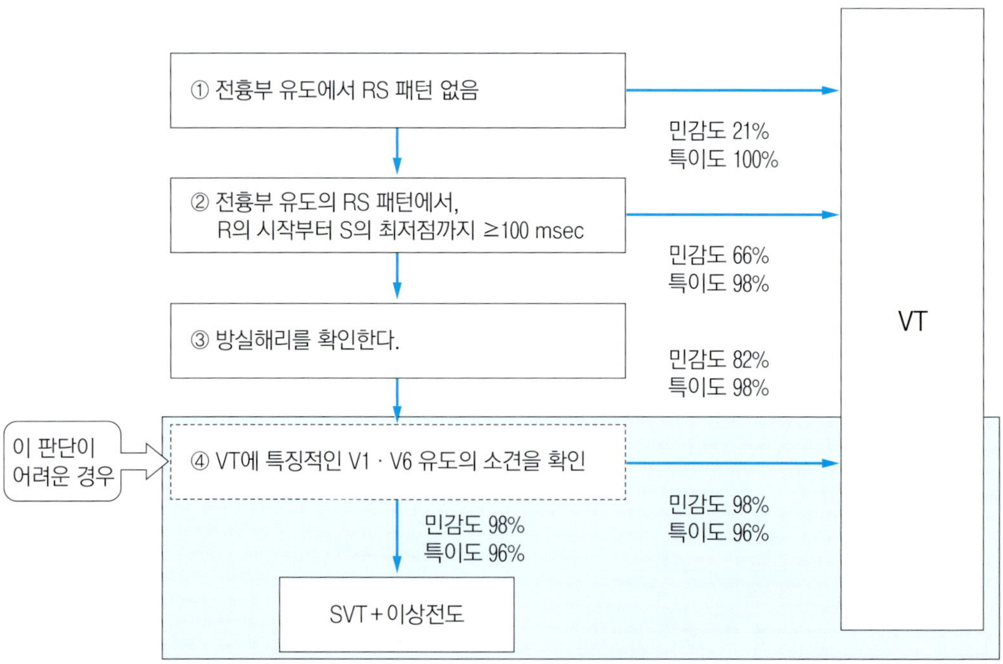

그림 2 Brugada 접근법

Vereckei 접근법

Vereckei 등은 aVR의 형태만으로 SVT와 VT를 판단하는 방법을 보고했습니다.[8] 이 방법은 Brugada 기준과 비교하여 민감도가 높았으며 후속 연구에서도 민감도 92.4%[90.8–94.0], 특이도 64.7%[60.3–69.2], +LR 2.6, −LR 0.1이라는 유사한 결과를 보였습니다.[9] 그러나 이 방법의 네 번째 단계에서 Vi와 Vt를 측정하고 비율을 구하는 것이 사용하기 어려운 부분이었습니다.

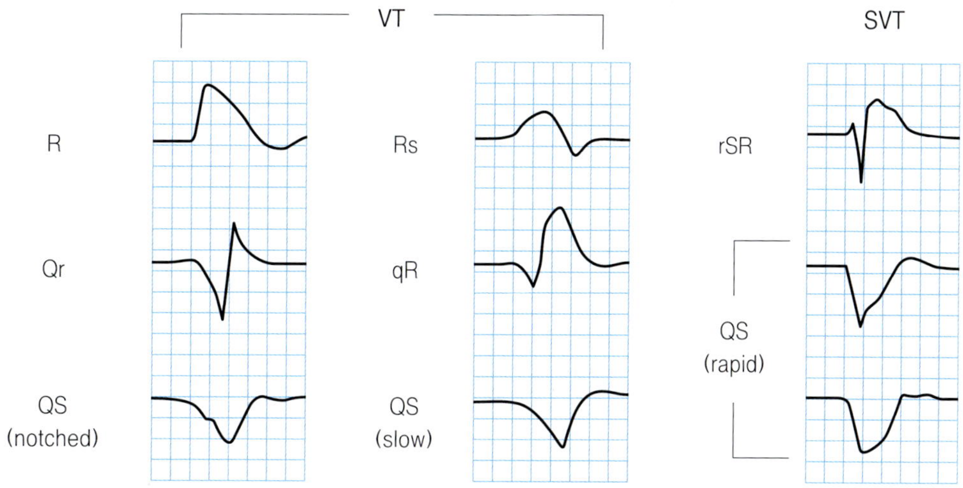

민감도: 96.5% [94.6–98.4], 특이도 75% [82.9–96.0], +LR 3.9, −LR 0.047

① Initial R파를 확인한다.
② Initial R파 또는 q파의 폭>40 msec
③ 음성 QRS의 초기 하강선 위에 패임(notch)이 보인다.
④ Ventricular activation-velocity ratio(Vi/Vt)를 평가한다.

그림 3 Vereckei 접근법

Vi/Vt는 심실 흥분의 초기 40 msec 시점과, 마지막 40 msec를 거슬러 올라간 시점의 전압 비. Vi/Vt > 1이면 SVT, Vi/Vt < 1이면 VT를 시사합니다. 간단히 말해 QRS 파형의 기울기 전반부 > 후반부이면 SVT를, 전반부 < 후반부이면 VT를 시사합니다.

WCT에 대한 진심

이러한 알고리즘 외에도 RS 간격을 측정하는 방법(R파의 시작점부터 S파의 최저점까지의 간격)이나[10] Vereckei 접근법의 일부로 각차단이나 hemiblock의 형태를 추가하여 감별하는 기준(민감도 86%, 특이도 81%, LR+ 4.5, LR− 0.18로 VT를 시사),[11] 그리고 RWPT 기준으로 II유도에서 R파 꼭대기까지의 시간을 측정하는 방법(민감도 79.1%, 특이도 80.9%, LR+ 4.1, LR− 0.3으로 VT를 시사) 등도 있습니다.[12] 이처럼 다양한 방법이 있다는 것은 결정적인 방법이 없음을 암시하는 것입니다.

공부를 하면, 무엇을 하고 싶은지 알 수 있다.
공부를 하지 않으면, 무엇을 하고 싶은지 알 수 없다.

비심장내과 의사에게는 SVT+○○와 VT의 감별이 여전히 어려운 과제입니다. 이 분야에서 가장 익숙한 사람은 심장내과 의사이므로, 그들에게 상담하는 것이 비심장내과 의사의 적절한 대응입니다. 그럼에도 그 어려움을 알고 있다면 루틴 업무를 철저히 지킬 것이며, 어렵다는 것을 알면서도 비심장내과 의사가 찾을 수 있는 VT 소견을 심전도에서 필사적으로 찾아내려 할 것입니다.

어려운 작업을 수행하는 심장내과 의사에 대한 존경과, 능력이 부족하더라도 최선을 다해 돕고자 하는 마음은 "부탁드립니다."라는 말에 자연스럽게 드러나기 마련입니다.

요 약

- 넓은 QRS 빈맥에서는 80%가 VT이고, 20%는 SVT+○○이므로 감별이 필요.
- VT의 과거 병력, 전기 축(−90° ~ −180°), precordial concordance, 방실해리는 비심장내과 의사도 찾아봐야 하며, 이 중 하나라도 발견되면 VT를 강하게 의심한다.
- SVT+○○라고 단정하는 것은 심장내과 의사에게도 어려운 일이다.
- 감별을 고려하면서도 제세동기 준비, +α, +β, 아미오다론을 절대 잊지 말아야 한다 (Chapter 13).
- 어려운 작업을 수행하는 심장내과 의사에 대한 존경심과 지원하는 마음이 무엇보다 중요.

문헌

1) deSouza IS, et al. Differentiating types of wide-complex tachycardia to determine appropriate treatment in the emergency department. Emerg Med Pract. 2015; 17: 1-22.
2) Baerman JM, et al. Differentiation of ventricular tachycardia from supraventricular tachycardia with aberration: value of the clinical history. Ann Emerg Med. 1987; 16: 40-3.
3) Marill KA, et al. Adenosine for wide-complex tachycardia: efficacy and safety. Crit Care Med. 2009; 37: 2512-8.
4) Drew BJ, et al. ECG criteria to distinguish between aberrantly conducted supraventricular tachycardia and ventricular tachycardia: practical aspects for the immediate care setting. Pacing Clin Electrophysiol. 1995; 18: 2194-208.
5) Akhtar M, et al. Wide QRS complex tachycardia. Reappraisal of a common clinical problem. Ann Intern Med. 1988; 109: 905-12.
6) Miller JM, et al. Value of the 12-lead ECG in wide QRS tachycardia. Cardiol Clin. 2006; 24: 439-51.
7) Brugada P, et al. A new approach to the differential diagnosis of a regular tachycardia with a wide QRS complex. Circulation. 1991; 83: 1649-59.
8) Vereckei A, et al. New algorithm using only lead aVR for differential diagnosis of wide QRS complex tachycardia. Heart Rhythm. 2008; 5: 89-98.
9) Szelenyi Z, et al. Comparison of the "real-life" diagnostic value of two recently published electrocardiogram methods for the differential diagnosis of wide QRS complex tachycardias. Acad Emerg Med. 2013; 20: 1121-30.
10) Alberca T, et al. Evaluation of the specificity of morphological electrocardiographic criteria for the differential diagnosis of wide QRS complex tachycardia in patients with intraventricular conduction defects. Circulation. 1997; 96: 3527-33.
11) Vereckei A, et al. Application of a new algorithm in the differential diagnosis of wide QRS complex tachycardia. Eur Heart J. 2007; 28: 589-600.
12) Pava LF, et al. R-wave peak time at DII: A new criterion for differentiating between wide complex QRS tachycardias. Heart Rhythm. 2010; 7: 922-6.

Chapter **15**

큰 경험에 필적하는 심전도

장치 삽입 환자의 이벤트 대응

> 비록 평범하고 작은 일일지라도,
> 그것을 자신만의 방식으로 깊이 되새기고 음미하면 큰 경험에 필적할 수 있습니다.
>
> 마츠시타 유키노스케

증례1 ★★ 80세 남성. ICD(삽입형 제세동기)가 작동. 과거 병력: 심실세동

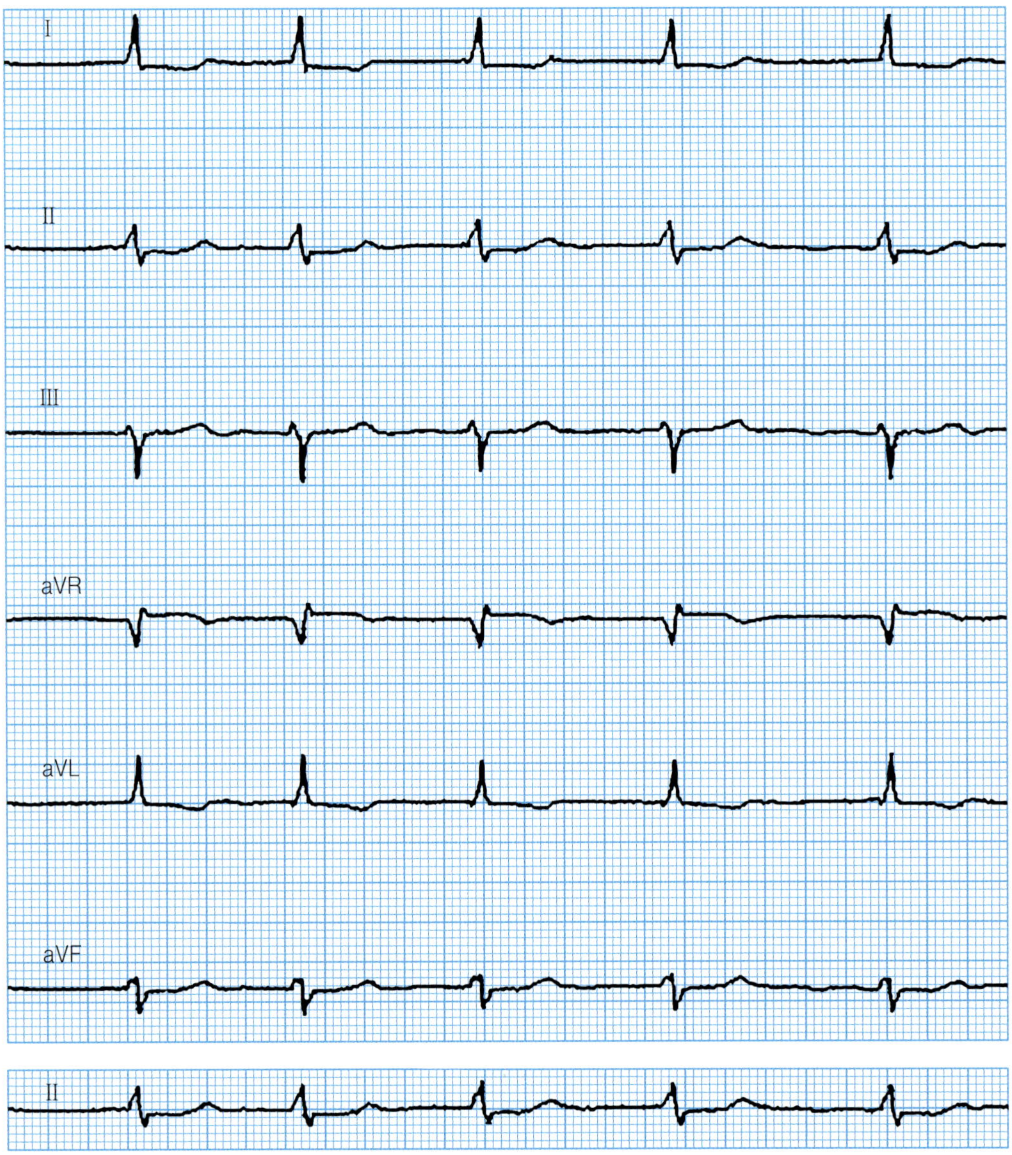

이 장에서는 심장성 실신으로 진단 후 장치를 삽입한 환자가 새로운 이벤트로 내원했을 때의 대응을 다루고자 합니다. 이번에도 심전도를 보고 구체적인 대응 방안을 결정해 주세요.

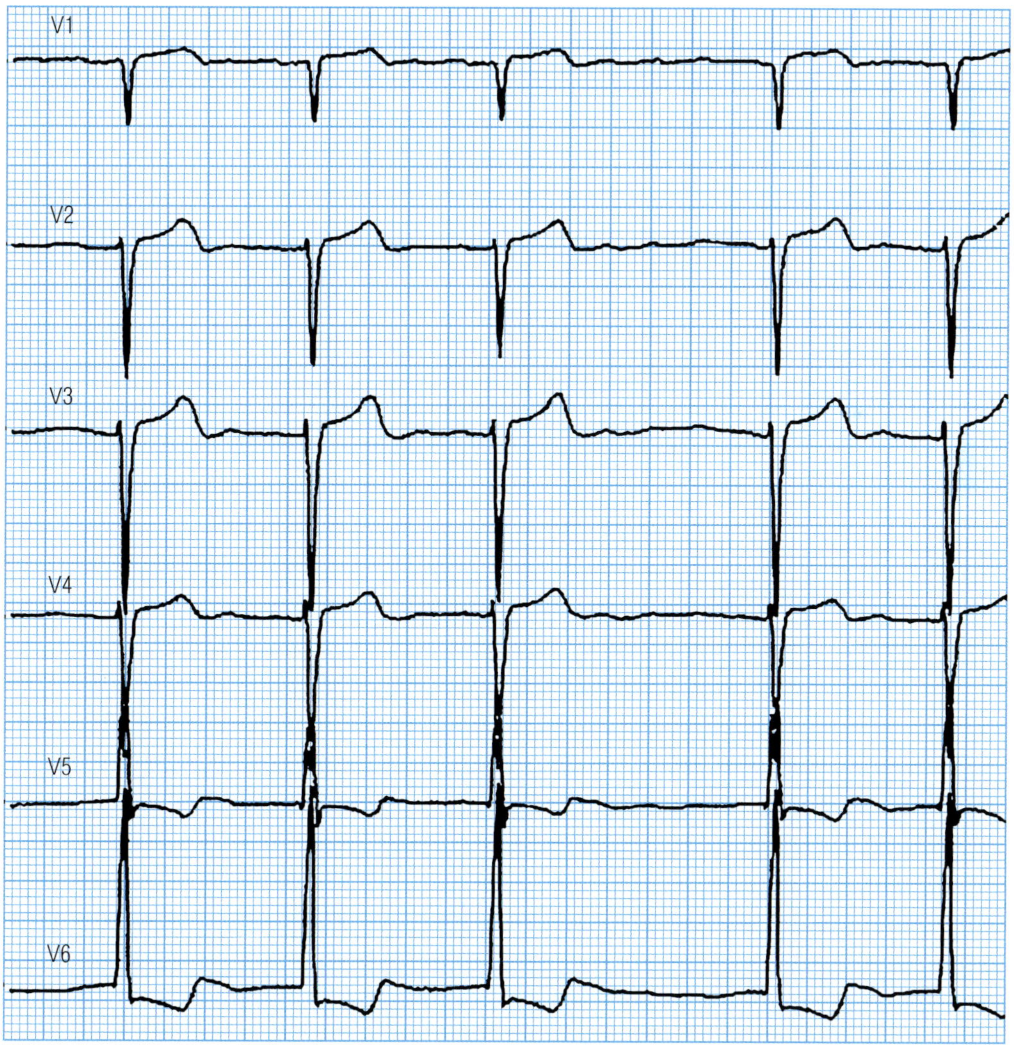

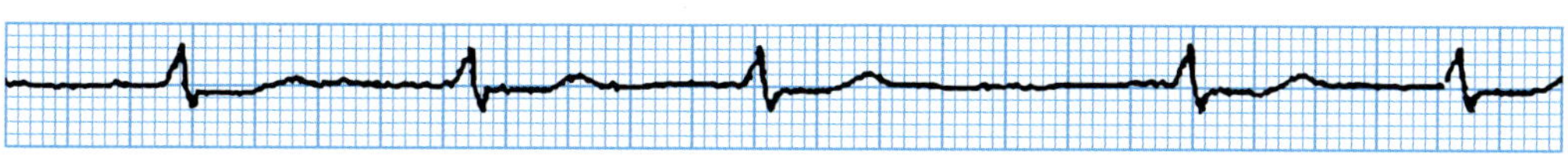

초진 의사는 처음에 이 증례의 심전도를 보고 동율동으로 특별한 이상이 없다고 판단했습니다. 그러나 'ICD가 작동했다면 치명적인 부정맥이 발생했을 가능성이 있어. 그렇다면 긴급한 상황일 수 있다!'고 다시 생각 후 이에 대한 조치로 내원 후 즉시 심장내과 의사에게 컨설트했습니다.

초기 진료의 80대 남성으로 ICD가 작동한 것으로 추정되는 환자입니다. 현재 심전도는 동율동인데, 지금부터 대응을 부탁드릴 수 있을까요?

심장내과 의사 동율동이라면 ME[주)](의료기기 전문가)를 불러서 다른 검사 결과가 모두 나오면 다시 알려주세요.

초기 진료의 아, 알겠습니다(검사 대기? 대응할 필요는 없나?). 다시 연락드리겠습니다….
(ME를 불러서 뭘 확인해야 하지? 검사는 뭘 말하는 거지?)

무엇을 근거로 ICD가 작동했다고 판단할 것인가

환자가 '번개를 맞은 것 같다'거나 '말에 차인 것 같았다'고 말한다면, 경험적으로 ICD가 작동한 것으로 추정할 수 있습니다. 그러나 확정하려면 ICD의 기록을 확인하는 것이 필요합니다. 비심장내과 의사들이 의외로 잘 모르는 사실이지만, **ICD는 치료뿐만 아니라 실제로 기록도 남길 수 있습니다**. ICD가 작동했을 때는 〈제세동 기록〉뿐만 아니라 〈작동 전후의 심전도〉 기록도 남습니다. 이번과 같이 환자가 이러한 주증상으로 내원했을 경우, ME에게 연락하여 ICD를 확인하도록 요청해야 합니다. 기록이 확인되면 진단 및 치료에 크게 도움이 될 것입니다.

또한, ME를 누가 언제 부를지는 병원마다 다르지만, ICD 작동 시 분석은 필수입니다. 심장내과 의사의 동의가 있다면 비심장내과 의사가 ME에게 의뢰하는 것에도 문제가 없습니다.

> **ICD 작동 시, 비심장내과 의사도 이 정도까지 할 수 있다! ①**
>
> • ME 호출하여 ICD 체크 필수

ICD 작동 시에는 모든 사례에 컨설트

두 번째 ICD 작동 시 관리의 철칙은 '모든 사례'에 심장내과 의사 컨설트입니다. 모든 사례의 이유는 두 가지가 있습니다. ① 작동 후 ICD 조정이 필요할 가능성이 있기 때문이고, ② ICD가 작동한 원인으로 새로운 혈관 이벤트가 발생했을 가능성이 있기 때문입니다. 일본에서 ICD 치료를 받은 환자 중 가장 많은 비율을 차지하는 것은 허혈성 심질환(34%)입니다. 따라서 ICD 작동 시 장치 평가와 동시에 허혈 평가가 필요합니다. 심전도는 부정맥의 확인뿐만 아니라 반드시

역자 주) (Medical engineer) 의료기기를 점검하고 확인하는 역할을 하며, 우리나라에서는 보통 기기회사에 소속되어 있다.

과거 심전도와 비교해 허혈 변화가 있는지 ST를 주의 깊게 확인해야 합니다. 이번 경우에는 V5와 V6에서 ST 변화가 있었지만, 이전 심전도와 비교했을 때 변화가 없었고 strain pattern으로 판단했습니다. 또한, 흉통 에피소드가 없었고 고감도 트로포닌 T 검사 결과도 음성이었기 때문에 허혈 사건의 가능성은 낮다고 판단되었습니다.

또한, 심근병증은 ICD 치료의 두 번째로 흔한 원인 질환(28%)이므로 감별에 포함되어야 합니다. 이를 평가하기 위해서는 병력과 신체 소견뿐만 아니라, 심초음파검사를 통해 심근병증 악화 여부를 확인하는 것이 필요합니다. 드물게 장치 lead의 위치가 변경되는 경우가 있기 때문에 X선으로 평가하는 것도 루틴으로 시행하는 것이 좋습니다.

ICD 작동 시, 비심장내과 의사도 이 정도까지 할 수 있다! ②

- ICD 작동 시 모든 사례에 컨설트
- 원인 질환 평가를 위해 병력, 과거 심전도뿐만 아니라 고감도 트로포닌 T, 심초음파, 흉부 X선도 준비해야 한다.

ICD 작동 시 컨설트 시점

문제가 되는 것은 컨설트 시점입니다. 초진 의사는 치명적인 부정맥으로 인해 긴급성이 있어 '기다릴 수 없는 상태'로 판단하고, 즉시 컨설트하였습니다. 그러나 실제로 많은 심장내과 의사는 이 증례를 '기다릴 수 있는 상태'로 판단합니다. 부정맥이 발생해도 장치가 대응하므로 긴급도가 반드시 높지 않다고 생각하기 때문입니다. 이것은 비심장내과 의사와 심장내과 의사 사이에서 온도 차가 생기기 쉬운 부분입니다.

다만, 심장내과 의사도 '기다릴 수 없다'고 판단하는 경우가 두 가지 있습니다. 첫째, 심전도에 허혈성 변화가 있는 경우로, 이때는 긴급 CAG 검사가 필요합니다. 둘째, 제세동이 여러 번 작동한 경우로, 빠른 원인 탐색과 설정 조정이 필요합니다. 이 두 경우에는 긴급성이 높으므로 검사를 기다리지 말고 즉시 연락해야 합니다.

말하자면, 제세동이 작동할 때의 심전도에서는 부정맥보다 허혈을 평가해야 합니다. 과거 심전도는 반드시 존재하므로 이를 비교합니다. 심장전 실신에 대한 평가는 이미 진단이 내려지고 치료가 이루어졌으므로 더 이상 신경쓸 필요는 없습니다.

ICD 작동 시, 비심장내과 의사도 이 정도까지 할 수 있다! ③

- 컨설트 시점은 검사 결과가 모두 나온 후에 해도 괜찮다.
- 단, 심전도 변화가 있거나 빈번한 작동이 있을 때는 긴급하게 연락해야 한다.

증례2 ★ 80세 여성. 실신했을 수도 있음

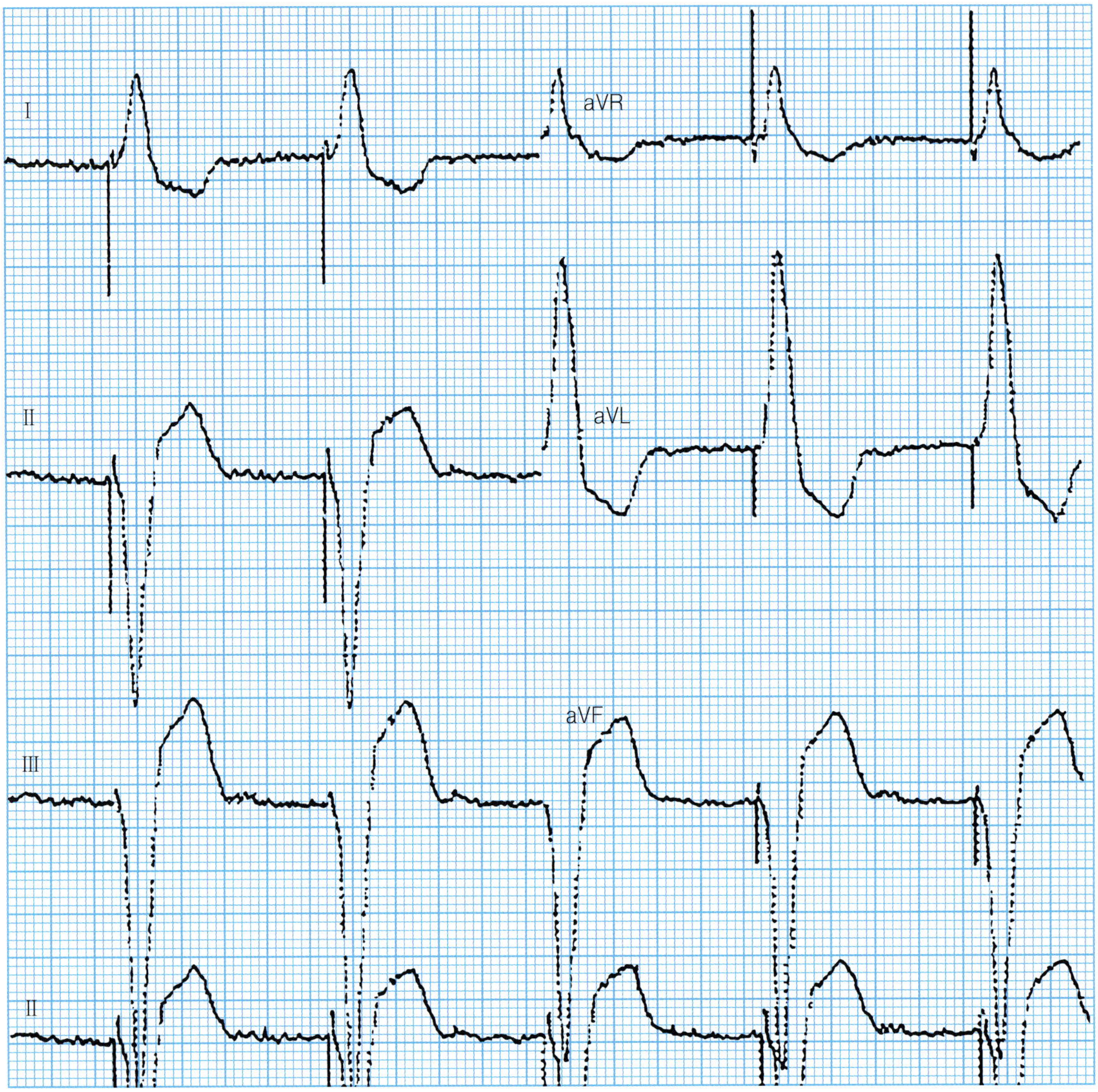

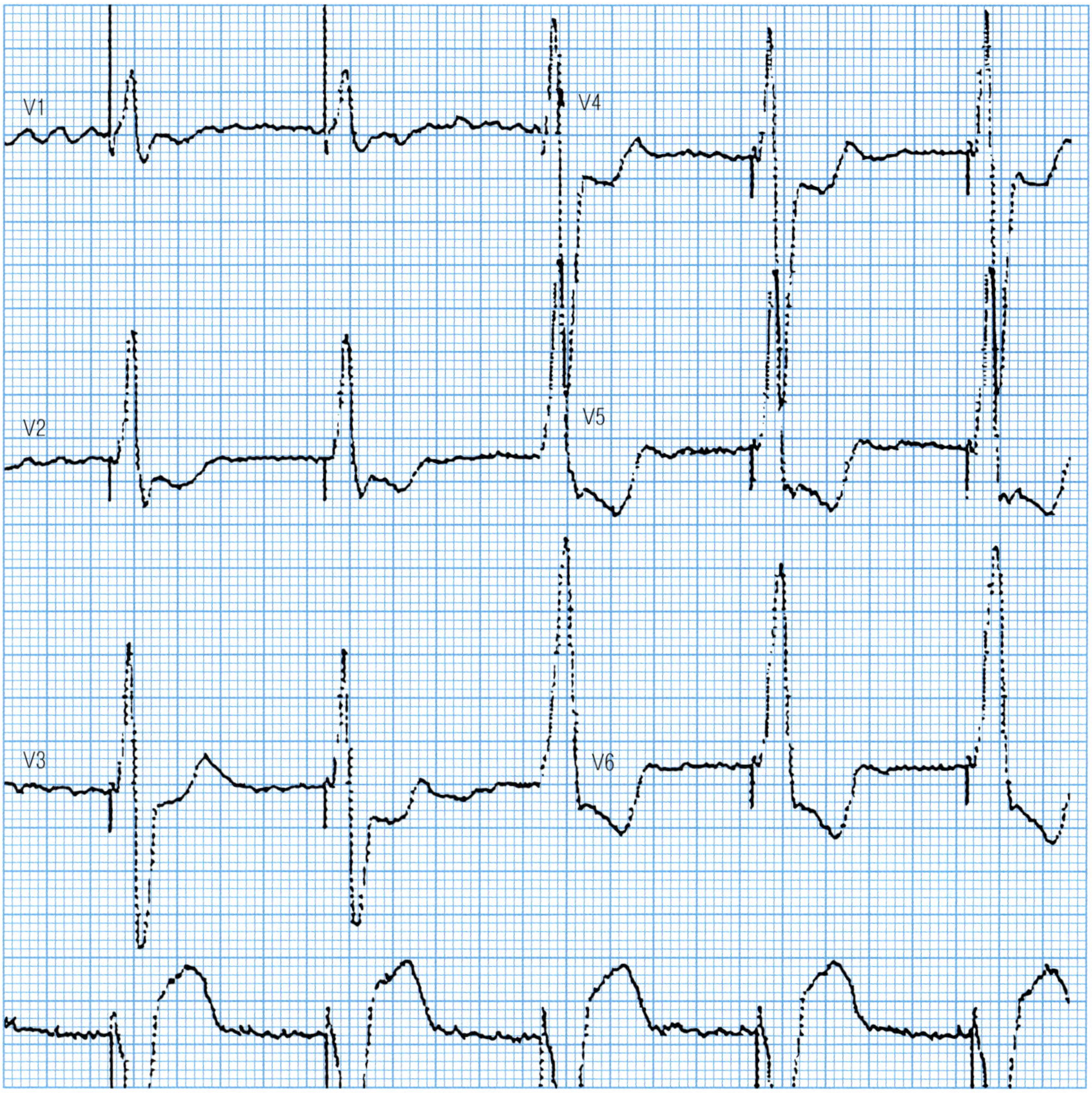

이번 장의 두 번째 심전도입니다. 심전도 평가와 그 후의 대응 방안을 10초 안에 생각해 보세요.

심전도의 진단은?

이 심전도는 넓은 QRS를 보이며, QRS 바로 앞에 '가는 선'이 있습니다. 이것은 정확히 '심박조율기 작동 시의 심전도'입니다. 증례 2는 심박조율기를 삽입한 환자의 사례였습니다.

심실에 삽입된 심박조율기 전극의 자극은 심전도에서 한 줄의 '가는 선'으로 나타납니다. 자극은 모든 유도에서 같은 시점에 잡히므로, 그 선을 세로로 늘리면 다른 유도와 일직선으로 연결됩니다. 이 자극은 방실결절을 거치지 않고 바로 심실 내로 전달되기 때문에 선의 '직후'에 QRS 파형이 나타납니다. 심실 내 자극은 전극에서 천천히 확산되기 때문에 QRS는 항상 넓은 QRS가 됩니다(그림 1).

처음 접할 때는 QRS 앞의 선과 그 후의 넓은 QRS를 보고 혼란스러울 수 있지만, 한 번 익히고 나면 진단은 쉽습니다. 원래는 심전도를 찍기 전에 병력을 확인하고, 가슴에 수술 자국이나 발생기(generator)가 있는지 확인하는 것이 좋습니다.

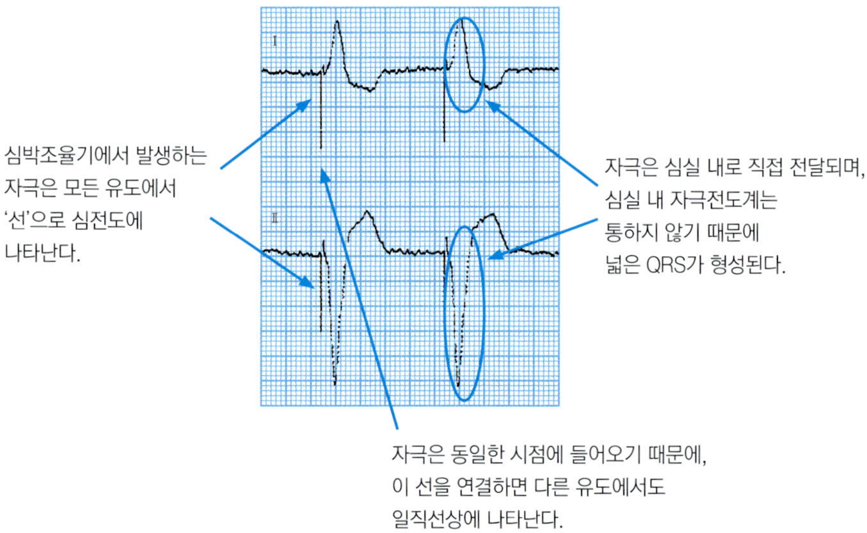

그림 1 심박조율기 작동 시의 심전도

심박조율기 삽입 환자가 실신할 수 있을까?

이번 주증상은 '실신했을지도 모른다'는 것입니다. 하지만 내원 시 심전도에서는 심박조율기가 정상적으로 작동하고 있는 것으로 보입니다. 심장성 실신을 치료하기 위해 장치가 삽입된 환자가 다시 심장성 실신을 경험할 가능성은 있을까요?

정답은 '드물지만 있다'입니다. 심박조율기는 기본적으로 서맥성 부정맥을 치료하는 장치이며 빈맥 발작 시에는 작동하지 않습니다. 따라서 심실세동이나 심실조동과 같은 심실빈맥 발작이 발생했을 가능성을 고려해야 합니다.

반대도, ICD가 삽입된 환자라도 3도 방실차단이 발생하면 실신할 가능성이 있습니다.[주)] 심장성 실신의 치료 장치가 있다고 하더라도, 완전히 배제하지 말고 병력과 심전도를 통해 서맥성 부정맥이나 심실성 부정맥이 발생했는지 평가해야 합니다.

심박조율기 자체의 문제는?

이 증례에서는 결과적으로 심실성 부정맥 에피소드의 가능성은 낮다고 판단되었습니다. 그렇다면 심박조율기 자체의 문제로 인해 실신이 발생했을 가능성은 어떨까요? 내원 시에는 심박조율기가 작동하고 있었지만, 실신 당시에는 어떤 문제로 인해 작동하지 않았을 가능성도 있습니다. 이 가능성을 평가하기 위해 ICD가 작동할 때와 마찬가지로, ME에게 심박조율기에 문제가 없는지 확인하도록 요청합니다.

또한, 기계가 정상이라도 페이싱 전극이 탈락했을 가능성도 있으므로, 흉부 X선 검사를 통해 내원 전후의 전극 위치를 비교할 필요가 있습니다.

모든 사례에서 평가하더라도, 사실 심박조율기 자체의 문제로 인해 실신이 발생하는 경우는 매우 드뭅니다. 애초에 심박조율기를 삽입한 환자는 매년 한 번씩 심박조율기 외래로 통원하여 장치 점검을 받기 때문입니다. 또한, 배터리 수명은 10년 이상 지속되며, 외래 방문 중에는 설정 오류나 배터리 방전이 발견되므로 기기의 고장은 거의 발생하지 않습니다.

따라서 내부적인 문제뿐만 아니라 외부 요인으로 전자기 간섭도 감별에 포함될 수 있습니다. 그러나 전자기 간섭으로 인해 심박조율기에 문제가 발생하는 경우는 매우 드물며, ICD 오작동의 주요 원인이 전자기 간섭인 것과 대조적입니다. 일상에서 휴대전화와 같은 심박조율기에 영향을 미칠 '가능성이 있는' 가전제품은 많지만, 심박조율기 본체에 의도적으로 가까이 대지 않는 한 문제가 발생할 가능성은 거의 없습니다.

이번 증례에서 무슨 일이 일어났는가?

드문 경우일지라도 조사해 보지 않으면 알 수 없기 때문에, 장치 점검 후에는 심장내과 의사 컨설트는 모든 사례에서 시행합니다. '모든 사례에서 컨설트'하는 이유는 심박조율기 검사 결과를 비심장내과 의사가 이해할 수 있더라도 설정 변경은 심장내과 의사가 해야 하기 때문입니다. 이번 증례에서도 심박조율기 점검 후 심장내과 의사에게 컨설트했지만, 기기에는 문제가 없는 것으로 판단되었습니다.

심실성 부정맥도 부정되었고, 심박조율기에도 문제가 없었습니다. 그렇다면 이번 증례에서 '실신했을지도 모른다'는 에피소드의 원인은 무엇이었을까요?

역자 주) 요즘 ICD는 3도 방실차단 시 조율해주는 기능이 있음

조율이 들어가도 심장이 반응하지 않으면 실신할 수 있다

심박조율기는 심장의 심박수를 보조할 수 있지만, 일회박출량은 보장하지는 못합니다. 심박조율기가 정상적으로 작동해도 강한 미주신경 자극이나 약물 투여, 혹은 심장 기저 질환이 있는 경우에는 일회박출량이 감소하여 실신할 가능성이 있습니다. 심박출량 = 심박수 × 일회박출량입니다. 심박수는 심박조율기로 치료할 수 있지만, 일회박출량의 문제도 고려해야 합니다. 따라서 미주신경 반사를 떠올리게 하는 병력이나 약물 복용력, 필요하다면 심부전과 같은 심장 기저 질환의 평가를 심장내과 의사 컨설트 전에 준비해 두는 것이 좋습니다.

심박조율기 삽입 후 실신 의심 시 비심장내과 의사가 해야 할 일

심박조율기가 삽입되어 있다면 서맥성 부정맥에 의한 실신 가능성은 거의 없습니다. 장치 문제는 매우 드물고, 심실성 부정맥이나 심박출량 감소와 같은 다른 원인도 가능성은 있지만, 역시 드물다고 할 수 있습니다. 장치 점검 후 심장내과 의사 컨설트라는 방향으로 결정되며, 최종적으로는 심장내과 의사가 도움을 줄 것입니다.

이 과정이 심장내과 의사에게만 의존하는 것처럼 보일 수 있지만, 비심장내과 의사만이 할 수 있는 가장 중요한 관리가 있습니다. 그것은 바로 **심장성 실신 외의 감별진단에서 '뇌전증 발작'을 고려**하는 것입니다. 심박조율기가 삽입된 환자는 심장성 실신의 가능성이 낮아지기 때문에, 중추성 질환에 의한 일시적인 의식장애의 가능성을 더욱 먼저 생각해야 합니다(실신과 경련의 감별은 p.85 메모 참조). 비심장내과 의사가 심박조율기 환자의 이벤트에서 해야 할 가장 큰 역할은 뇌전증 발작을 얼마나 잘 평가할 수 있는가에 있습니다.

요 약

- 심박조율기 삽입 환자의 실신은 심실성 부정맥을 배제해야 하며, ICD 이식 환자의 실신은 서맥성 부정맥을 배제해야 한다.
- 심박조율기 자체의 이상으로 심장성 실신이 발생하는 경우는 드물지만, 확인해 보지 않으면 알 수 없다. 기기를 점검하고 그 결과를 심장내과 의사에게 확인받아야 한다.
- 심박출량 감소로 인한 심장성 실신 가능성도 고려해야 한다.
- 심박조율기 환자의 실신에서는 뇌전증 발작을 감별에 포함해야 한다.

ICD와 심박조율기의 설정 모드를 어디까지 알아야 하는가

저는 종종 전공의들로부터 심박조율기의 VVI · DDD 같은 설정이나 ICD의 ATP*에 대해 질문을 받습니다. 그렇다면 비심장내과 의사는 이러한 장치의 설정과 작동 원리를 어느 정도까지 알아야 할까요?

결론부터 말하자면, 장치에 대해 앞서 설명된 지식만으로도 충분합니다. 세부적인 내용을 알지 못하더라도, 비심장내과 의사가 필요한 대처를 할 수 있으면 충분합니다. 물론 더 많이 알아두면 나쁠 것은 없지만, 먼저 비심장내과 의사의 입장에서 이 장의 내용을 이해하고 대응할 수 있는 것이 더 중요합니다. 장치의 설정과 조정은 결국 심장내과 의사에게 맡길 수밖에 없으므로, 세부적인 지식은 그들에게 맡기면 됩니다. 오히려 관리에 여유가 생기면 다른 것을 학습하는 것이 더 필요합니다. 그것은…

관리에 여유가 생겼을 때 해야 할 일

비록 평범하고 작은 일일지라도,
그것을 자신만의 방식으로 깊이 되새기고 음미하면 큰 경험에 필적할 수 있습니다.

장치 삽입 환자의 초기 대응은 결국 심장내과 의사에게 컨설트하는 것으로 이어집니다. 필요한 병력을 확인하고 정해진 검사와 장치 점검을 준비하면, 그 결과 해석과 대응은 심장내과 의사에게 맡길 수 있습니다. 이러한 관리는 익숙해지면 다소 지루하게 느껴질 수도 있습니다.

따라서 관리에서 여유가 생겼을 때, 과거의 의무 기록이나 심전도를 확인해 보세요. 몇 년 전 환자가 실신으로 내원했을 때 초진 의사가 심장성 실신을 의심하며 고민했던 심전도 파형은 어땠을까요? 그리고 장치 삽입의 적응증을 판단한 심장내과 의사의 결정 이유는 무엇이었을까요? 이번 내원의 '과거'에 일어났던 드라마를 자신만의 방식으로 깊이 음미해 보면, 큰 경험에 필적할 수 있습니다. 또한, 환자에게 과거 실신 당시의 에피소드를 다시 한번 물어보세요. 그곳에서 심장성 실신의 진짜 이야기를 들을 수 있을 것입니다.

장치 삽입 환자의 이벤트를 만났을 때 심장성 실신을 병력과 과거 차트를 통해 간접적으로 체험하는 것입니다. 이렇게 하면 드문 사례를 경험할 기회가 늘어납니다. 심장성 실신 진료가 병력과 심전도에 기반한 싸움이기 때문에, 이러한 꾸준한 작업이 향후 진단 능력을 향상하는 밑거름이 됩니다.

(*) 항심박 조율. 빈맥 주기보다 짧은 주기로 조율하여 빈맥 발작을 멈추게 하는 조작.

Column 6

장치 삽입 환자의 MRI 검사 시행에 대해

뇌경색으로 혈전용해요법이 필요한 환자가 왔다! 하지만 심박조율기가 이식되어 있다…. 이러한 상황은 드물지 않게 발생합니다.

뇌경색이 의심되는 장치 삽입 환자에게 긴급하게 MRI 검사가 필요할 때, 과거에는 '심박조율기는 MRI 금기'라는 이유로 **MRI를 시행하지 않고 어떻게 대처할지가 문제**였습니다. 그러나 의료 기기의 발전은 눈부시게 이루어졌고, 최근에는 MRI 대응 심박조율기가 등장하여 MRI를 어떻게 시행하며 관리할지가 중요한 과제가 되었습니다.

○○년 이후의 심박조율기는 MRI 촬영 가능

먼저 어느 시점 이후의 심박조율기가 MRI가 가능한지에 대한 대략적인 인식을 갖고 있는 것이 중요합니다. 예를 들어 저희 병원에서는 2015년 이후에 수술을 받은 심박조율기 환자의 경우 거의 모든 사례에서 MRI 대응 기종이 사용되고 있습니다. 물론 타 병원에서 치료받은 환자도 있고 기기의 종류가 다양하기 때문에 모든 사례를 목록으로 정리하여 MRI 대응 심박조율기를 확인하고 있습니다(표 1). MRI 대응 기종인지 여부는 긴급하게 확인해야 할 때가 많기 때문에, '우리 병원에서는 OO년 이후의 기종은 가능하다!'와 같은 간단한 기준을 가지고 있으면 매우 유용합니다.

MRI 시행까지의 절차 이해하기

MRI 대응 기종으로 판단한 경우, MRI 검사가 이루어지기까지의 절차를 확실히 이해해야 합니다(그림 1). 그러나 이러한 검사의 모든 과정을 혼자서 처리할 필요는 없으며, 오히려 어디서, 누구에게 도움을 받아야 하는지, 그리고 협력자의 역할을 정확히 아는 것이 중요합니다.

심박조율기를 포함한 장치 삽입 환자에게 MRI를 시행하려면 4명의 의료진이 관여해야 합니다. 먼저 MRI를 의뢰하는 의사, 그다음에 검사를 수행하는 방사선 기사, 그리고 MRI 전후로 장치 설정을 조정하는 의료기기 전문가(ME), 마지막으로 그 결과를 확인하는 심장내과 의사가 필요합니다. MRI 시행 전의 연락부터 시행 후 장치 점검에 이르기까지의 흐름은 병원마다 다를 수 있으니 이를 확인하는 것이 좋습니다.

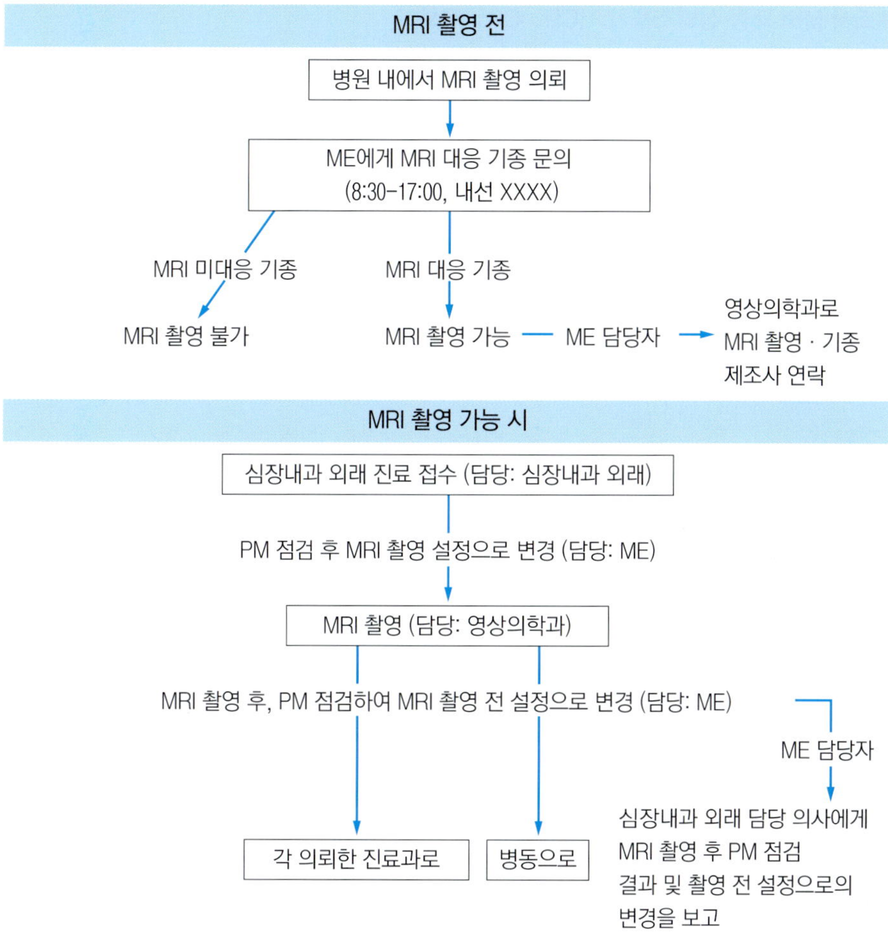

그림 1 **MRI 대응 심박조율기 MRI 촬영 시 흐름도**

심박조율기나 ICD 덕분에 예후가 개선되는 환자들이 있지만, 오랫동안 MRI 검사를 시행할 수 없는 단점이 있었습니다. 그러나 MRI 대응 기기가 증가한 지금, 장치 삽입 후 MRI 검사에 대한 대응이 비심장내과 의사에게 맡겨지고 있습니다. 여러분도 심박조율기 삽입 환자에게 MRI를 안전하게 시행할 수 있도록 준비해 두시기를 바랍니다.

> **주의**
> 본 칼럼의 그림 1 및 표 1(다음 페이지)과 관련하여, 각 심박조율기의 취급 설명서를 참고하여 자신의 책임 하에 사용해 주시기를 바랍니다.

표 1 각 제조사 MRI 대응 심박조율기 · ICD · CRT 목록

제조사명	기종명	종류	촬영 가능 범위	대응 MRI
메드트로닉	ADVISA MRI	심박조율기	전신	1.5T/3.0T
	Evera XT MRI	ICD		
	Compia MRI CRT-D	CRT-D		
	Amplia MRI CRT-D			
보스턴 사이언티픽	INGENIO MRI	심박조율기	전신	1.5T
	ACCOLADE MRI			3.0T
	DYNAGEN MRI ICD[*b]	ICD		1.5T
	EMBLEM S-ICD	S-ICD		
	DYNAGEN MRI CRT-D[*b]	CRT-D		
	RESONATE X4 CRT-D[*b]			
세인트 주드 메디컬	ACCENT MRI	심박조율기	전신/ 흉부 이외[*c]	1.5T
	ASSURITY MRI			
	Endurity MRI			
	Ellipse/Ellipse Limited	ICD	전신/ 흉부 이외[*a,c]	
	Fortify Assura			
	Quadra Allure MRI	CRT-P	전신/ 흉부 이외[*c]	
	Quadra Assura/Quadra Assura MP	CRT-D		
바이오트로닉	Etrinsa 8-T ProMRI	심박조율기	전신	1.5T
	Etrinsa 6 Pro MRI			
	Iforia 7 VR-T DX ProMRI	ICD		

제조사명	기종명	종류	촬영 가능 범위	대응 MRI
바이오트로닉	Itrevia 7 HF-T ProMRI/QP ProMRI	CRT-D	전신	1.5T
	Intica 7 HF-T QP ProMRI			
	Evia Pro	심박조율기	흉부 이외	
	Estella Pro			
	Ilesto 7 ICD Pro	ICD		
	Ilesto 7 ICD DF4 Pro			
	Evia HF-T Pro	CRT-P		
	Ilesto 7 CRT-D Pro	CRT-D		
	Eluna 8 ProMRI	심박조율기	전신/흉부 이외[*d]	1.5T/3.0T
	Edora 8-T ProMRI			
	Iperia 7 DF4 ProMRI	ICD		
	Ilivia 7 ProMRI			
일본 라이프라인	KORA 100	심박조율기	흉부 이외	1.5T
	KORA 250		전신	

• 제조사별로 심박조율기 · ICD · CRT-D의 종류에 관계없이 삽입 후 6주간은 MRI 촬영 불가.
• MRI 촬영에 관한 기준은 제조사마다 다르므로 제조사별 검사 매뉴얼을 참조할 것.
• 반드시 MRI 대응 심박조율기 카드를 확인할 것.

[*a] 자기 맥박이 없으면 전신 촬영 가능, 자기 맥박이 있으면 흉부 촬영 불가능.
[*b] MRI 촬영 시 조율이 필요할 경우 촬영 불가능.
[*c] 사용 리드에 따라 전신 촬영 가능 또는 흉부 이외 촬영 가능으로 구분됨.
[*d] 1.5 T는 전신 촬영 가능. 3.0 T는 흉부 이외 촬영 가능.

2018년 2월 현재

Chapter 16

이상 소견이 없는 심전도

비심장내과 의사가 이상 소견 없다고 판단한 실신 심전도를 앞에 두고 무엇을 해야 할까

운동선수와… 비운동선수라는 부류가 정말 존재할까?
할 것인가, 하지 않을 것인가, 언덕을 오를 것인가, 아니면 그저 바라보기만 할 것인가.
선택이 있을 뿐.

하라 후지코 (『리얼』)

증례 ★★★★ 이번에도 10초 안에 대응 방안을 결정해 주세요.

지금까지의 심전도 학습에서는 심장성 실신을 의심할 만한 이상 소견이 없는 심전도

미국응급학회의 실신 관련 임상 정책에 따르면, 첫 번째 심전도로 심장성 실신을 진단할 수 있는 경우는 5% 미만입니다.[1] 이 증례처럼 심전도 소견으로만 판단할 수 없는 경우는 실제 임상에서 매우 흔하며, 심전도를 통해 그러한 상황을 마주하는 빈도는 매우 높은 수준으로 평가되어 ★★★★로 표시했습니다. 이러한 상황에서는 심전도 외의 검사에 의존하고 싶어지지만, 그와 같은 관리는 최선이 아닐 수 있다는 점은 Chapter 1과 2에서 설명했습니다. 결국 마지막에는 병력과 심전도로 승부를 봐야 합니다.

이번 심전도에서 '**지금까지의 심전도 학습으로는 심장성 실신을 의심할 만한 소견이 없다**'고 기재했지만, 정말 소견이 없다고 판단해도 될까요? 이를 다시 확인하기 위해 가이드라인을 살펴보겠습니다. 심장내과 의사가 어떤 심전도 소견에서 컨설트를 요청하는지, 일본의 실신 진단 · 치료 가이드라인(2012년 개정판)[2] (표 1)과 유럽의 Guidelines for the diagnosis and management of syncope(version 2009)[3] (표 2)를 확인해 보십시오. 이 책을 여기까지 읽어 온 사람이라면, 이 가이드라인에 나온 부정맥의 이름만으로도 어떤 심전도인지 상상할 수 있을 것입니다. 만약 자신이 없다면 주저하지 말고 그 부정맥 심전도를 다시 확인하세요. 이 책에서는

역자 주) 유럽심장학회의 실신의 최근 진료지침은 2018년 발표되었고, VT 및 SCD에 대한 진료지침은 2022년 발표되었음.
2018 Guidelines for Diagnosis/Management of Syncope. Eur Heart J, 2018;39:1883–1948, https://doi.org/10.1093/eurheartj/ehy037.
Eur Heart J, 2022;43:3997–4126, https://doi.org/10.1093/eurheartj/ehac262

가이드라인에서 명시되지 않은, 놓치기 쉬운 부정맥까지도 학습했으므로 '심장성 실신을 의심할 만한 소견이 없다!'고 자신 있게 판단해도 괜찮습니다.

그렇다면 심전도에서 심장성 실신을 의심할 소견이 없는 환자의 관리는 어떻게 해야 할까요?

표 1 실신 환자의 고위험 기준 [일본순환기학회· 순환기 질환의 진단과 치료에 관한 가이드라인(2011년 공동연구반 보고). 실신의 진단·치료 가이드라인(2012년 개정판). http://www.j-circ.or.jp/guideline/pdf/JCS2012_inoue_h.pdf (2017년 11월 열람)에서 인용]

1. 중증의 기질적 심장질환 또는 관상동맥질환: 심부전, 좌심실 박출률 저하, 심근경색증
2. 임상에서 또는 심전도 특징에서 부정맥성 실신이 시사되는 경우
   ① 운동 중 또는 앙와위에서 실신
   ② 실신 시 두근거림
   ③ 심장 돌연사 가족력
   ④ 비지속성 심실빈맥
   ⑤ 2속 차단(좌각차단, 우각차단+좌각전지 or 좌각후지 차단), QRS ≥ 120 ms의 기타 심실내 전도 이상
   ⑥ 음성 변시성 작용제 또는 신체 훈련 없이 부적절한 동서맥(< 50/분), 동방차단
   ⑦ 조기 흥분 증후군
   ⑧ QT 연장 or 단축
   ⑨ 브루가다 패턴
   ⑩ 부정맥 유발성 우심실 심근병증을 시사하는 우측 전흉부 유도의 음성 T파, Epsilon파, 심실 지연 전위
3. 기타: 중증 빈혈, 전해질 이상 등

표 2 심장성 실신이 의심되는 소견[3)]

Cardiovascular syncope:
- Presence of definite structural heart disease
- Family history of unexplained sudden death or channelopathy
- During exertion, or supine
- Abnormal ECG
- Sudden onset palpitation immediately followed by syncope
- ECG findings suggesting arrhythmic syncope:
  — Bifascicular block (defined as either LBBB or RBBB combined with left anterior or left posterior fascicular block)
  — Other intraventricular conduction abnormalities (QRS duration ≧0.12 s)
  — Mobitz I second degree AV block
  — Asymptomatic inappropriate sinus bradycardia (< 50 bpm), sinoatrial block or sinus pause ≧3 s in the absence of negatively chronotropic medications
  — Non-sustained VT
  — Pre-excited QRS complexes
  — Long or short QT intervals
  — Early repolarization
  — RBBB pattern with ST-elevation in leads V1-V3 (Brugada syndrome)
  — Negative T waves in right precordial leads, epsilon waves and ventricular late potentials suggestive of ARVC
  — Q waves suggesting myocardial infarction

PART

5

두근거림 헌터

Chapter 17

어둠 속의 심전도

비심장내과 의사를 위한 빈맥의 감별진단 접근법 1

> 사람들은 어둠 속에서 무언가를 찾아내는 것으로
> 그 어둠 속에서 구원받을 수 있다.
>
> 무라카미 하루키

증례 ★★☆ 40세 남성. 두근거림

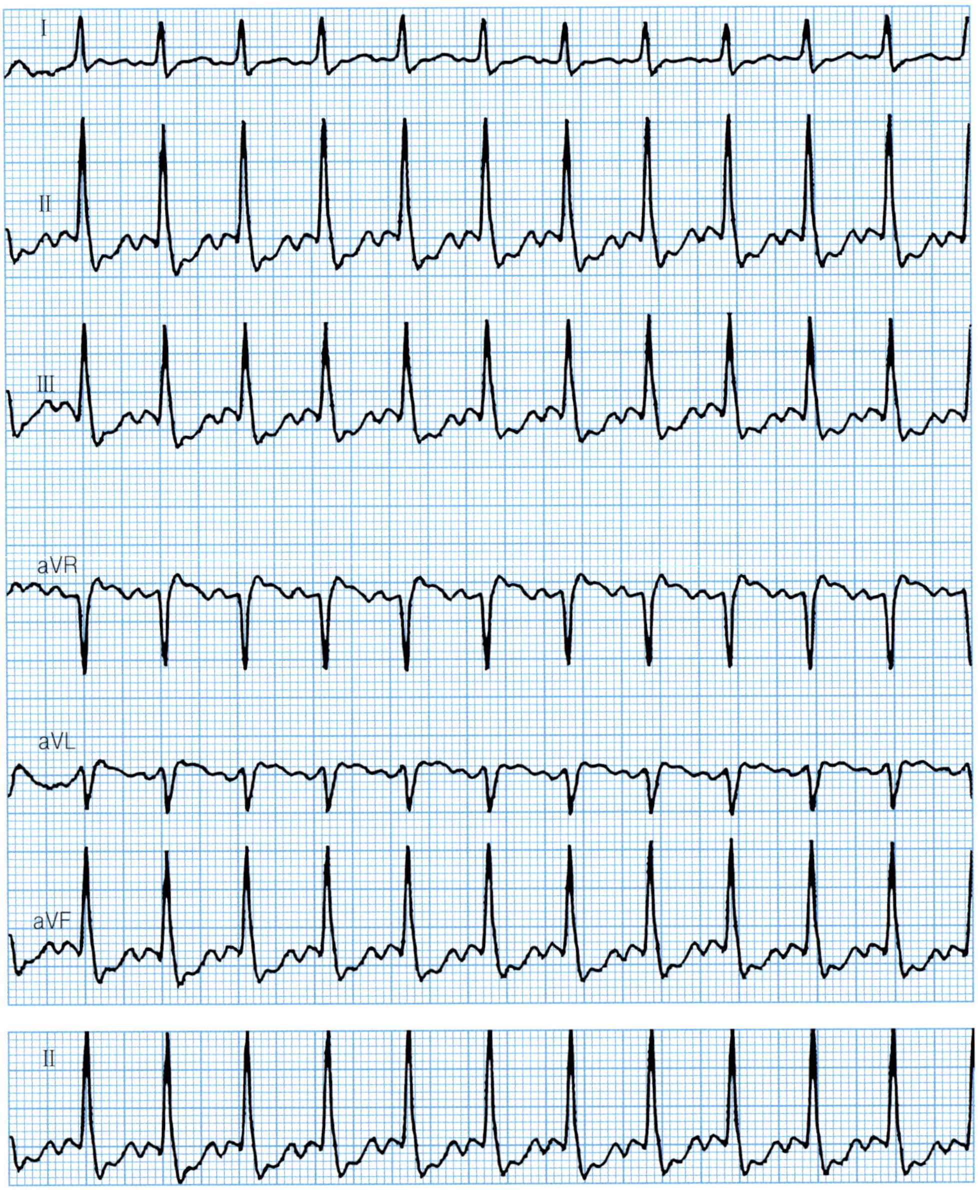

이번에도 10초 안에 진단명과 구체적인 대응 방안을 결정해 주세요.

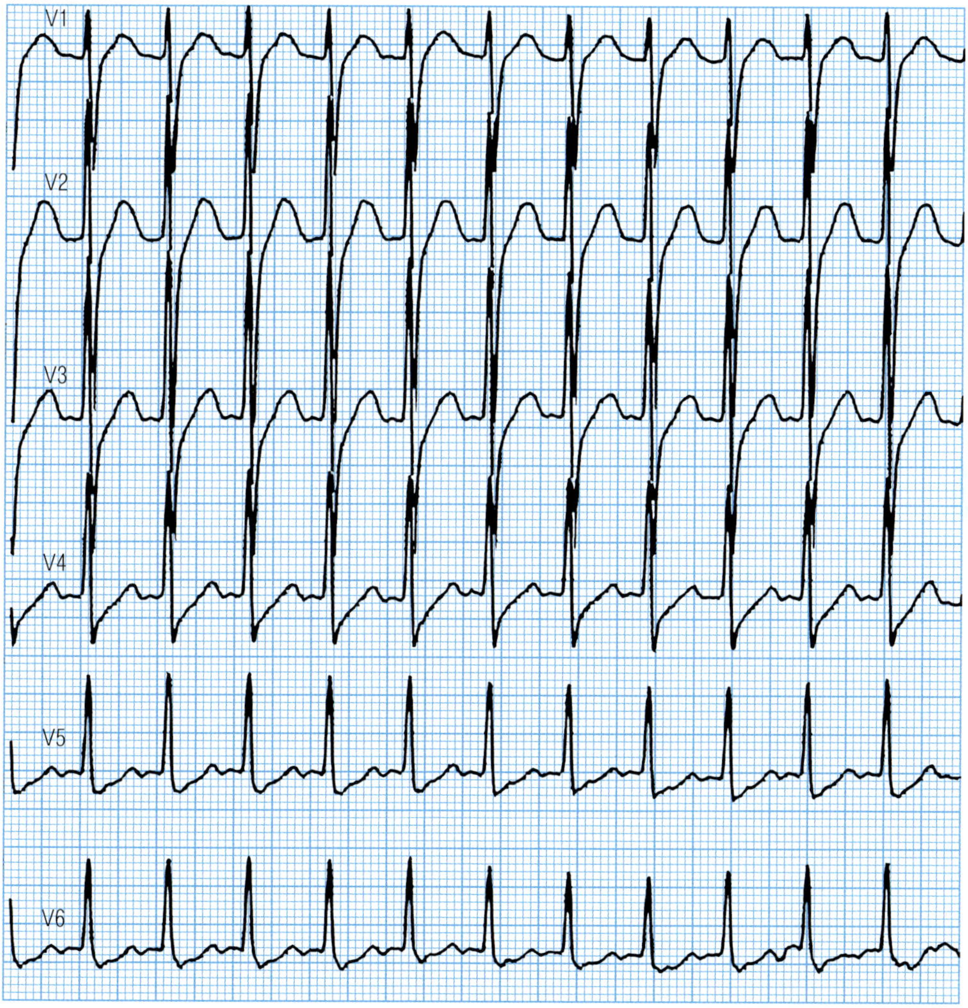

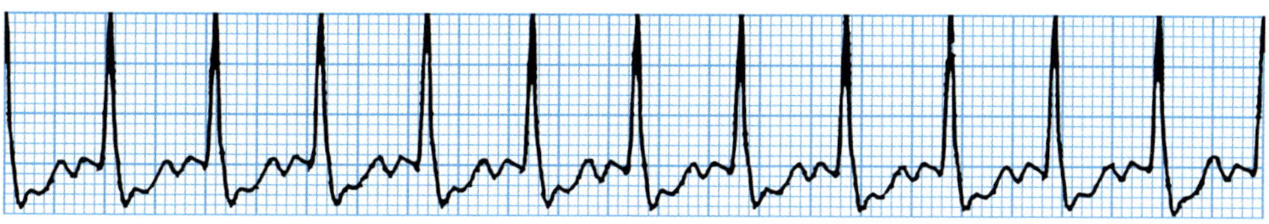

좁은 QRS 빈맥(narrow QRS tachycardia)

빈맥일 때 넓은 QRS인지 좁은 QRS인지로 분류하는 방법은 Chapter 13에서 설명한 바 있습니다. 이번 경우는 좁은 QRS이므로 100% 심실상성 빈맥입니다. 비심장내과 의사도 가능한 한 스스로 대응해야 합니다(그림 1). 대응은 심실상성 빈맥의 원인에 따라 달라지기 때문에, 먼저 심실상성 빈맥의 감별진단 방법을 확인해 보겠습니다.

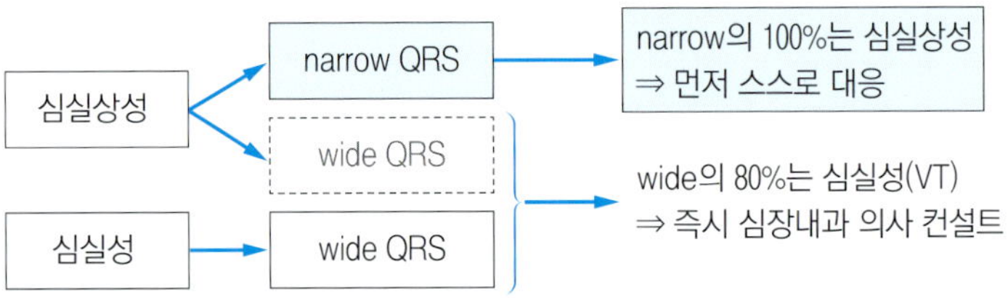

그림 1 심실상성/심실성과 좁은 QRS/넓은 QRS의 관계

심실상성 빈맥의 분류… 1단계: RR이 규칙적인지 불규칙적인지로 분류

심실상성 빈맥의 감별 1단계는 RR 간격이 '불규칙적'인지 '규칙적'인지 확인하는 것입니다. **'불규칙적'이면 심방세동, '규칙적'이면 동성빈맥이나 PSVT*, 심방조동, 심방빈맥(atrial tachycardia, AT) 중 하나의 심실상성 빈맥**입니다(그림 2). 빈맥일 때는 RR 간격이 짧아져서 초보자는 규칙적인지 불규칙적인지 감별하는 데 혼란을 겪을 수 있지만, 규칙적일 경우 RR 간격은 '완벽하게' 일정합니다. 반면 불규칙적일 경우 겉으로는 비슷해 보이지만 미묘하게 다릅니다. 익숙해지면 한눈에 파악할 수 있지만, 그 전까지는 디바이더로 RR 간격을 측정해도 괜찮습니다.

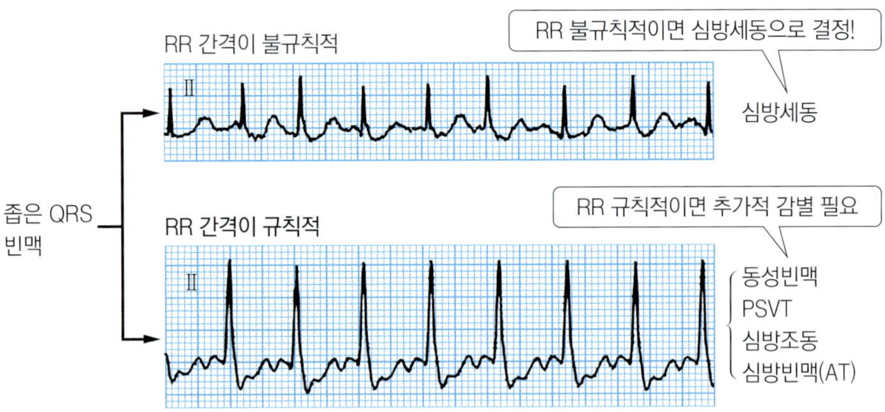

그림 2 RR이 불규칙적인지 규칙적인지 감별

(*) PSVT는 paroxysmal supraventricular tachycardia의 약자로, 발작성 심실상성 빈맥을 의미합니다(이 책에서는 실제 임상에서 가장 자주 사용되는 용어인 PSVT로 기재하겠습니다).

세 가지 RR 규칙적인 심실상성 빈맥 이해하기

이번 심전도는 좁은 QRS 빈맥이고, 'RR 규칙적'이므로 동성빈맥 또는 상심실빈맥입니다. 이제 'RR 규칙적'인 빈맥을 더 세분화해 감별해야 합니다. 이를 위해 각각의 빈맥에 대해 알아보겠습니다.

먼저 **동성빈맥**. 이것은 부정맥이 아닙니다. 탈수나 출혈, 발열이나 심인성 원인 등 생리적으로 빈맥을 유발하는 원인이 있으며, 동결절에서 규칙적으로 1분에 100회 이상(많을 때는 160회 이상) 빈도로 자극이 발생하는 상태입니다(그림 3a). 치료는 원인 질환의 관리이며, 항부정맥제는 사용해서는 안 됩니다.

동성빈맥 외의 좁은 QRS 빈맥은 동결절, 심방, 방실결절 중 어느 한 곳에서 일정한 간격으로 자극이 지속적으로 발생하는 부정맥입니다. 그중 **심방빈맥**(AT)은 심방의 한 부위에서 이소성 흥분이 발생해 자극이 지속적으로 발생하며 빈맥 발작을 일으키는 부정맥입니다(그림 3b). 심실빈맥 'VT'의 심방 버전이기 때문에 'AT'라고 부릅니다.

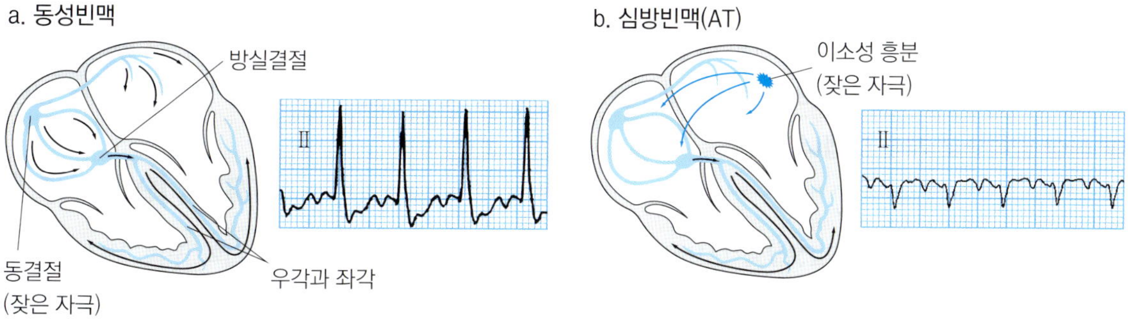

그림 3 동성빈맥과 심방빈맥

MEMO 220-나이의 신화

일부 교과서에는 동성빈맥의 최대치는 '220-나이 회/분'이라는 공식이 나와 있습니다. 이 공식을 사용해서 빈맥의 감별이 가능할까요? 즉, 40세 남성의 동성빈맥 최대 심박수는 220－40＝180회/분이므로, 그 수치를 초과하는 심박수(190회/분 등)에서는 부정맥을 의심해야 한다는 발상입니다. Whaley 등은 운동 중 맥박수가 '220－나이±14회/분'에 해당하는 것이 전체의 83%이며, '220-나이≧15회/분'인 것은 전체의 11%에 해당한다고 보고했습니다.[1] 이것은 이 공식만으로는 빈맥성 부정맥과 동성빈맥을 감별할 수 없다는 것을 의미합니다. 이 공식은 원래 운동생리학 분야에서 보고된 것으로, 부정맥 감별에서는 이 점을 고려해야 합니다. 실제로 저(40세)도 트라이애슬론 훈련 중 강도 높은 훈련을 할 때 심박계가 200회까지 올라가기도 하지만, 그때 부정맥이 발생하는 것은 아닙니다.

이번 증례는…

증례 심전도는 RR 간격이 규칙적인 좁은 QRS 빈맥이었으며, 먼저 수정 발살바법을 시도했으나 심전도 변화가 관찰되지 않아 ATP 검사를 시행하였습니다.

QRS가 소실된 부분을 주목해 보면, 미세하게 P파가 보이긴 하지만 조동이나 AT처럼 빈맥성 P파는 없어서 이번 경우는 PSVT로 예측되었습니다.

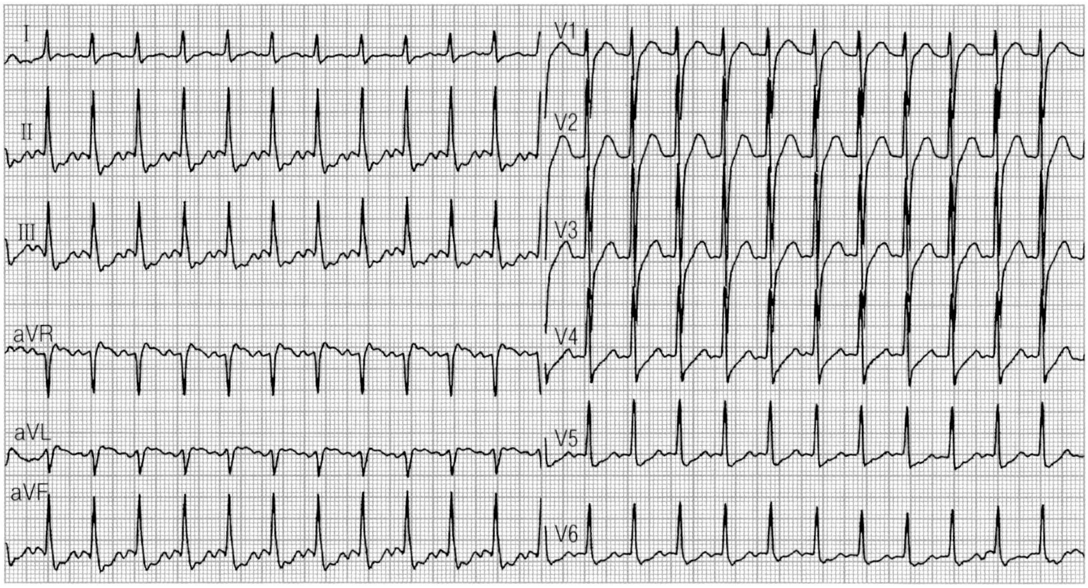

ATP 검사 시행 중의 심전도

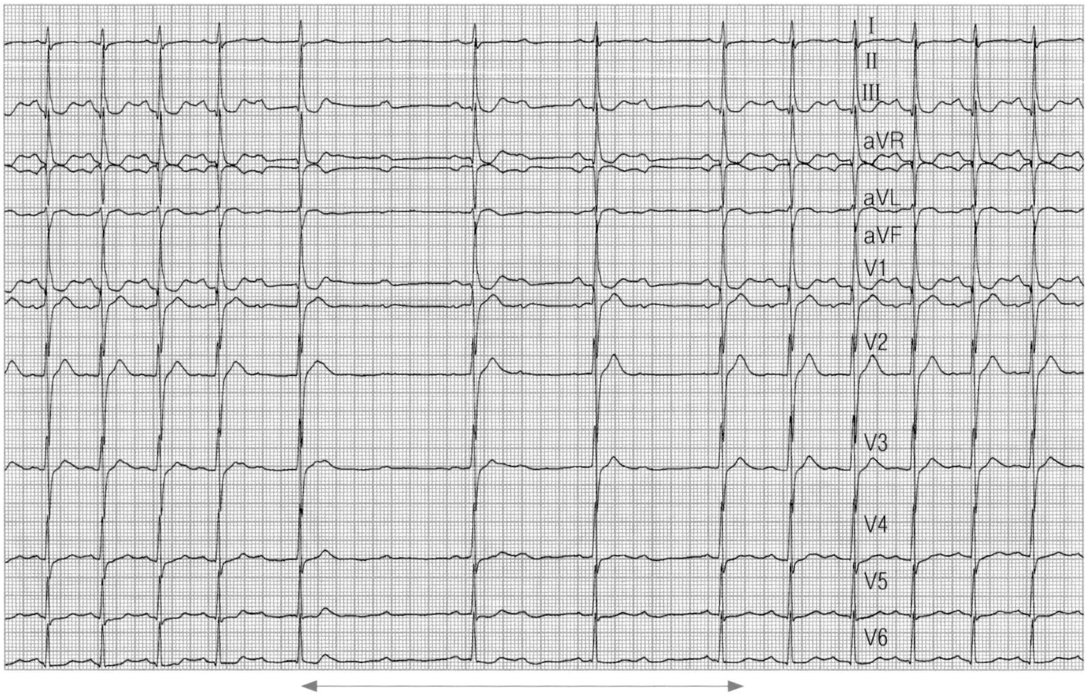

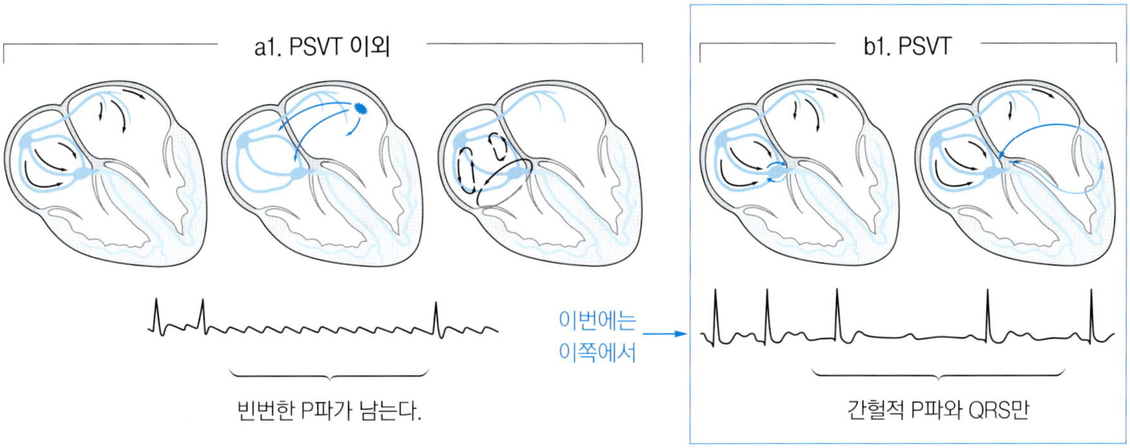

ATP 검사 후 몇 분 뒤, 다음과 같은 심전도가 나타났습니다.

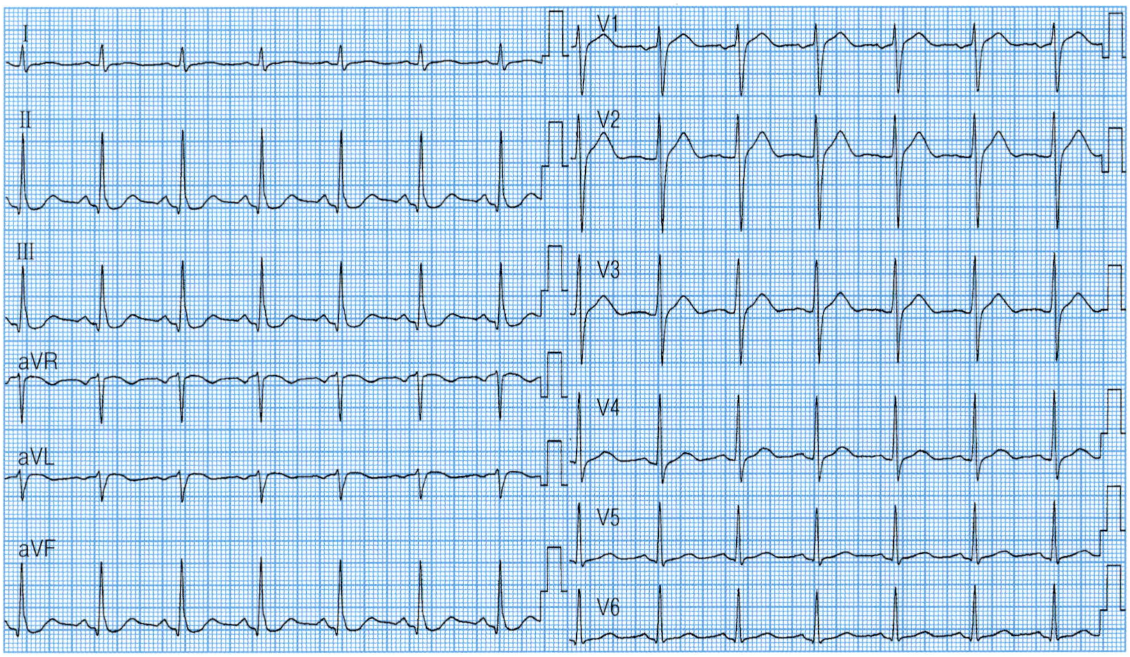

동율동으로 전환되었으며, PSVT라는 진단이 틀림없습니다. 진단뿐만 아니라 치료까지 완료되었습니다.

사람들은 어둠 속에서 무언가를 찾아내는 것으로
그 어둠 속에서 구원받을 수 있다.

좁은 QRS 빈맥은 감별해야 할 요소가 많으며, 내원 시 심전도 한 장만으로 진단하는 것은 마치 '어둠 속'에 있는 것과 같습니다. 그러나 미주신경 자극을 통해 QRS파를 소멸시켜 그 어둠 속에서 어떤 P파가 나타나는지 발견함으로써 진단에 도달할 수 있습니다.

동율동으로 전환되지 않은 PSVT의 초기 대응은?

이 증례와 같이 ATP 검사를 시행하면 PSVT의 90–95%가 동율동으로 전환됩니다. 나머지 몇 %는 PSVT 상태로 남게 되며, 이때의 대응은 맥박수 조절(rate control)입니다. 저는 칼슘 통로차단제인 베라파밀 10 mg을 20 cc 주사기에 생리식염수로 녹여 직접 침상에서 5–10분 이상에 걸쳐 정맥주사합니다. 고령자의 경우 용량을 절반으로 줄이고 심각한 서맥이 발생하지 않도록 주의합니다. 아데노신이 효과가 없더라도 하루 정도 지나면 PSVT가 자연스럽게 동율동으로 전환될 가능성이 있으므로, 맥박수 조절이 가능하고 혈역학적으로 안정적이라면 리듬 조절을 하지 않고도 퇴원할 수 있습니다.

AVNRT와 AVRT의 증상 및 관리의 차이

AVNRT나 AVRT(정방향)는 좁은 QRS 빈맥으로 나타나며, 두근거림 증상이 있더라도 혈역학적으로 안정적이기 때문에 실신하는 경우는 거의 없습니다. 반면에 AVRT(역방향)는 혈역학적 불안정을 초래할 수 있으며, 두근거림뿐만 아니라 실신을 유발할 가능성이 있습니다. 또한, AVRT(역방향)는 넓은 QRS 빈맥을 보이는 심전도를 나타내므로, VT와의 감별이 필요합니다.

표 1 혈역학적으로 본 AVNRT와 AVRT의 차이

	혈역학적	QRS	증상	RFCA
AVNRT	비교적 안정	narrow	두근거림	고려
AVRT(정방향)	비교적 안정	narrow	두근거림	고려
AVRT(역방향)	불안정	wide	두근거림 또는 실신	

AVNRT는 카테터 절제술(radiofrequency catheter ablation, RFCA)의 적응증이지만, 증상이 없으면 시행하지 않습니다. 즉, WPW 증후군이 의심되는 경우 빈맥 발작이 없더라도 심장내과 의사와의 컨설트가 요구된다는 점이 AVNRT와의 차이점입니다.

WPW 증후군으로 인해 AVRT(역방향)가 발생할 경우, '무증상'이라도 미래에 실신할 가능성이 있으므로, 직업에 따라 RFCA의 적응증이 될 수 있습니다. 예를 들어 대중교통 운전사라면 장래에 실신할 가능성이 있다면 이를 치료하지 않으면 사고로 이어질 수 있기 때문에 치료를 고려해야 합니다.

AVNRT와 AVRT 모두 좁은 QRS라면 초기 대응은 동일

두근거림으로 내원한 좁은 QRS 빈맥이 PSVT라면, AVNRT이든 AVRT(정방향)이든 대부분 혈역학적으로 안정적입니다. ATP 검사로 동율동 전환이 가능하다면 퇴원해도 괜찮으며, 후일 심장내과 의사에게 진찰을 받아 RFCA 여부를 검토하면 됩니다. AHA 가이드라인에서도 AVNRT와 AVRT(정방향)의 초기 대응 흐름도는 동일합니다.

이처럼 AVNRT와 AVRT(정방향)의 관리가 크게 다르지 않다면, 초진 의사가 이 둘을 엄격하게 구분할 필요는 없습니다. 치료를 담당할 심장내과 의사가 며칠 후 감별하면 충분합니다.

> **Q:** 초진 시 PSVT에서 AVNRT와 AVRT의 감별이 필요한가?
>
> **A:** 두근거림 증상으로 좁은 QRS 빈맥이 발견된 환자의 경우, 초기 대응은 전혀 차이가 없다. 두 경우 모두 ATP 검사로 동율동 전환을 확인 후, 후일 심장내과 의사에게 RFCA를 목적으로 컨설트한다. ATP 검사로 동율동으로 전환되지 않더라도 베라파밀로 맥박수를 조절하여 퇴원할 수 있다.

한편, AVRT(역방향)일 경우에는 넓은 QRS 빈맥이 나타나며, 대부분의 환자가 실신으로 내원하고, 일부는 두근거림으로 내원합니다. 두근거림이든 실신이든 VT를 감별진단에 포함시키고, 응급실에서 심장내과 의사와 함께 관리를 시작합니다. 이 초기 대응에 대해서는 이미 Chapter 13에서 설명하였습니다.

또한, 일반 외래나 루틴 검사 중에 **주증상과 관계없이** 심전도를 찍은 경우에도, WPW 증후군이 발견된다면 후일 RFCA를 목적으로 심장내과 의사에게 컨설트하는 것도 고려해야 합니다.

- □ **두근거림**→좁은 QRS 빈맥→AVNRT이든 AVRT(정방향)이든 ATP 검사로 동율동으로 전환되면, 후일 심장내과 의사에게 RFCA 목적으로 컨설트
- □ **실신**→넓은 QRS 빈맥→VT와 SVT+○○(역방향 AVRT 등) 등을 고려하여 초기 대응은 응급실에서 심장내과 의사와 함께 시행
- □ **주증상 없음**→WPW 증후군이라면 직업에 따라 후일 심장내과 의사에게 RFCA 목적으로 컨설트

델타파는 응급실이 아니라 검진에서 찾아야 한다

두근거림을 주증상으로 내원한 환자의 좁은 QRS 빈맥을 동율동으로 전환한 후, 델타파를 발견하면 WPW 증후군의 AVRT(정방향)를 의심할 수 있습니다(그림 11). AVNRT와 AVRT(정방향)의 관리 방식은 동일하기 때문에 델타파를 찾지 못해도 괜찮습니다.

반면, 주증상이 없는 환자에게 시행한 건강검진 심전도나 다른 주증상으로 입원할 때 시행한 루틴 심전도에서는 델타파를 '찾아야' 하며, 발견 즉시 심장내과 의사 컨설트를 고려해야 합니다.

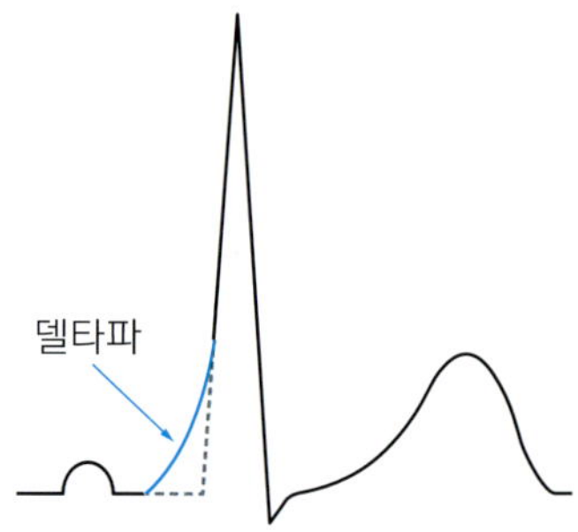

그림 11 WPW 증후군의 델타파

요약

- 좁은 QRS 빈맥의 감별
  1단계: RR 간격이 불규칙하다면 심방세동, 규칙적이라면 그 외
  2단계: 미주신경 자극을 통해 심방 파형과 동율동으로 전환 여부를 확인하여 PSVT와 심방조동, AT, 동성빈맥을 감별
- 미주신경 자극으로는 수정 발살바법과 ATP 검사가 있으며, 비심장내과 의사도 시행할 수 있다.
- 두근거림으로 내원한 PSVT의 경우 초기 치료에서는 AVNRT이든 AVRT이든 관리 방법은 동일하다.
- 동율동으로 전환된 PSVT는 퇴원 후 RFCA 목적으로 심장내과 의사에게 반드시 컨설트.
- 동율동으로 전환되지 않은 PSVT는 맥박수 조절을 시행하고 퇴원 후 RFCA 목적으로 심장내과 의사에게 컨설트.

문헌

1) Whaley MH, et al. Predictors of over- and underachievement of age-predicted maximal heart rate. Med Sci Sports Exerc. 1992; 24: 1173-9.
2) González-Torrecilla E, et al. Combinede valuation of bedside clinical variables and the electrocardiogram for the differential diagnosis of paroxysmal atrioventricular reciprocating tachycardia in patients without pre-excitation. J Am Coll Cardiol 2009; 53: 2353-8.
3) Havránek S, et al. Distribution of mean cycle length in cavo-tricuspid isthmus dependent atrial flutter. Physiol Res. 2012; 61: 43-51.
4) Appelboam A, et al. Postural modification to the standard Valsalva manoeuvre for emergency treatment of supraventricular tachycardias (REVERT): a randomised controlled trial. Lancet. 2015; 386: 1747-53.
5) Rankin AC, et al. Value and limitations of adenosine in the diagnosis and treatment of narrow and broad complex tachycardias. Br Heart J. 1989; 62: 195-203.
6) Glatter KA, et al. Electrophysiologic effects of adenosine in patients with supraventricular tachycardia. Circulation. 1999; 99: 1034-40.
7) DiMarco JP, et al. Adenosine for paroxysmal supraventricular tachycardia: dose ranging and comparison with verapamil. Assessment in placebo-controlled, multicenter trials. The Adenosine for PSVT Study Group. Ann Intern Med. 1990; 113: 104-10.
8) Delaney B, et al. There lative efficacy of adenosine versus verapamil for the treatment of stable paroxysmal supraventricular tachycardia in adults: a meta-analysis. Eur J Emerg Med. 2011; 18: 148-52.
9) Furlong R, et al. Intravenous adenosine as first-line prehospital management of narrow-complex tachycardias by EMS personnel without direct physician control. Am J Emerg Med. 1995; 13: 383-8.
10) Page RL, et al. 2015 ACC/AHA/HRS Guideline for the Management of Adult Patients With Supraventricular Tachycardia: A Report of the American College of Cardiology/American Heart Association Task Force on Clinical Practice Guidelines and the Heart Rhythm Society. J Am Coll Cardiol. 2016; 67: e27-115.

Chapter 18

단순하게 해야 할 심전도

질병의 자연사를 보면 관리 방안이 보인다

> 모든 일은 가능한 한 단순하게 해야 한다.
> 하지만 지나치게 단순화해서는 안 된다.
>
> 아인슈타인

증례 ★★★ 40세 남성. 두근거림

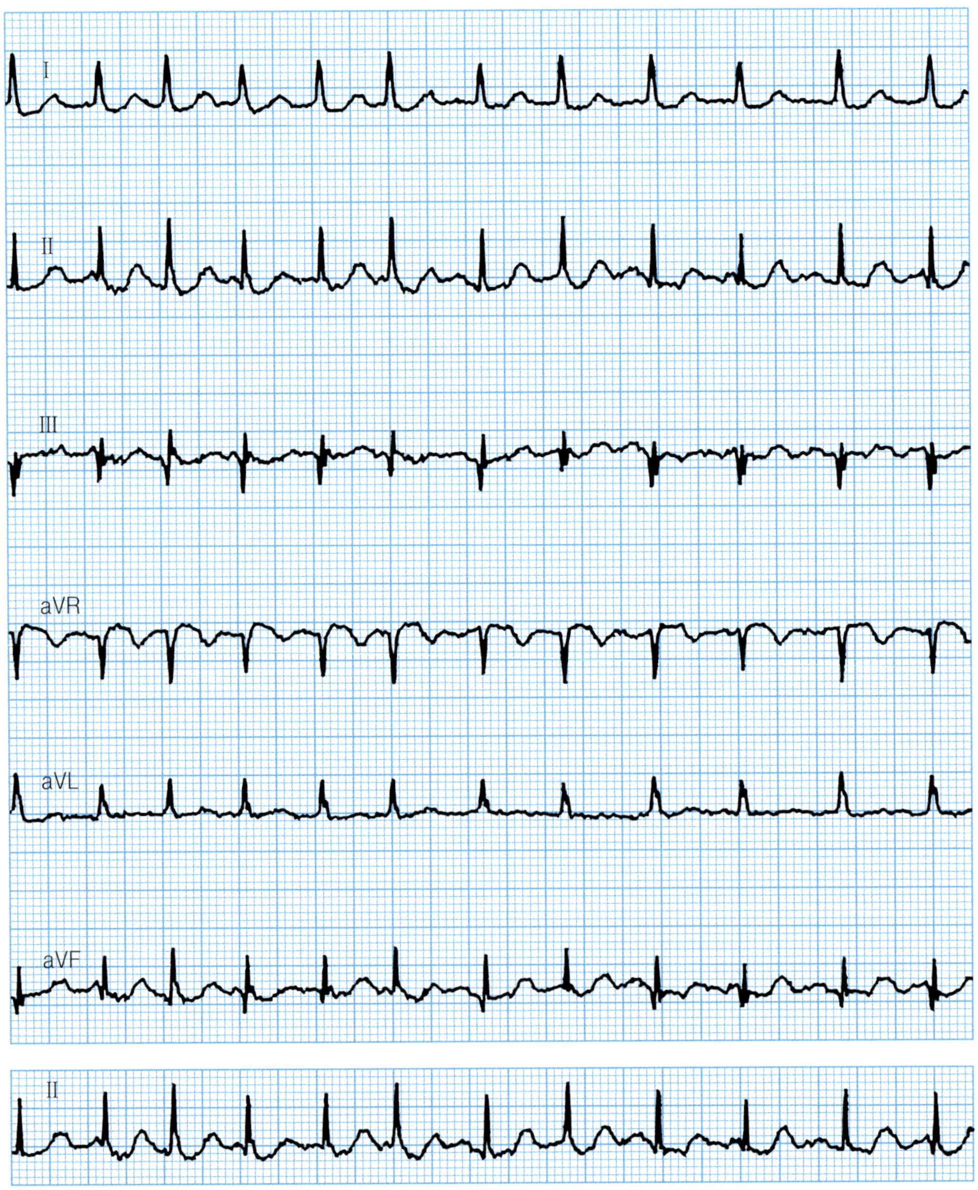

10초 안에 진단명과 구체적인 대응 방안을 결정해 주세요.(이번에는 특히 대처에 집중해 주세요!).

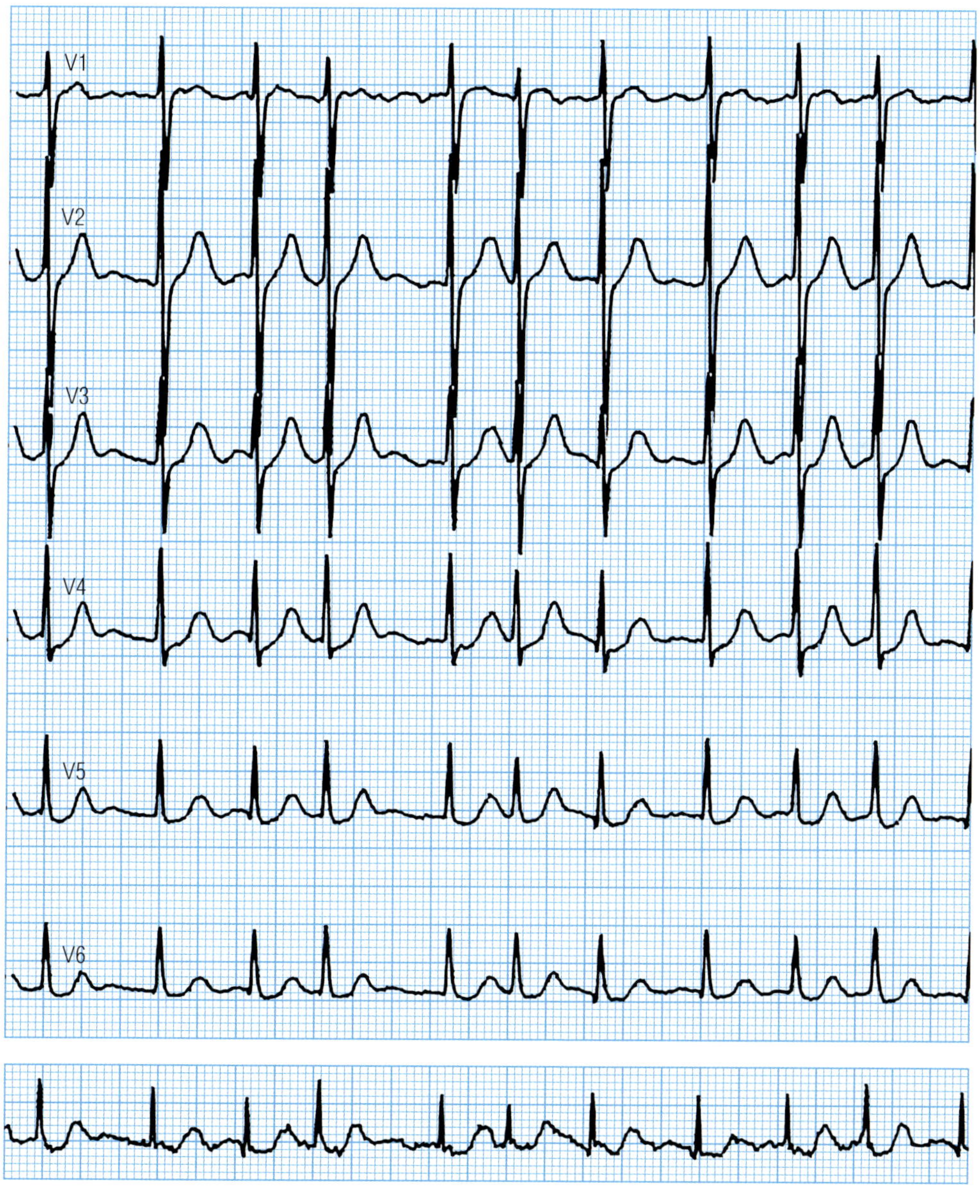

이번 심전도는 좁은 QRS 빈맥(narrow QRS tachycardia)이며, RR 간격이 불규칙하므로 심방세동입니다. 심방세동은 다양한 병태를 동반하며 해야 할 일이 많아 초기 대응에서 모든 것을 시행할 수 없습니다. 따라서 먼저 심방세동의 자연사를 전체적으로 살펴봄으로써 초기 진료 의사의 관리 범위를 확인해 봅시다.

심방세동의 자연사

심방세동의 자연사는 동율동과 심방세동이 반복되는 **발작성 심방세동** 시기에서 시작됩니다(그림 1a). 발작성 심방세동은 120–150회/분의 빈맥 발작을 일으키지만, 치료 개입 없이도 대부분 48시간 이내에 동율동으로 돌아옵니다. 일단 발작성 심방세동이 발생하면 50%는 1년 이내에 재발하며,[1] 이후 발작성 심방세동⇔동율동을 반복하고 결국 심방세동이 지속되는 만성 심방세동으로 진행됩니다(그림 1b). 발작성 심방세동은 연간 5.0–8.6%의 비율로 만성화되며, 5년 이내에 약 25%가 만성 심방세동으로 이행된다고 알려져 있습니다.[2]

또한, 심방세동 중 130회/분 이상의 심박수가 지속되면 발작성 또는 만성 여부와 상관없이 울혈성 심부전 위험이 높아지므로[3] 주의가 필요합니다(그림 1★). 참고로 만성 심방세동에서 치료 개입이 이루어진 경우, 안정 시 심박수를 110회/분 미만(자각 증상이 심한 경우 80회/분 미만)으로 유지하는 것이 치료 목표입니다.

또한, 발작성 및 만성 심방세동 모두에서 항상 뇌경색 위험이 따릅니다. 그래서 두근거림이 아닌 마비 증상으로 내원했을 때 심방세동이 발견되는 경우도 있습니다.

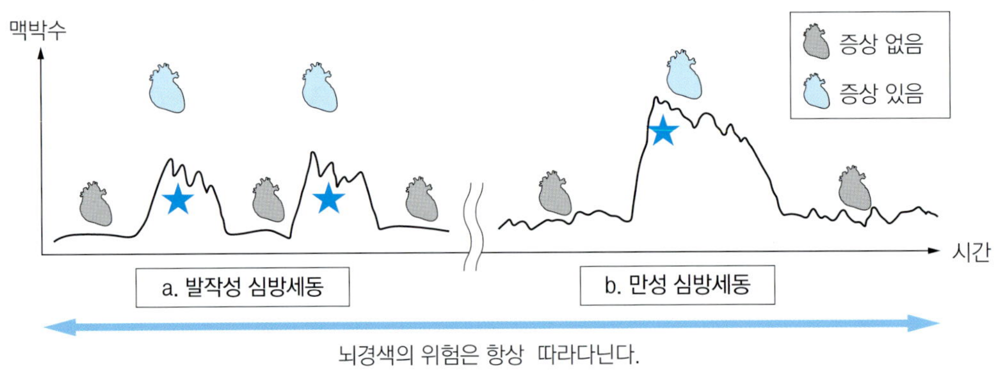

그림 1 심방세동의 자연사(★: 심방세동+빈맥 발작)

두근거림이라는 주증상에서 심방세동을 고려하다

이번 주증상은 '두근거림'이지만, 약 40%의 심방세동은 무증상으로 나타납니다.[4] 따라서 발작성 심방세동이 발생해도 자각 증상이 없는 경우가 있습니다. 이 때문에 그림 1은 이론적인 설명에 불과하며, 실제로는 그림 2처럼 빈맥 발작 시에도 증상이 없는 경우가 있습니다. 만성 심방세동이 계속 진행되면 두근거림 같은 자각 증상은 거의 사라집니다.

이러한 두근거림 증상과 질병의 자연 경과를 고려할 때, 입원 시 루틴 검사나 뇌경색 원인을 찾기 위해 심전도를 찍었을 때 우연히 발견된 심방세동은 만성 심방세동입니다. 짧은 발작 시점에 발작성 심방세동을 발견할 가능성보다는, 무증상으로 만성 심방세동이 진행된 경우를 발견할 가능성에 더 무게를 두고 진료를 진행합니다.

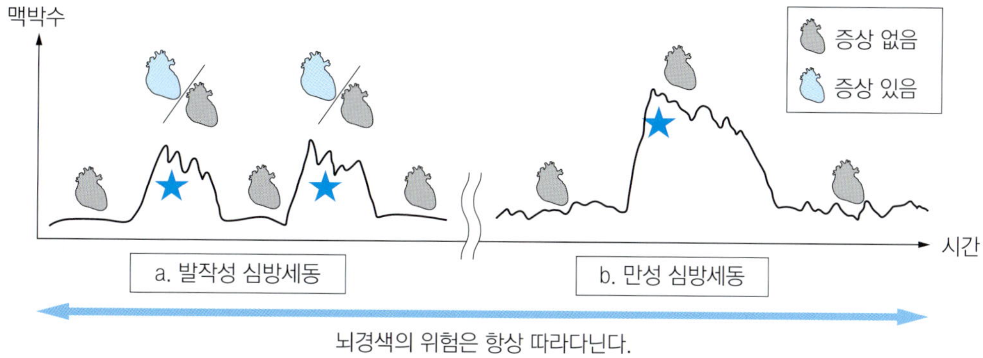

그림 2 무증상을 고려한 심방세동의 자연사

> 두근거림이 주증상으로 발견된 심방세동⇒발작성 심방세동으로 진료를 시작한다.
> 무증상으로 발견된 심방세동⇒만성 심방세동으로 진료를 시작한다.

루틴 업무가 확진으로 이어진다

임상에서는 '두근거림'이라는 주증상이 모호할 때가 많습니다. '두근거린다'고 표현하지 않고 '가슴이 답답하다', '어지러울 것 같다' 등 다양한 방식으로 호소합니다. 따라서 병력만으로는심방세동이 발작성인지 만성인지 감별하기 어렵습니다. 여기서 유용한 것이 루틴 업무입니다. 먼저 과거의 심전도를 확인해 봅시다. 몇 개월 전 심전도가 동율동이었다면 발작성 심방세동일 가능성이 높아지고, 몇 년 전부터의 모든 심전도가 심방세동이었다면 만성 심방세동임이 확실해집니다.

또한, 복용력도 큰 도움이 됩니다. '혈액을 묽게 하는 약을 10년 전부터 복용하고 있다'면 만성 심방세동일 가능성이 높습니다. 반면, 리트모놈®(propafenone), 썬리듬®(pilsicainide) 같은 항부정맥제를 복용 중이라면 동율동으로의 전환을 목표로 하는 발작성 심방세동일 가능성이 높습니다.

발작성 심방세동과 만성 심방세동을 분류하는 의미는?

이번 증례는 두근거림을 주증상으로 내원한 발작성 심방세동이지만, 이때 비심장내과 의사의 할 일은 다음의 세 가지로 충분하며, 이것이 올바른 대처입니다.

> ① 빈맥을 베라파밀로 110회/분 미만으로 조절한다.
> ② 자연경과를 쉬운 말로 설명한다(앞서 설명한 심방세동의 자연사).
> ③ 가장 가까운 심장내과 외래 예약을 잡는다.

저는 베라파밀을 20 cc 주사기에 생리식염수를 이용해 녹이고, 직접 침상에서 5–10분 이상에 걸쳐 정맥주사합니다(①). 이때 심전도를 주시하며 심각한 서맥이 발생하지 않도록 주의합니다. 주사하는 동안 심방세동의 자연경과와 자연사를 설명하고(②), 외래 예약 준비도 진행합니다(③).

'이게 다야?'라고 느낄 독자도 있을지 모르지만, '두근거림'을 주증상으로 내원한 발작성 심방세동 환자에 대한 비심장내과 의사의 초기 대응은 이것으로 충분합니다. 물론, 심방세동으로 인해 심부전이 유발되어 '호흡곤란'을 호소하거나 '마비' 증상으로 내원한 뇌졸중 환자도 있을 수 있습니다. 이 두 가지는 긴급성이 높으므로 반드시 확인해야 하지만, 그런 상황이 아니라면 맥박수 조절에만 집중합니다(그림 3).

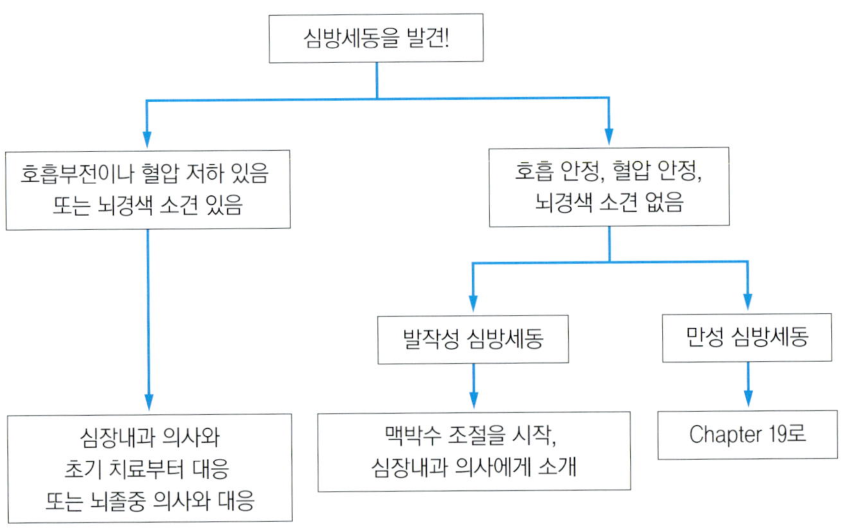

그림 3 심방세동 초기 대응의 흐름도

리듬 조절과 맥박수 조절

리듬 조절(rhythm control)은 심방세동을 동율동으로 되돌리는 것을 목표로 하는 치료입니다. 반면, 맥박수 조절(rate conrol)은 단순히 맥박수를 낮추는 것만을 목표로 합니다. 베라파밀은 맥박수 조절=심박수를 억제하는 역할만 할 뿐, 심방세동을 동율동으로 돌리는 것은 아닙니다. 발작성 심방세동은 치료 개입이 없이도 동율동으로 돌아갈 가능성이 높기 때문에 맥박수 조절에 집중하며, 완전히 두근거림이 사라지지 않더라도 증상이 조금 완화되면 충분합니다. 맥박수 조절만으로도 집에 돌아간 후 동율동으로 회복되고, 다음 심장내과 외래에 방문할 때쯤에는 대부분 동율동으로 돌아와 있는 경우가 많습니다.

본 증례의 관리는…

RR 간격이 불규칙한 좁은 QRS 빈맥으로 심방세동이며, 두근거림 증상이 있어 '발작성' 심방세동으로 진단했습니다. 초기 대응으로 베라파밀을 사용해 맥박수 조절을 했고 110회/분으로 조절된 후 다음 심장내과 외래를 예약하고 귀가시켰습니다.

재진 시 동율동으로 회복되었고, 발작성 심방세동으로 진단받아 RFCA 예정이 잡혔습니다.

재진 시(심장내과 외래)의 심전도

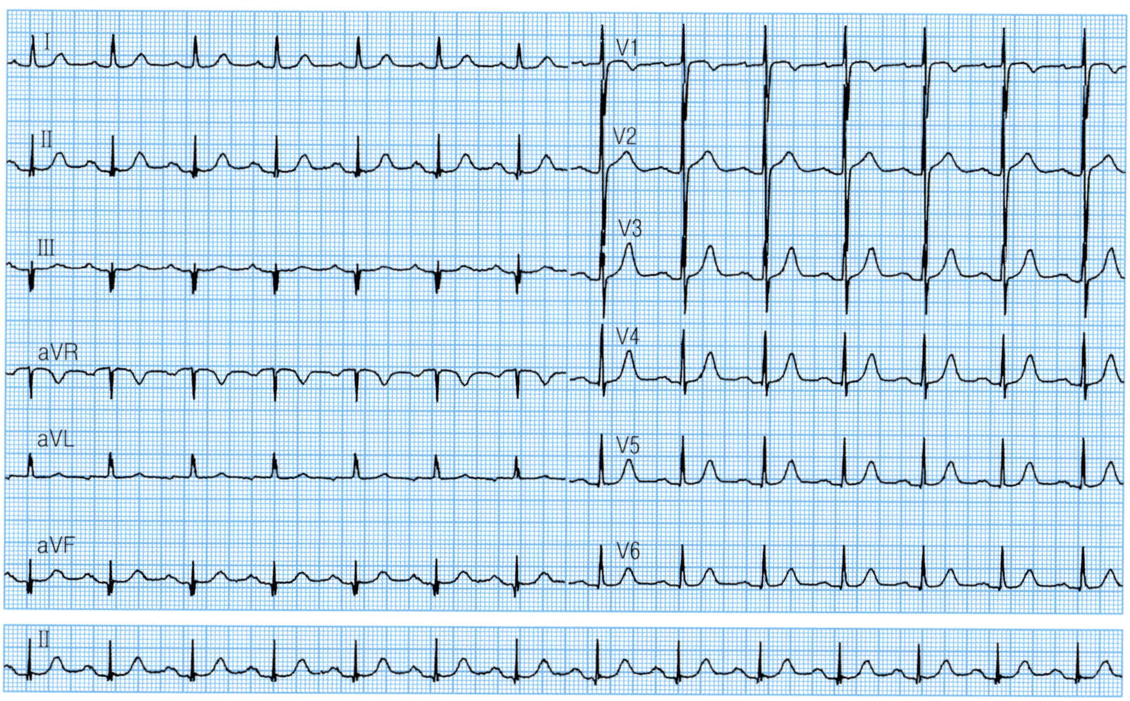

단순하게 해야 할 심전도

모든 일은 가능한 한 단순하게 해야 한다.
하지만 지나치게 단순화해서는 안 된다.

최근 심방세동에 관한 임상 연구는 계속해서 업데이트되고 있으며, 그 양은 비심장내과 의사들이 혼란을 겪을 만합니다. 새로운 절제술이 등장한 것 같더니, 항응고제의 신약이 등장하며, 그다음에는 길항제까지 끊임없이 나오고 있습니다. 그래서 비심장내과 의사들이 어디까지 손을 대야 할지 명확하지 않게 느껴집니다. 이럴 때일수록 가능한 한 단순하게 생각하는 것이 중요합니다. 즉, 맥박수 조절은 시행하되 리듬 조절에는 손을 대지 않는 것이 핵심입니다. 그러나 이 과정에서 호흡 순환이나 뇌경색에 대한 평가를 잊지 않는 것이 '지나치게 단순하지 않은' 대응입니다.

그렇다면 비심장내과 의사가 심장내과 의사에게 리듬 조절을 의뢰해야 하는 적절한 시점은 언제일까요? 또, 비심장내과 의사가 항응고제를 처방해도 괜찮을까요? 뇌졸중이 관련되어 있는데, 왜 가이드라인에는 뇌졸중 전문의가 등장하지 않는 걸까요? 이에 대한 솔직한 답변을 다음 장에서 조심스럽게 알려드리겠습니다.

요 약

- 발작성 심방세동과 만성 심방세동을 구별하려고 노력한다.
- 구별이 어려우면, 두 가지 가능성을 모두 고려하여 치료를 진행한다.
- 급성기에는 순환부전, 뇌경색 가능성, 자각 증상의 세 가지를 반드시 확인한다.
- 순환이 안정적이고 뇌경색이 없는 경우 맥박수 조절만으로 충분하며, 리듬 조절은 심장내과 의사에게 맡긴다.

문헌

1) Humphries KH, et al. New-onset atrial fibrillation: sex differences in presentation, treatment, and outcome. Circulation. 2001; 103: 2365-70.
2) Kerr CR, et al. Progression to chronic atrial fibrillation after the initial diagnosis of paroxysmal atrial fibrillation: results from the Canadian Registry of Atrial Fibrillation. Am Heart J. 2005; 149: 489-96.
3) Rawles JM. What is meant by a "controlled" ventricular rate in atrial fibrillation? Br Heart J. 1990; 63: 157-61.
4) Senoo K, et al. Distribution of first-detected atrial fibrillation patients without structural heart diseases in symptom classifications. Circ J. 2012; 76: 1020-3.

Column 7

사실은 더 세밀한 심방세동의 분류

일본의 가이드라인을 살펴보면 고립성 심방세동, 발작성 심방세동, 지속성 심방세동, 장기 지속성 심방세동, 영구성 심방세동, 더 나아가 초발성 심방세동, 간헐성 심방세동, 만성 심방세동, recent-onset(최근 발병) 심방세동 등 세밀한 분류도 포함되어 있습니다. 하지만 읽으면 읽을수록 혼란스럽게 느껴지기 쉽습니다. 그러나 계속 읽어 나가다 보면 '임상적으로 각 환자에게 그 분류법을 적용하는 것이 오히려 현실적으로 어렵다', '심방세동 분류에 내포된 한계는 충분히 인식되어야 한다'는 내용이 적혀 있습니다. 즉, 심방세동의 복잡한 병태를 언어적으로 세밀하게 분류하는 것이 삼차원적인 병태를 설명하기에 부족할 수 있다는 점을 마지막에 깨닫게 됩니다.

중요한 것은 bedside에서 어떻게 표현되는가입니다. 임상 의사의 관점에서 보면, 심방세동의 분류는 **발작성 심방세동**과 **만성 심방세동**의 두 가지로 충분히 필요한 분류입니다. 이 두 가지를 간단히 이해하기 위한 그림이 바로 Chapter 18에서 설명한 심방세동 자연사입니다.

엄밀히 말하면, 세부적으로 다르다고 주장하는 부정맥 전문의들의 지적은 맞는 이야기입니다. 저는 이러한 깊이 있는 분류에 대해 비판할 생각은 전혀 없습니다. 하지만 bedside에서 임상의사들이 가지는 이미지는 '심방세동의 자연사 그림'에 기초하고 있으며, 발작성 심방세동과 만성 심방세동의 분류만으로도 필요하고 충분하다는 것이 암묵적으로 공유되고 있는 사실입니다.

문헌

1) 日本循環器学会. 循環器病の診断と治療に関するガイドライン (2012年度合同研究班報告). 心房細動治療 (薬物)ガイドライン (2013年改訂版). http://www.j-circ.or.jp/guideline/pdf/JCS2013_inoue_h.pdf

Chapter 19

경계 영역의 심전도

비심장내과 의사의 관리 범위를 고려하다

'나에게 그 행동에 대한 책임이 있을까? 없을까'라는 의문이 마음속에 떠오른다면, 그 책임은 당신에게 있는 것입니다.

도스토옙스키

앞 장에서는 비심장내과 의사에게 요구되는 발작성 심방세동의 초기 대응을 설명했습니다. 이번 장에서는 비심장내과 의사가 심방세동 전반에서 직면할 수 있는 어려운 상황을 증례를 통해 해설합니다.

호흡・순환상태가 불안정한 심방세동의 대응

문제 1 증례 A. 80세 여성, 호흡곤란

내원 며칠 전부터 전신부종이 악화되었고 내원 당일 아침부터 활동 시 호흡곤란이 있었으며 점차 악화되어 내원. 과거 병력으로 심방세동, 고혈압, 만성 신부전이 있음. 호흡수는 30회, SpO_2 90%(실내 공기에서), 내원 당시 심전도는 심박수 120-150의 심방세동. 심장내과 의사에게 연락했으나, 심야라 도착까지 30분 이상 소요될 예정. 그동안의 심방세동 치료는 어떻게 해야 할까?

심방세동 중에 심박수가 분당 130회 이상 지속되면 울혈성 심부전 발생 위험이 높아지며, 이번 증례도 울혈성 심부전에 의해 호흡부전이 발생했을 가능성이 큽니다. 이러한 경우 반드시 심장내과 의사가 필요한 상황이며, 비심장내과 의사만으로 대응해서는 안 됩니다. 하지만 이번 증례처럼 야간이나 휴일 등 심장내과 의사가 도착하는 데 시간이 걸리는 경우에는 먼저 **맥박수 조절에 집중해야 합니다**(심부전 평가를 위해 심초음파, 혈액검사, X선검사를 시행하고 NIPPV(noninvasive positive-pressure ventilation; 비침습양압환기) 등의 치료를 진행하는 것도 물론 필요합니다).

맥박수 조절만으로도 심장의 부담을 줄일 수 있습니다. 이와 같은 환자의 대부분은 만성 심방세동 환자로, 동율동으로 돌아갈 가능성이 매우 낮기 때문에 리듬 조절을 시도하지 않습니다.

여기서 주의할 점은 맥박수 조절에 사용하는 약물입니다. 베라파밀은 음성 변력(inotropic) 작용이 있어 혈압 저하를 유발할 수 있습니다. 따라서 혈압을 측정하고, 수축기혈압이 100 미만일 경우 음성 변력 작용이 더 적은 헤르벤®(딜티아젬)으로 대응합니다.

해답 수축기혈압이 100 mmHg 이상일 경우, 베라파밀 10 mg을 생리식염수 20 cc에 녹여 5-10분 이상에 걸쳐 정맥주사. 혈압 저하나 심각한 서맥이 발생하면 중단. 고령자는 5 mg부터 시작. 수축기혈압이 100 mmHg 이하일 경우, 헤르벤®(딜티아젬) 5 mg을 생리식염수 20 cc에 녹여 5-10분 이상에 걸쳐 정맥주사. 혈압 저하나 심각한 서맥이 발생하면 중단

심방세동의 혈압 저하

문제 2 증례 B. 75세 남성, 혈압 저하

넘어져서 머리 부위에 출혈이 있어 내원. 봉합 처치로 출혈은 멈췄고, 두부 CT에서도 두개 내 출혈은 발견되지 않음. 만성 심방세동이 있어 와파린®을 복용 중임. 처치 후 활력징후는 혈압 77/43, 심박수 97(불규칙), 호흡수 12, SpO_2 99%(실내 공기에서), 체온 36.2. 혈압 저하의 원인 해석과 치료는 어떻게 해야 할까?

이론상으로는 심방세동에서는 맥박이 변동하므로 혈압 변동이 발생할 수 있습니다. 즉, 그림 1에서 ★1과 ★2에서 측정한 혈압에 차이가 나타날 수 있습니다. 이번 경우는 우연히 ★2에서 저혈압이 나타난 것일까요?

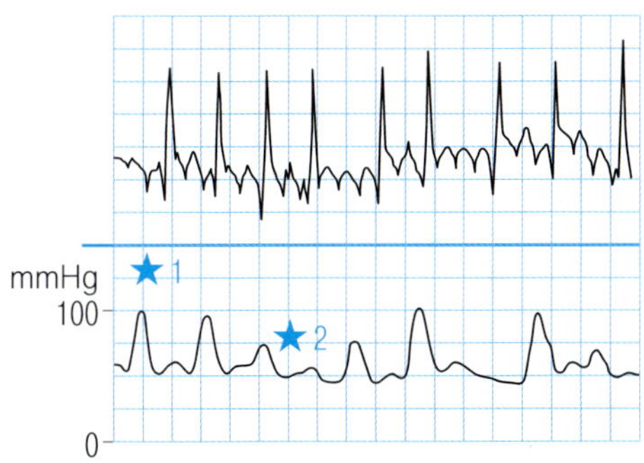

그림 1 심방세동과 혈압 변동

관혈적으로 동맥혈압을 측정하면 연속적인 모니터링이 가능하지만, 모든 환자에게 이를 시행할 수는 없습니다.

Pagonas 등의 연구에 따르면, 3회 측정하면 혈압계로 측정하든 동맥혈압으로 측정하든 동성 리듬과 심방세동 사이에 차이가 없다고 보고했습니다.[1] 따라서 혈압계로 3회 이상 측정하여 여러 번 저혈압이 계속되면 저혈압 상태로 판단합니다. 반면, 몇 번 중 1회만 저혈압이 나오면 우연히 저혈압이 측정된 것일 수 있다고 해석하고, 저혈압이 아니라고 판단합니다.

해답 혈압을 3회 이상 측정하여 여러 번 저혈압이 지속되면 지속적인 저혈압으로 간주하여 수혈을 고려한다. 몇 번 중 1회만 저혈압이 나오면 간헐적인 저혈압으로 판단하고 경과를 관찰한다.

리듬 조절은 어떻게 할까?

문제 3 앞서 언급된 증례 A와 증례 B, 그리고 Chapter 18의 발작성 심방세동 증례 중 카테터 절제술이 필요한 증례는 어느 것인가?

심방세동이 완전히 만성화되기 전에 동율동화가 지속될 수 있도록 하는 것이 리듬 조절입니다. 방법으로는 경구 약물 치료와 카테터 절제술(radiofrequency catheter ablation, RFCA)이 있습니다. 특히 RFCA는 약 70%를 치료할 수 있다고 하며, 스스로 시행하지 못하더라도 적응증을 아는 것이 중요합니다. 하지만 심방세동에 대한 RFCA의 적응증은 심장내과 의사 사이에서도 의견이 나뉘며, 비심장내과 의사가 이해하기에는 어려운 경우가 많습니다.[주)]

따라서 비심장내과 의사라도 이해할 수 있는 RFCA의 적응증을 심방세동의 자연사를 통해 개략적으로 파악해 봅시다(그림 2). 먼저, 발작성 심방세동의 초기 단계라면 RFCA로 동율동으로 돌아갈 가능성이 더 높기 때문에 치료 대상이 되어 컨설트를 진행합니다. 반대로 장기적인 만성 심방세동에서는 RFCA로 동율동으로의 복귀가 어려워 컨설트를 피할 수 있습니다. 만약 둘 중에 헷갈리는 경우에는 한 번쯤은 심장내과 의사와 컨설트하는 선택이 나쁘지 않습니다.

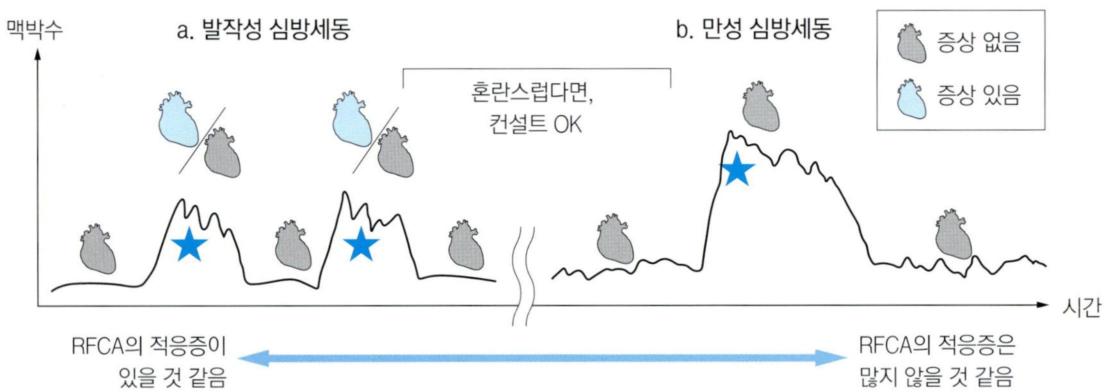

그림 2 RFCA와 심방세동의 자연사

해답 증례 A와 B는 만성 심방세동으로부터 시간이 오래 경과한 것으로 판단된다면, RFCA 목적으로 컨설트는 불필요. 반면, Chapter 18의 증례는 발작성 심방세동이므로 RFCA를 할 수 있는 병원의 심장내과 의사에게 컨설트하는 것이 바람직하다.

초발 발작성 심방세동을 만난 비심장내과 의사가 맥박수 조절을 하고 반드시 심장내과 의사에게 연결해야 하는 이유 중 하나는 RFCA라는 점을 잊지 마세요.

역자 주) 최근에는 RFCA의 성공률 및 효과가 향상되어, 유럽, 우리나라 등 진료지침에서도 적응증이 지속적으로 확대되고 있으며, 적극적으로 권고하고 있다.

마지막으로, 전공의뿐만 아니라 비심장내과 의사들도 자주 묻는 질문입니다.

심방세동에서의 뇌경색 예방

문제 4 뇌경색 예방 치료가 이루어지지 않은 심방세동 환자 중, 어느 증례에서 비전문의가 뇌경색 예방 치료에 개입하는가? (애초에 비전문의가 개입해도 되는가?)

심방세동은 순환기 질환이면서도, 심장이 아닌 장기에 문제를 일으킬 수 있는 뇌경색을 유발하여 그 대응을 복잡하게 만듭니다. 이 전체적인 맥락을 이해하기 위해 뇌졸중 의사의 관점과 심장내과 의사의 관점에서 뇌경색을 배경으로 한 심방세동을 살펴보겠습니다.

[뇌졸중 의사의 관점] 뇌경색의 원인은 심장성(심방세동 있음, 항응고제로 예방)과 비심장성(심방세동 없음. 항혈소판제로 예방)으로 분류됩니다. 뇌졸중 의사의 관점에서는 원인에 상관없이 뇌경색이 발생한 후 개입이 시작됩니다. 즉, 뇌졸중 의사의 역할은 뇌경색 후 재발 예방(이차예방)입니다.

[심장내과 의사의 관점] 뇌졸중 의사가 개입할 수 있는 시점은 뇌경색이 발생한 **후**이지만, 심장내과 의사의 역할은 뇌경색 발생 **전** 심방세동을 어떻게 개입하여 **일차예방**을 할 수 있느냐에 있습니다. 이 중 비심장성 뇌경색은 일차예방이 불가능하고,[3] 심장성만 가능합니다. 결과적으로 심장질환을 주로 다루는 심장내과 의사가 뇌경색의 일차예방을 담당하는 경우가 많지만, 아직 뇌경색이 발생하지 않은 상태에서는 고혈압이나 당뇨병과 마찬가지로 이 예방 치료는 비심장내과 의사나 비뇌졸중 의사도 충분히 할 수 있습니다(그림 4).

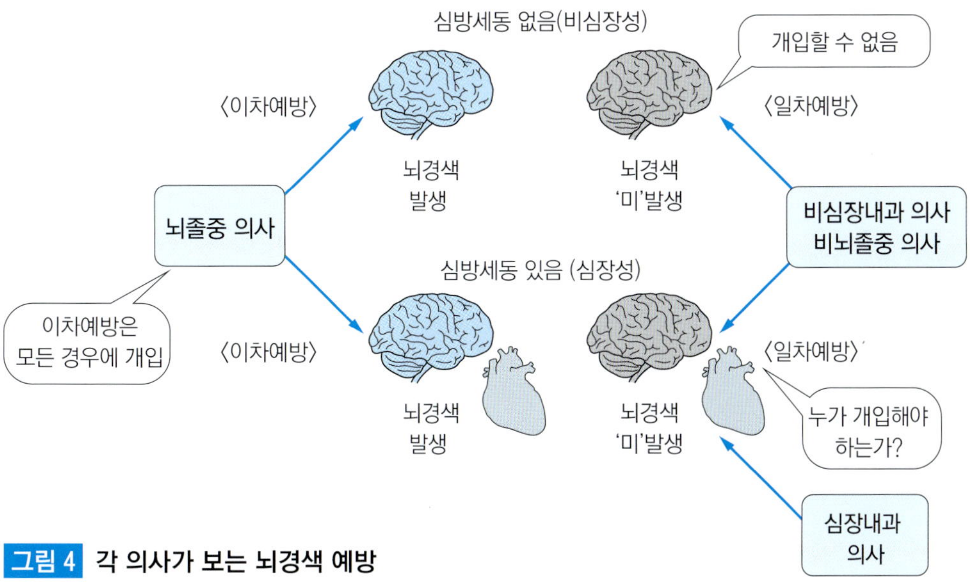

그림 4 각 의사가 보는 뇌경색 예방

자신의 역할을 고려하기

비전문의에게도 심방세동에서 뇌경색 1차 예방에 개입해야 할 때가 있지만, 누구에게 항응고 치료가 적응되는지 판단하는 것이 필요합니다. 이를 위해 $CHADS_2$ 점수[4], CHA_2DS_2-VASc 점수[5]로 뇌경색 위험을 평가합니다(표 1). $CHADS_2$ 점수가 1점 이상이면 고위험군으로 간주되어 치료가 필요합니다. $CHADS_2$ 점수가 0점이라도 CHA_2DS_2-VASc 점수가 2점 이상이면 치료

표 1a $CHADS_2$ 점수(왼쪽)

항목	점수
CHF(심부전)	1점
Hypertension(고혈압)	1점
Age > 75 (75세 이상)	1점
Diabetes(당뇨병)	1점
Stroke or TIA(뇌경색 또는 일과성 허혈 발작의 병력)	2점

표 1b CHA_2DS_2-VASc 점수

항목	점수
CHF(심부전)	1점
Hypertension(고혈압)	1점
Ag > 75(75세 이상)	2점
Diabetes(당뇨병)	1점
뇌경색이나 TIA의 과거 병력	2점
Vascular disease(혈관병변)	1점
Age 65-74 (65-74세)	1점
Female(여성)	1점

표 2 각 점수에 따른 예방 투여의 적응증

$CHADS_2$ score	뇌경색의 연간 발생률 (%)(95%CI)
0	1.9 (1.2-3.0)
1	2.8 (2.0-3.8)
2	4.0 (3.1-5.1)
3	5.9 (4.6-7.3)
4	8.5 (6.1-11.1)
5	12.5 (8.2-17.5)
6	18.2 (10.5-27.4)

1점 이상이면 예방 투여의 적응증

$CHADS_2$에서 0점이면 CHA_2DS_2-VASc도 확인

CHA_2DS_2-VASc score	뇌경색의 연간 발생률
0	0%
1	1.3%
2	2.2%
3	3.2%
4	4.0%
5	6.7%
6	9.8%
7	9.6%
8	6.7%
9	15.2%

2점 이상이면 예방 투여의 적응증

표 3 다양한 항응고제

종류		약제명(일반명)
	II, VII, IX, X 응고 인자 억제제	와파린®(와파린)
DOACs	직접 트롬빈 억제제	프라닥사®(다비가트란)
	Xa 인자 억제제	자렐토®(리바록사반), 엘리퀴스®(아픽사반), 릭시아나®(에독사반)

DOACs: direct oral anticoagulants(새로운 항응고제에 관한 명칭)

적응이 됩니다(표 2). 또한, 와파린® 외에도 DOACs(Direct Oral Anticoagulants)라고 불리는 비교적 새로운 항응고제도 선택지로 고려할 수 있습니다(표 3). 여기서 비전문의 입장에서 '내가 이러한 약을 처방해도 될까?'라는 의문이 떠오를 수 있습니다.

아직도 남아 있는 심방세동 치료

심방세동에서 뇌경색 예방을 위해 적응증 여부를 결정하고 치료제를 선택하는 과정은 익숙하지 않은 의사들에게는 높은 장벽이 될 수 있습니다. 게다가 항응고제는 출혈이라는 부작용이 있어, 뇌경색 위험 평가뿐만 아니라 '약을 처방할 때의 위험 평가'도 필요합니다. 출혈 위험 평가에는 mATRIA Bleeding Risk Score, HAS-BLED Score for Major Bleeding Risk 등 다양한 스코어링 방법이 있으며, 이를 모두 고려해야 한다는 사실에 '정말 이 정도까지 해야 하나?'라는 의문이 들 수 있습니다.

또한 심방세동에는 upstream 치료라는 개념이 있는데, 이것은 고혈압, 심부전, 염증 등과 같은 상태에 조기 개입함으로써 예후를 개선하는 치료 접근입니다. 심방세동 환자 대부분은 고혈압, 당뇨병, 과거의 심근경색증, 과거의 뇌경색 등 다양한 만성 질환을 동반하는 경우가 많습니다. 이처럼 병태가 여러 장기에 걸쳐 있기 때문에 '모든 의사가 봐야 하는' 환자들이지만, 너무 많은 영역에 걸쳐 있기 때문에 '어느 한 명의 의사만으로는 관리하기 어려운' 것이 심방세동 환자의 특징입니다.

이처럼 복잡한 심방세동 치료에서 각 전문의는 자신이 어디까지 관리할 수 있으며, 관리할 수 없는 영역에 대해 어떻게 생각하고 있는지 궁금해집니다.

각 전문의의 솔직한 생각 ~ 심방세동의 관리 범위

응급의학과 의사는 활력징후가 불안정해진 심방세동이나 뇌경색을 일으킨 심방세동의 초기 대응에 능숙하지만, 만성기 관리에는 익숙하지 않습니다. **뇌졸중 의사**는 뇌경색의 초기 대응부터 발병 후의 만성기 관리까지 담당할 수 있지만, 급성기에 활력징후가 불안정한 환자나 뇌경색 발병 '전'의 일차예방은 자신의 관리 범위 밖이라고 생각합니다. **일차진료의**는 모든 만성기 치료를 담당하지만, 중환자실에 들어가야 할 정도의 급성기 치료에는 익숙하지 않습니다. **심장내과 의사**는 절제술이나 심부전 진료는 자신이 맡아야 할 일이라고 생각하지만, 안정적인 환자의 만성기 관리는 다른 의사에게 맡기고 싶어 하는 경향이 강합니다.

심방세동은 여러 복잡한 병태를 동반하고 있으므로 그 치료 범위가 여러 의사의 관리 영역에 걸쳐 있습니다. 따라서 각 의사가 자신의 관리 범위가 어디까지인지 인식하는 것이 중요합니다.

경계 영역을 어떻게 관리할 것인가

'나에게 그 행동에 대한 책임이 있을까? 없을까'라는 의문이 마음속에 떠오른다면, 그 책임은 당신에게 있는 것입니다.

자신의 전문 분야에서 관리할 수 있는 범위를 확인하는 것은 매우 중요합니다. 그러나 **다른 과의 관리 범위를 확인하는 것이 더 중요합니다.** 심방세동의 경우 자신의 전문 분야와 다른 전문 분야 사이에 걸쳐 있는 경계 영역이 존재합니다. 하지만 이 경계 영역이 서로 명확하지 않아 대응이 어려워지곤 합니다.

야구나 배구에서 선수들 사이로 떨어지는 공을 놓치지 않으려면,

> ① 경계 영역에서도 항상 자신이 책임을 질 준비를 하고, 다른 사람에게만 맡기지 않는다.
> ② 가까운 동료들과 항상 지속적으로 소통을 유지한다.

이 두 가지가 필요합니다.

자신의 관리 범위만 지키면서 좋은 결과를 기대할 수는 없습니다. 경계 영역이라고 느낄 때도, 다른 진료과의 교과서를 조금이라도 읽어보는 것이 중요합니다. 또한, 자신이 속한 병원의 전문의들과 경계 영역에 대해 의견을 교환하는 것도 필요합니다. 병원에 따라서는 이 책에 나오는 치료보다 더 적극적인 치료를 요구할 수도 있고, 반대로 너무 앞서가는 치료 행위는 자제하라는 지시를 받을 수도 있습니다. 대응하기 전의 준비뿐만 아니라 다른 전문가가 어려운 환자를 인계받아 준 후에도 소통을 잊지 말아야 합니다.

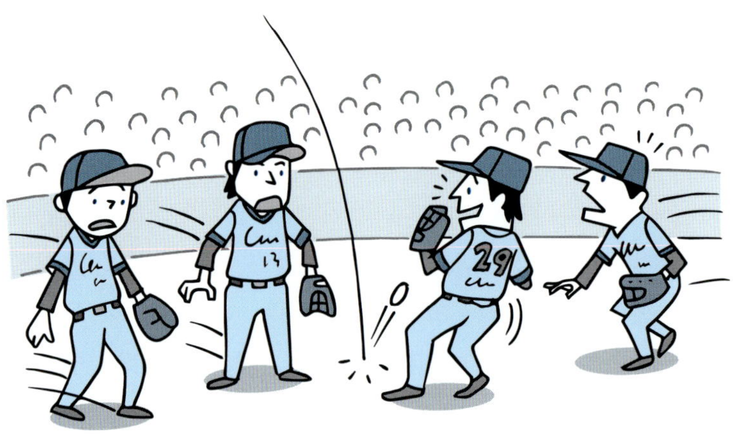

그림 5 심방세동 치료가 내 관리 범위인가?

서로의 관리 범위는 눈에 보이지 않는다. 경계 영역이라고 생각되면, 자신이 책임을 져야 한다는 마음가짐과 팀원들과의 소통이 중요하다.

결국 처방은 누가 하는가?

2016년 유럽심장학회 가이드라인에서는 '심방세동 환자는 여러 동반 질환과 위험 요소를 지니고 있기 때문에 **다학제 팀이 치료에 참여해야 한다**'고 명시하고 있습니다.[6] 이 다학제 팀에는 뇌졸중 의사, 심장내과 의사, 응급의학과 의사, 일차진료의뿐만 아니라 간호사, 약사 등의 의료진이 포함됩니다.

경기장을 넓은 시야로 살펴보았을 때 공에 가장 가까운 사람이 경계 영역이라도 처리해야 하며, 자신의 관리 범위에서 너무 멀다면 다른 의사뿐만 아니라 준의료팀에게도 부탁할 수 있습니다. 항응고제 처방, 뇌경색 치료, 급성기 치료 또는 만성기 치료는 의사로서 당신의 관리 범위 안에 어디에 위치해 있습니까?

또한, 팀이 바뀌면 내야에서 외야로 수비 위치가 바뀔 수 있습니다. 현재는 담당하지 않는 심방세동 치료라도 시설이나 병원이 바뀌면 해당 치료가 당신의 관리 범위로 포함될 수 있다는 것을 알아두어야 합니다.

요 약

뇌경색 예방이 이루어지지 않은 심방세동 환자에서 비전문가가 어느 경우에 뇌경색 예방 치료에 개입해야 하는가?
→ 비전문의라도 자신의 관리 범위 안에 있는 경우라면 적극적으로 처방해야 한다.
→ 경계 영역에 해당한다면 전문의와 상담하여 누가 무엇을 처방할지 협의해야 한다.
→ 동일한 의사라도 병원이나 지역이 바뀌면 관리 범위나 경계 영역도 달라질 수 있다.

문헌

1) Pagonas N, et al. Impact of atrial fibrillation on the accuracy of oscillometric blood pressure monitoring. Hypertension. 2013; 62: 579-84.
2) 日本循環器学会. 循環器病の診断と治療に関するガイドライン (2012年度合同研究班報告). 心房細動治療 (薬物) ガイドライン (2013年改訂版). http://www.j-circ.or.jp/guideline/pdf/JCS2013_inoue_h.pdf
3) Ikeda Y, et al. Low-dose aspirin for primary prevention of cardiovascular events in Japanese patients 60 years or older with atherosclerotic risk factors: a randomized clinical trial. JAMA. 2014; 312: 2510-20.
4) Gage BF, et al. Validation of clinical classification schemes for predicting stroke: results from the National Registry of Atrial Fibrillation. JAMA. 2001; 285: 2864-70.
5) Camm AJ, et al. European Heart Rhythm Association; European Association for Cardio-Thoracic Surgery. Guidelines for the management of atrial fibrillation: the Task Force for the Management of Atrial Fibrillation of the European Society of Cardiology (ESC). Eur Heart J. 2010; 31: 2369-429.
6) Kirchhof P, et al. 2016 ESC Guidelines for the management of atrial fibrillation developed in collaboration with EACTS. Eur Heart J. 2016; 37: 2893-962.

Column 8

비심장내과 의사가 리듬 조절을 시도하지 않는 것이 좋은 또 하나의 이유

심방세동이 48시간 이상 지속된 경우, 동율동으로 복귀하는 순간 뇌경색이 발생하기 쉬운 **'48시간 규칙'**이 있습니다. 따라서 만약 내원 시 심방세동이 48시간 이상 지속된 것으로 판단되면, 와파린®을 사용해 충분한 항응고 치료를 한 후에 동율동으로 전환을 시도합니다. 만약 혈역학적으로 불안정하여 긴급하게 동율동으로 전환해야 하는 경우에는 헤파린을 bolus로 대체합니다.[2)] 즉, **리듬 조절을 하기 전에 항응고치료를 하는 것**이 중요합니다.

여기서 문제는 심방세동이 48시간 이상 지속되었는지 평가하는 것입니다. 심방세동 환자의 40%가 증상이 없기 때문에, 증상만으로 판단하기 어려운 경우가 많습니다. 이때 다시 심방세동의 자연 경과를 고려하여 관리 방안을 세워야 합니다.

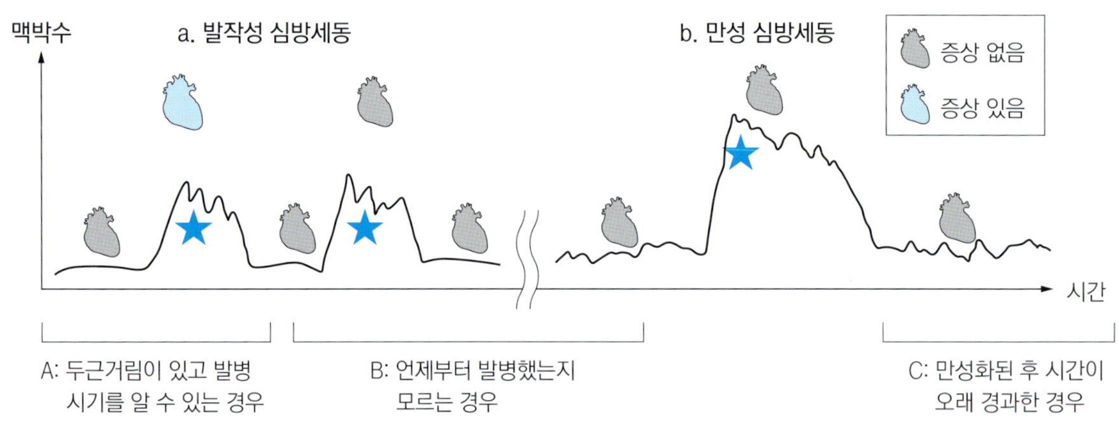

그림 3 심방세동의 자연사

A. 발작성 심방세동(두근거림이 있고 발병 시기를 알 수 있는 경우)

병력상 48시간 이상 경과한 것으로 판단되면, 심장내과 의사에게 컨설트합니다. 대부분 심장내과 의사의 지도하에 항응고 치료를 먼저 시행한 후 리듬 조절을 시도합니다. 또한, 상황에 따라 RFCA도 고려될 수 있습니다. 반면, 48시간 이내라면 Chapter 18 및 본 장에서 설명한 대로 대응해 나갑니다.

B. 발작성 심방세동(언제부터 발병했는지 모르는 경우)

병력상 48시간 이상 경과했는지 판단하기 어려운 경우, 먼저 심장내과 의사에게 컨설트하여 이후의 판단을 구합니다. 필요시 항응고 치료 후 리듬 조절을 고려하지만, 만성화가 오래되어 동율동으로의 전환이 어렵다고 판단되면, 리듬 조절을 시도하지 않을 수도 있습니다.

C. 만성 심방세동

만성 심방세동이 오래 지속된 경우, 동율동으로의 복귀는 기대하기 어렵습니다. 따라서 리듬 조절은 하지 않고 항응고치료만을 시행합니다. 심장내과 의사에게 컨설트가 필수적이지는 않습니다.

C의 경우 비심장내과 의사만으로도 대응이 가능하지만, A와 B의 경우는 심장내과 의사에게 컨설트가 필요합니다. 컨설트 시, 심장내과 의사는 리듬 조절 전에 심장 내 혈전 여부를 확인하기 위해 심초음파 검사의 결과를 알고 싶어 할 것입니다. 또한, 항응고치료를 시행하기 위해서는 혈액검사로 응고 기능을 확인한 결과가 필요할 것입니다. 제세동 시에는 뇌경색의 위험이 따르기 때문에, 마비 등 신경 증상이 없더라도 사전 평가로서의 두부 MRI를 통해 뇌경색의 영상 소견이 없는지를 확인할 것을 요청받을 수 있습니다.

전화로 컨설트 시 심초음파, 혈액검사, 두부 MRI에 대해 어느 정도까지 준비해 두어야 하는지 확인하는 것이 좋습니다.

이처럼 48시간 규칙에 따라 발작성 심방세동의 경우, 리듬 조절 시 뇌경색의 위험이 존재하므로 충분한 항응고 치료가 요구됩니다. 비심장내과 의사는 이러한 위험을 직접 다루기가 어려워 리듬 조절을 시도하기가 쉽지 않은 것입니다.

Chapter **20**

도전하지 않아도 되는 심전도

비심장내과 의사를 위한 빈맥의 감별진단 접근법 2

도전하지 않아도 되는 위험도 있다.

포드 (『마루 밑 아리에티』)

증례 ★★ 65세 남성 두근거림

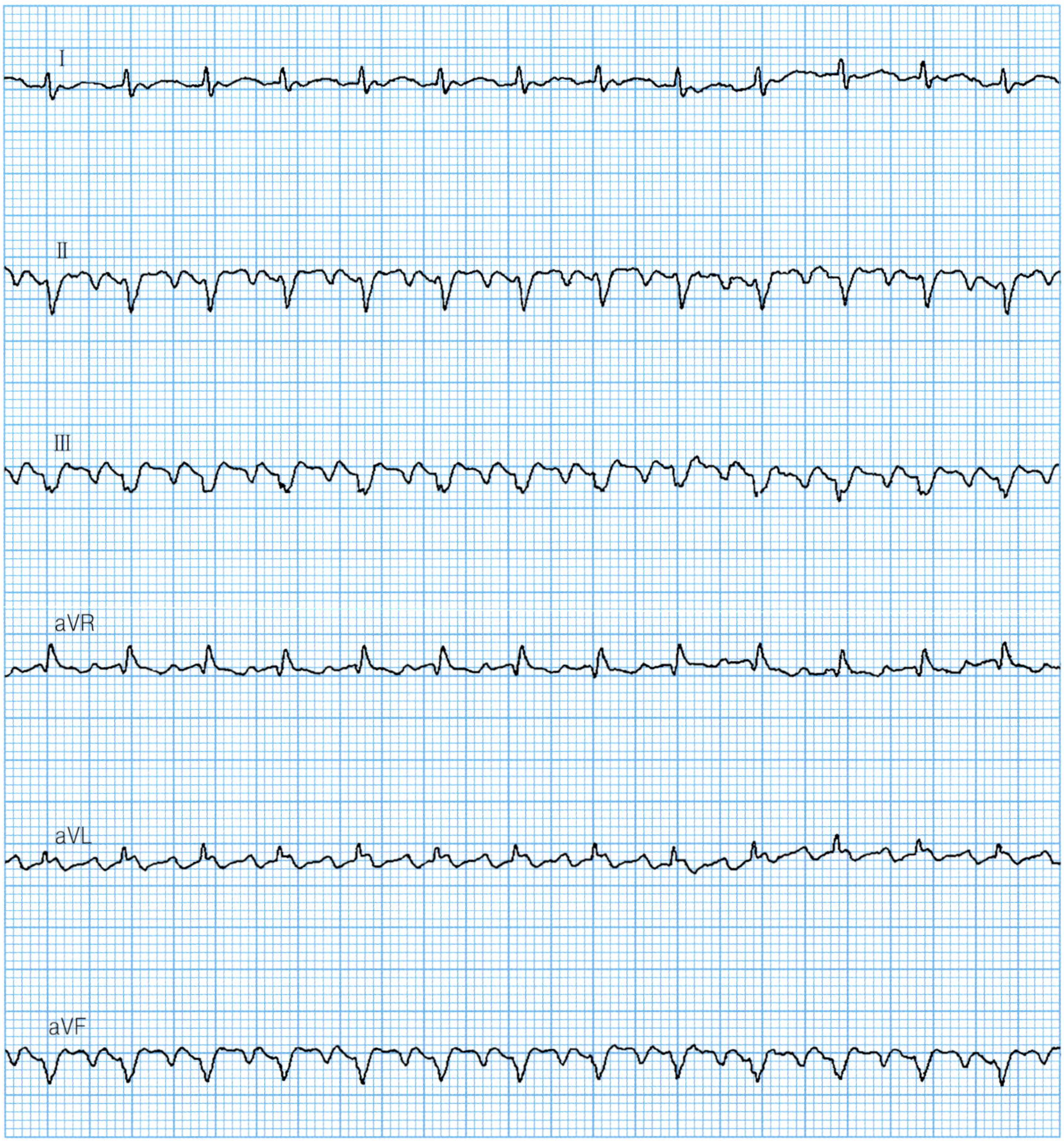

이번에도 10초 안에 진단명과 구체적인 대응 방안을 결정해 주세요.

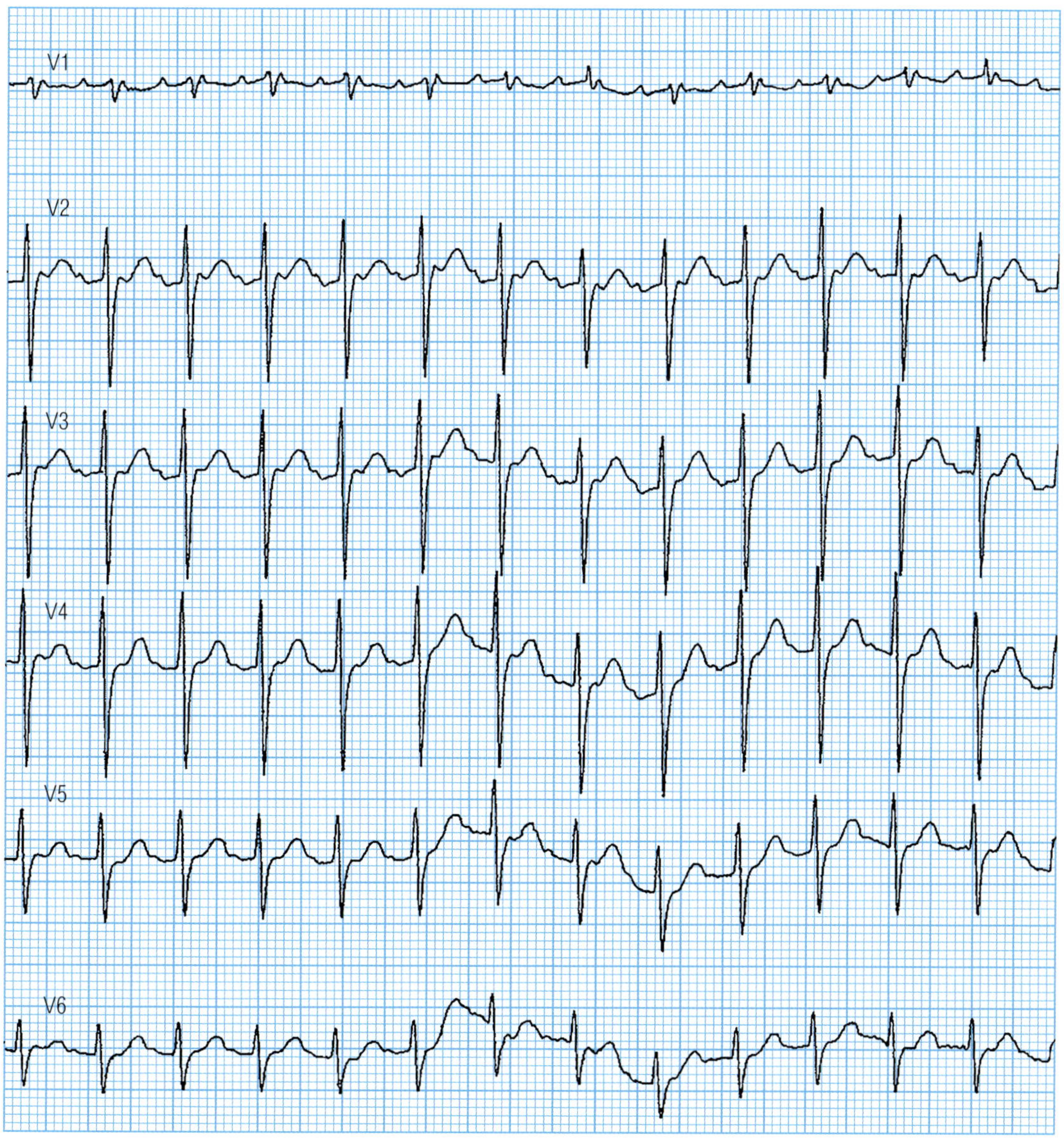

이번 심전도는 좁은 QRS 빈맥으로, 감별의 첫 번째 단계는 RR 간격이 규칙적인지 불규칙적인지를 확인하는 것입니다. 이번 경우는 규칙적이었기 때문에 심방세동 외의 심실상성 빈맥을 고려해야 합니다(그림 1).

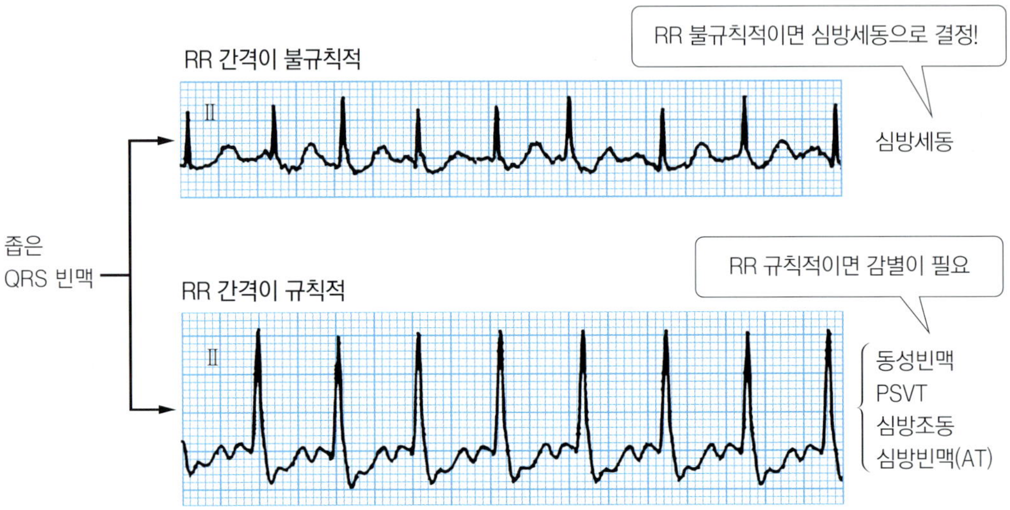

그림 1 1단계: RR이 불규칙적인지 규칙적인지로 감별

감별의 두 번째 단계에서는 미주신경 자극을 이용해 심실상성 빈맥을 구별합니다. 이번에는 수정 발살바법을 사용했지만 심전도 변화가 없었기 때문에 ATP 검사를 하였습니다. 아래는 그 때의 심전도입니다.

심전도1 ATP 검사 시행 중

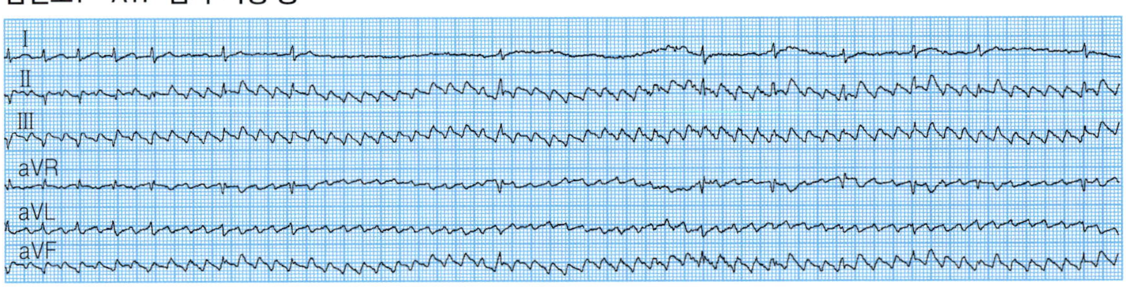

심전도2 ATP 검사 시행 몇 초 후

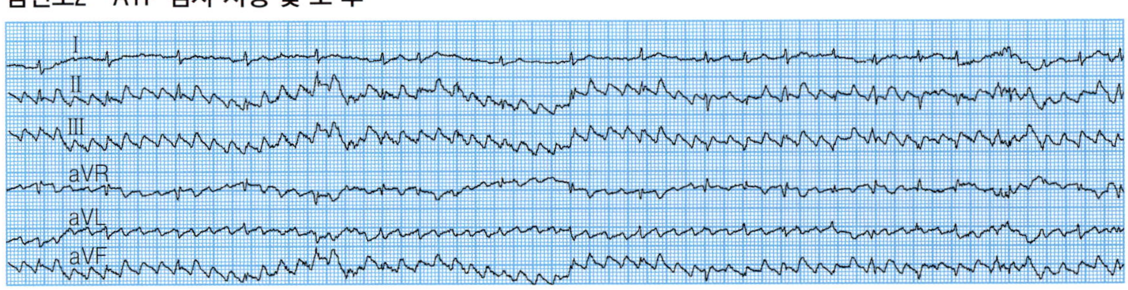

ATP 검사 결과 해석하기

심전도 1에서 QRS 파형이 사라진 부분에 주목해 주세요. P파가 약 250회/분 정도로 나타나고 있습니다. 심전도 2에서는 내원 시 좁은 QRS 빈맥 상태로 돌아가고 있습니다. 이로부터 이번 심전도는 PSVT 외의 동성빈맥, 심방빈맥(AT), 심방조동 중 하나임을 알 수 있습니다(그림 2).

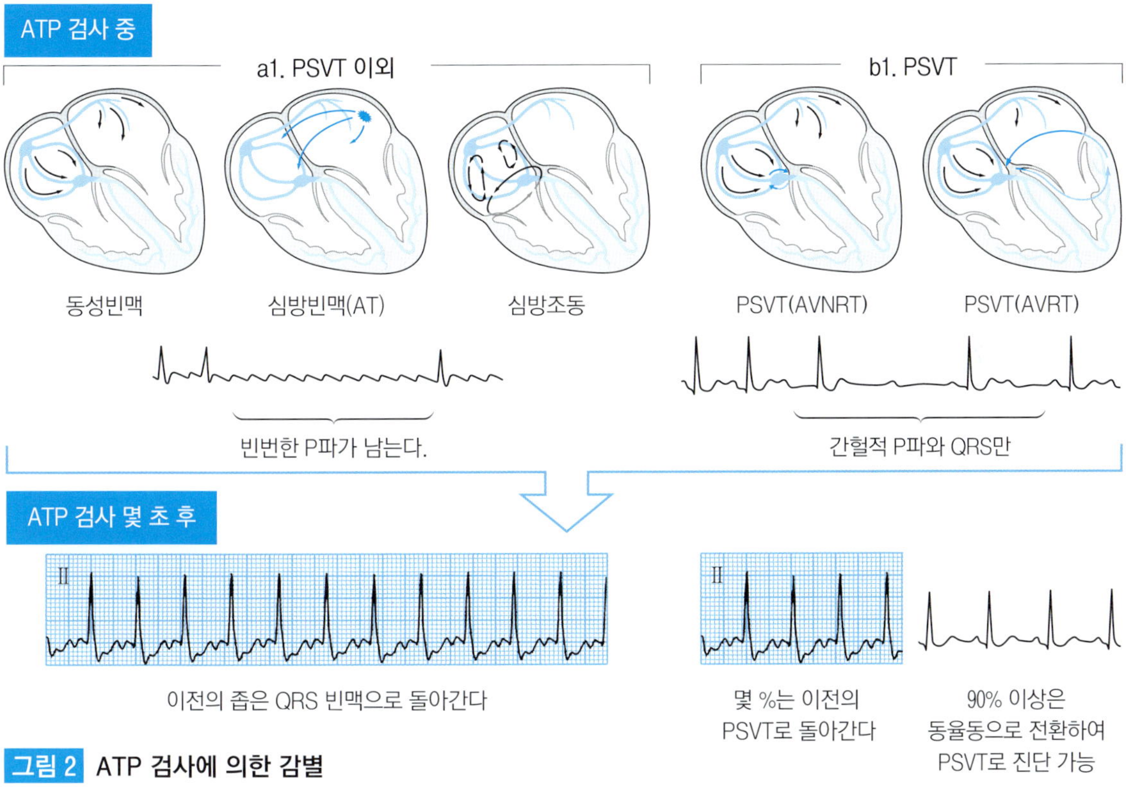

그림 2 ATP 검사에 의한 감별

ATP 검사 결과 해석하기

동성빈맥, 심방빈맥, 심방조동의 감별진단은 먼저 동성빈맥을 배제하는 것에서 시작됩니다. 여기서 병력이 중요한 역할을 합니다. 탈수, 빈혈, 통증, 발열 등 동성빈맥을 일으킬 수 있는 배경 요인이 없는지 확인해야 합니다. 치료는 그 원인을 교정하는 것입니다. 이번 증례는 이러한 동성빈맥의 배경이 전혀 없었고, 주증상이 갑작스럽게 시작된 두근거림이었기 때문에 심방빈맥이나 심방조동 중 하나로 판단되었습니다.

- 동성빈맥이 발생할 수 있는 병력이나 신체 소견이 있으면 '동성빈맥'을 고려한다.
- 두근거림 증상이 있으면 '심방빈맥 · 심방조동'을 고려한다.
- 반드시 두 가지 모두를 확인하고, 어느 한쪽으로도 판단할 수 없을 경우 두 가지 가능성을 모두 염두에 두고 진료를 진행한다.

심방빈맥과 심방조동의 감별

그렇다면 이번 증례는 심방 빈맥일까요, 아니면 심방 조동일까요? 감별 방법 중 첫 번째는 '**P파의 박동수**'입니다. ATP 검사에서 P파의 맥박이 분당 250회 미만이면 심방빈맥, 250회 이상이면 심방 조동으로 판단합니다.[1] 그러나 250회에 가까운 박동수를 정확하게 세는 것은 어렵고, 오차가 발생할 수 있습니다. 실제로 이번 심전도에서도 ATP 검사 중 심박수가 분당 250회/분 이상인지 이하인지 헷갈리는 상황이었습니다.

이때 사용할 수 있는 또 다른 감별 방법은 ATP 검사 중 '**P파의 폭**'입니다. 심방빈맥의 경우 대부분 P파의 폭이 좁아지지만, 심방조동의 경우 톱니 모양의 파형이 나타나면서 P파의 폭이 넓어집니다(그림 3).

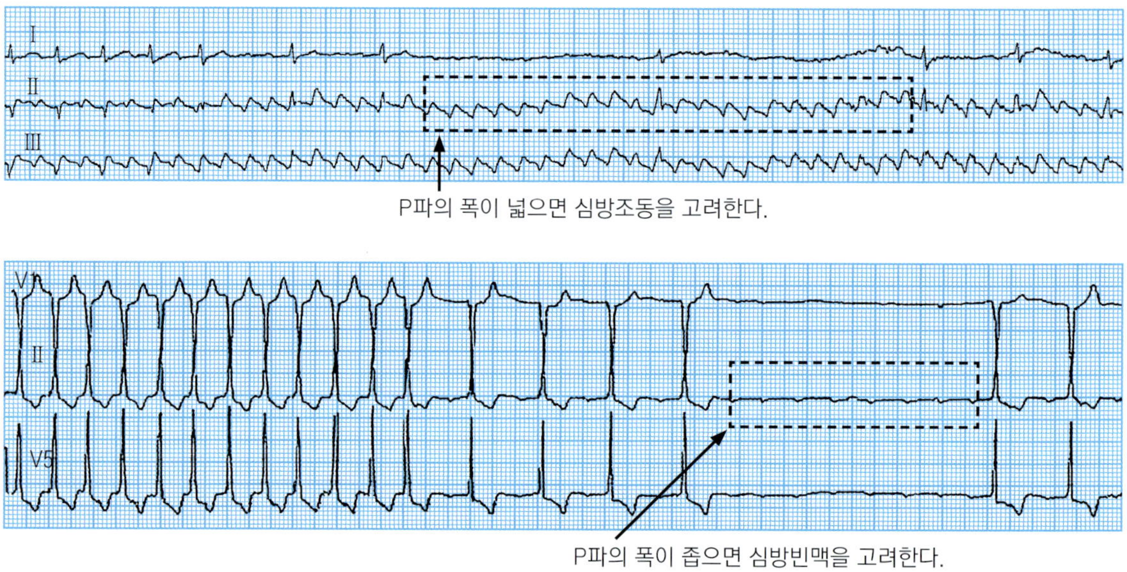

그림 3 **ATP 검사 중 P파의 폭을 통해 심방조동과 심방빈맥(AT)을 감별한다**

심방빈맥에서 P파의 폭

여기서 주의할 점은 일부 심방빈맥에서도 P파의 폭이 넓어질 수 있다는 것입니다. 심방빈맥은 심방 내의 이소성 흥분에 의해 발생하는 부정맥인데, 이소성 흥분이 발생하는 심방의 위치에 따라 P파의 폭이 달라지기 때문입니다(그림 4). 실제로 심방빈맥이 자주 발생하는 부위는 73%가 우심방 내에서 발생하며, 특히 삼첨판륜 부위에서 가장 많이 발생합니다.[2] 이 부위에서 발생하는 심방 조동과 P파의 모양이 매우 유사한 경우도 드물지 않습니다. P파의 폭이 좁은 경우 심방빈맥으로 볼 수 있지만, P파의 폭이 넓은 경우에는 심방조동인지 심방빈맥인지 구별이 어려운 경우가 많습니다.

그림 4 폭이 넓은 P파는 심방빈맥인지 심방조동인지 판단할 수 없다.

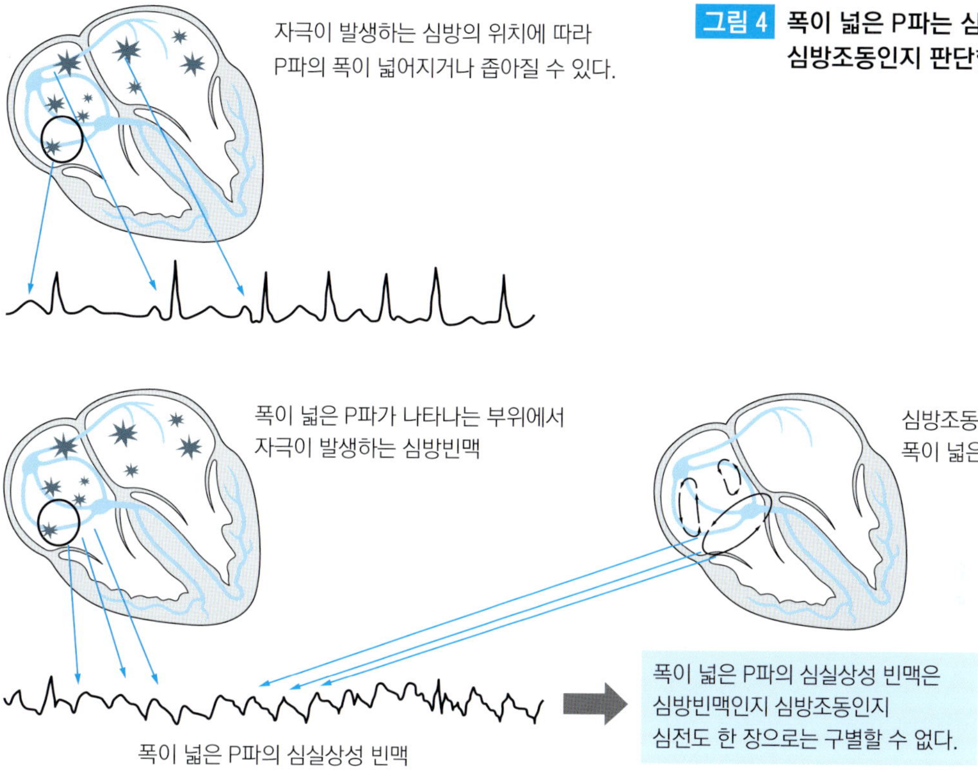

심방빈맥과 심방조동의 감별

때로는 심방빈맥과 심방조동의 감별이 어렵습니다. 그렇다면 감별을 미룬 채로 관리할 수 있을까요? 두 부정맥은 공통으로 카테터 절제술(RFCA)의 적응증에 해당합니다. 그 치료 성공률은 심방빈맥에서 80–100%,[3] 심방조동에서 97%로 매우 높은 편입니다. 따라서 감별이 어렵더라도 RFCA 목적으로 심장내과 의사 컨설트가 필요합니다.

그렇다면 컨설트 시점은 언제이며, 컨설트 전 해야 할 초기 대응은 무엇일까요?

심방빈맥의 관리

심방빈맥의 초기 대응은 먼저 맥박수 조절입니다. 발작성 심방세동과 마찬가지로 베라파밀을 사용합니다. 또한, 심방빈맥은 PSVT만큼은 아니지만, 동율동으로 전환될 가능성도 있습니다. 대개 혈역학적으로 불안정해지는 경우는 드물지만, 이것은 환자의 기존 심장 기능에 따라 달라집니다. 고령자나 기존 심장질환 병력이 있는 경우 주의가 필요합니다. 젊고 기저질환이 없는 환자의 경우 심방빈맥의 맥박수 조절이 가능하다면 귀가를 권유할 수 있으며, 가까운 시일 내에 심장내과 외래에서 RFCA를 목적으로 컨설트를 진행합니다. 반면, 고령자나 심장질환 병력이 있는 환자의 경우 맥박수 조절을 하면서 심장내과 의사와 전화로 추가 지시를 받습니다.

심박조동의 관리

한편, 심방 조동은 일단 시작되면 자연스럽게 멈추는 경우가 거의 없습니다. 또한, 맥박수 조절을 제대로 하지 않으면 2:1 심방조동에서 VT로 진행할 수 있으므로 주의가 필요합니다. 다른 심실상성 빈맥과 마찬가지로 베라파밀로 맥박수 조절을 시도하며, 비심장내과 의사도 컨설트 전에 맥박수를 낮추는 것이 중요합니다.

심방조동은 다른 심실상성 빈맥에 비해 동율동으로 전환되기 어렵고, 혈역학적으로 불안정해질 수 있다는 점을 명확히 인식해야 합니다. 특히 고령자나 심장질환 병력이 있는 환자의 경우, 심방조동이 큰 부담이 되어 심부전이 발생할 가능성이 큽니다. 대부분의 심실상성 빈맥은 중증도가 낮지만, 심방조동은 위험도와 긴급도가 가장 높습니다.

이처럼 심방조동은 심방빈맥보다 중증도가 높지만, 심장내과 의사 컨설트 시점은 기본적으로 동일합니다. 동율동으로 돌아온 경우나, 젊고 기저질환이 없는 환자의 경우 귀가시킬 수 있으며, 이후 가까운 시일 내에 심장내과 외래서 RFCA 상담을 진행하면 됩니다. 고령자나 심장질환이 있는 경우 당일에 즉시 컨설트합니다. 그러나 심방조동은 심실상성 빈맥 중에서도 가장 중증이기 때문에, 조금이라도 확신이 없으면 야간이라도 당직 심장내과 의사와 전화로 상담하는 것이 안전한 선택입니다.

이번 증례를 되돌아보며

이번 증례는 RR 간격이 규칙적인 좁은 QRS 빈맥이었고, 병력으로 보아 심방조동과 심방빈맥이 감별 대상에 올랐습니다. ATP 검사 중 P파의 폭이 비교적 넓었기 때문에 초진 의사가 심방조동과 심방빈맥을 구별할 수 없었다면, 최악의 상황을 고려해 심방조동으로 대응하는 것이 더 안전합니다. 베라파밀을 사용해 맥박수 조절을 하면서 심장내과 의사에게 전화로 컨설트했습니다. 내원 당시 혈역학적 상태는 안정적이었지만, 상태 악화의 위험을 줄이기 위해 다음 날 아침까지 경과 관찰을 위해 입원시키기로 했습니다.

도전하지 않아도 되는 심전도란?

도전하지 않아도 되는 위험도 있다.

좁은 QRS 빈맥 환자에서 심방빈맥인지 심방조동인지 감별할 수 있었고, 맥박수 조절 중에 운좋게 동율동으로 돌아온 경우에는 귀가 후 경과 관찰이 가능합니다. 그러나 심방빈맥과 심방조동의 감별이 어려운 경우에는 '도전하지 않아도 되는 위험'입니다. 맥박수 조절을 하면서 심장내과 의사에게 컨설트하는 것이 더 안전합니다. 비록 좁은 QRS 빈맥은 비심장내과 의사가 혼자 해결해야 하는 상황일 때도 많지만, 이 경우만큼은 예외로 두는 것이 좋습니다.

요 약

- 좁은 QRS 빈맥에서 ATP 검사 중 분당 250회 전후의 P파가 나타나면 동성빈맥, 심방빈맥, 심방조동을 감별 대상으로 고려해야 한다.
- 동성빈맥은 병력을 통해 진단진단하며, 빈맥을 유발할 만한 원인이 있어야 한다.
- 나머지 심방빈맥, 심방조동은 PSVT보다 동율동으로의 전환이 어렵기 때문에, 베라파밀로 맥박수 조절을 시행하고, RFCA 목적으로 심장내과 의사에게 컨설트해야 한다.
- 심방빈맥과 심방조동의 감별이 어려울 경우, 심방조동으로 간주하고 응급실에서 심장내과 의사에게 전화로 컨설트하여 치료 방침을 결정해야 한다.

문헌

1) Steinbeck G, et al. 'True' atrial tachycardia. Eur Heart J. 1998; 19 Suppl E: E48-9.
2) Kistler PM, et al. P-wave morphology in focal atrial tachycardia: development of an algorithm to predict the anatomic site of origin. J Am Coll Cardiol. 2006; 48: 1010-7.
3) Page RL, et al. 2015 ACC/AHA/HRS Guideline for the Management of Adult Patients With Supraventricular Tachycardia: A Report of the American College of Cardiology/American Heart Association Task Force on Clinical Practice Guidelines and the Heart Rhythm Society. J Am Coll Cardiol. 2016; 67: e27-115.

Chapter 21

적과 나를 아는 심전도

두근거림이라는 주증상과 심전도라는 검사를 다시 생각하다

> **적을 알고 나를 알면 백 번 싸워도 위태롭지 않다.**
>
> 손자

증례1 ★★ 20세 여성. 두근거림. 과거 병력: 패닉 발작

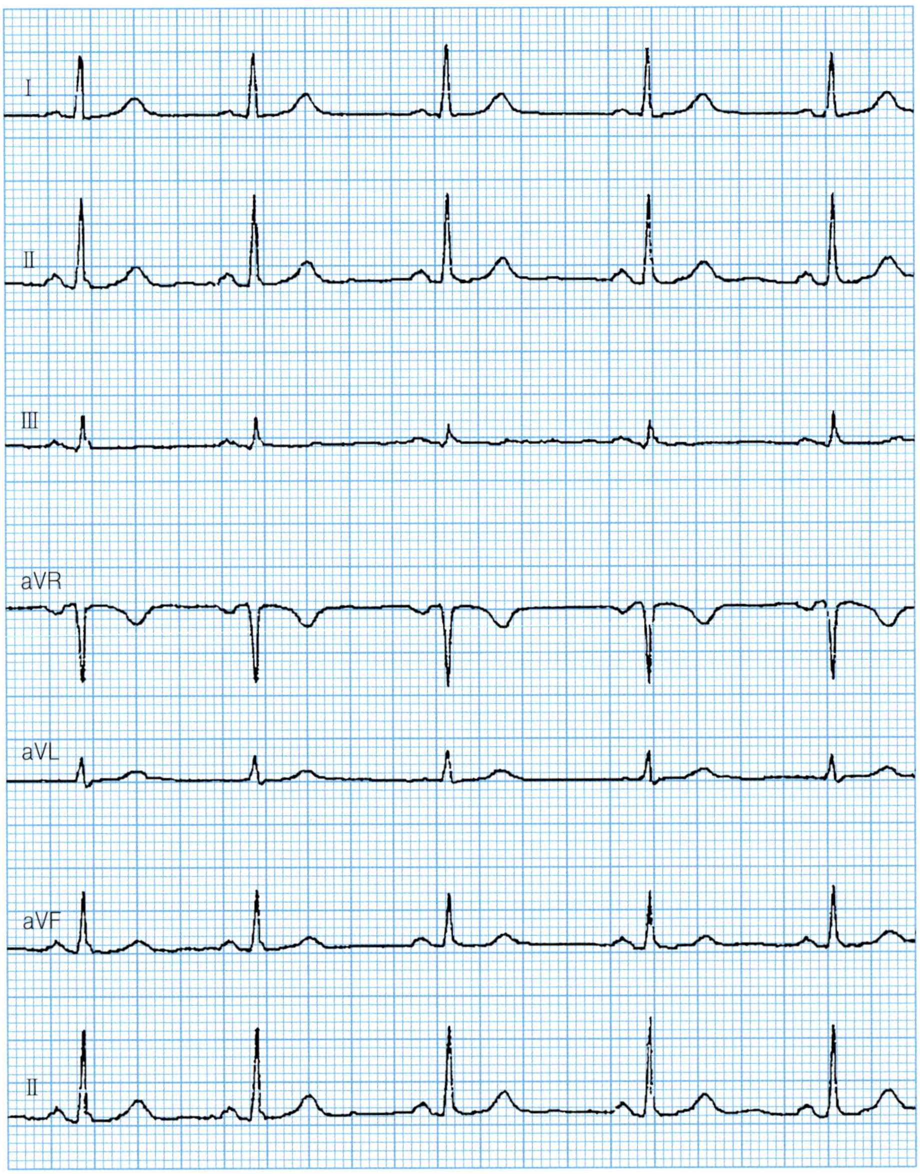

이번에도 10초 안에 진단명과 구체적인 대응 방안을 결정해 주세요.

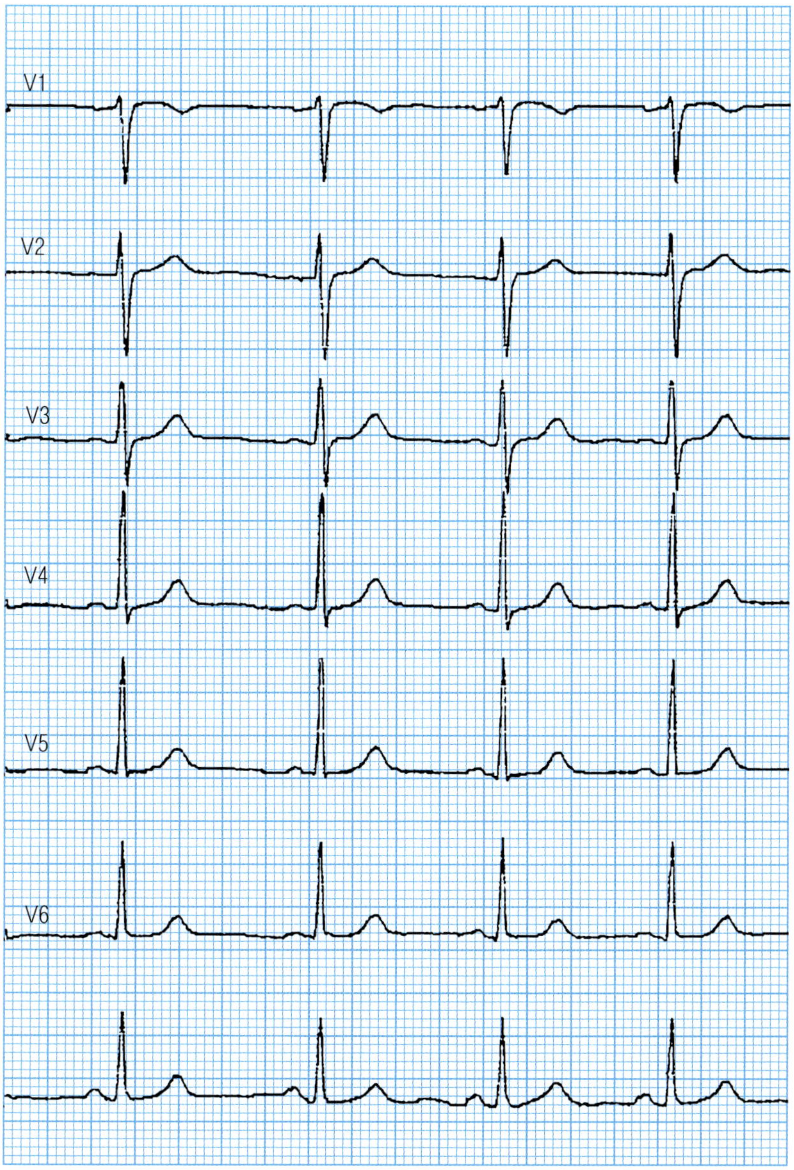

환자는 가슴 두근거림을 주증상으로 병원을 찾았으나, 이번에는 '정상' 심전도입니다. 이럴 때는 '증상이 있을 때 심전도를 찍었는지'를 확인하세요. 그리고 두근거림이 있을 때의 심전도가 '정상'이라면 **'두근거림의 원인은 부정맥이 아니다'**라고 단언할 수 있습니다. 이번 사례의 경우, 심인성 등의 신체적 원인 외에 다른 요인이 강하게 의심됩니다.

그렇다면 다음 증례는 어떨까요? 역시 10초 안에 조치를 결정하세요.

증례2 ★★ 20세 여성. 과거 병력: 패닉 발작

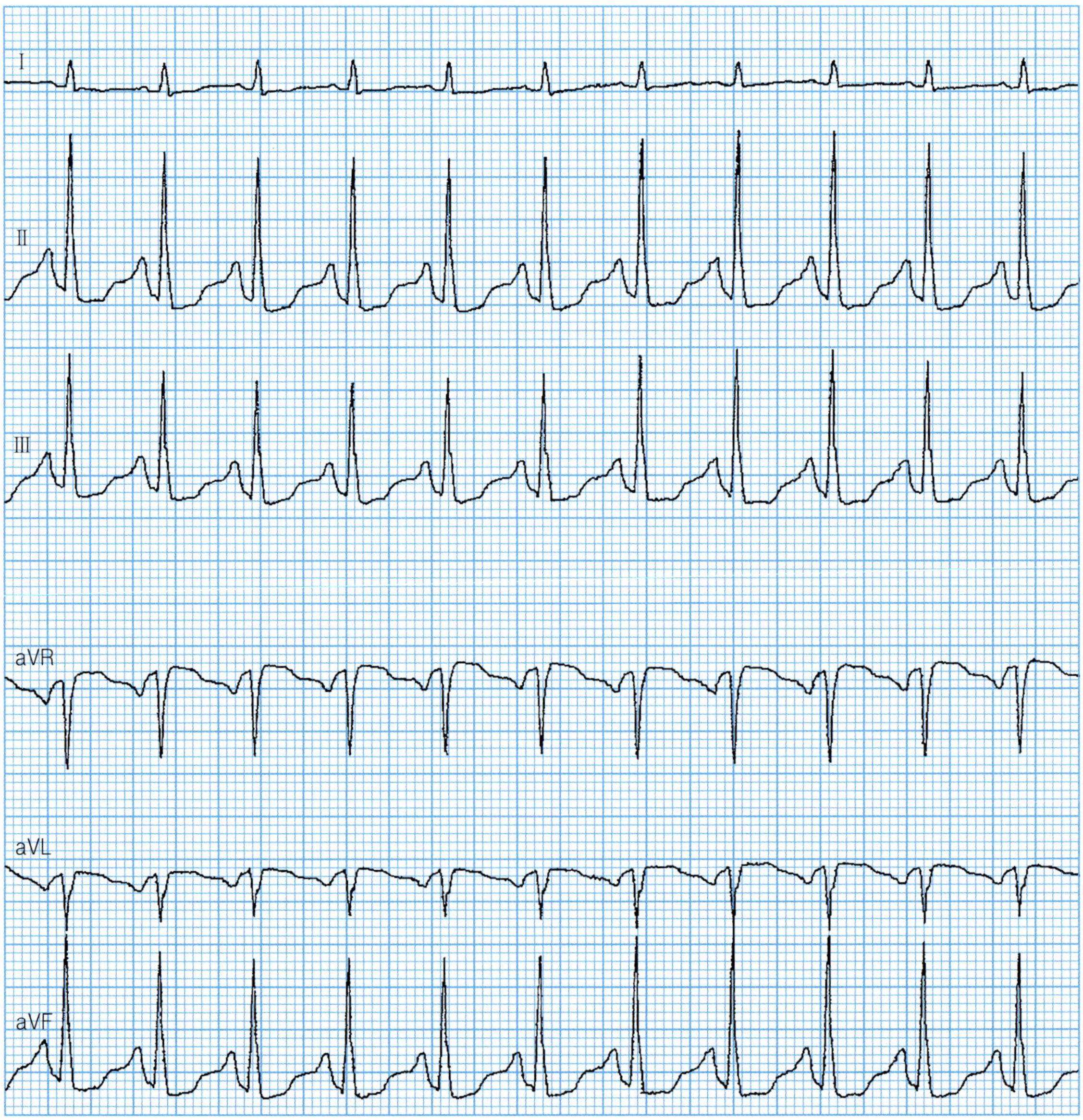

실신이나 두근거림의 경우, 증상이 있을 때의 심전도를 얻지 못하면 진단이 어려워지지만, 반대로 증상이 있을 때의 심전도가 정상이라면 그 원인 중 심장질환은 배제할 수 있습니다.

Point! 증상이 있을 때 심전도가 정상이라면 원인으로 심장질환은 제외!

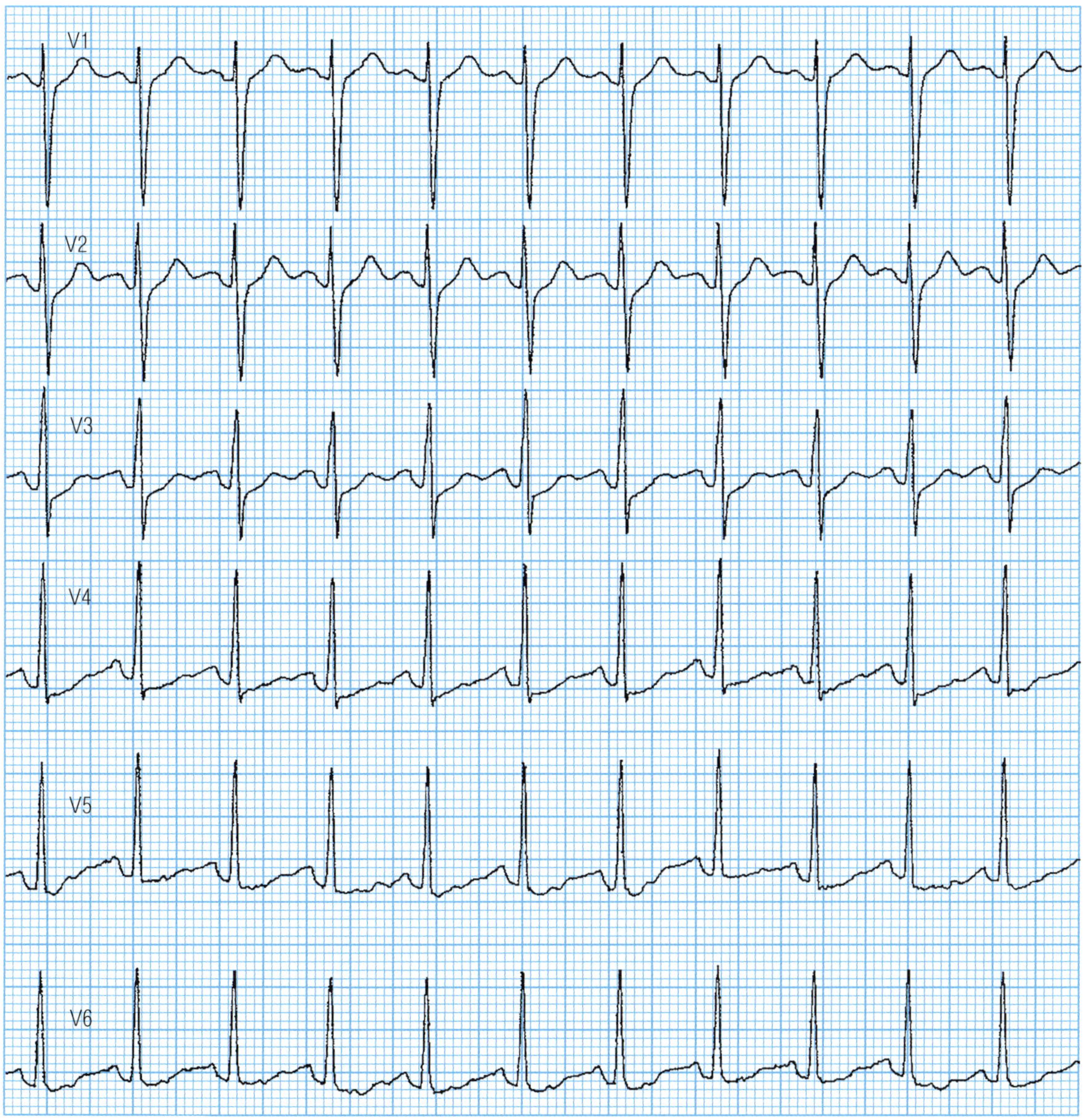

역시 주증상이 중요

QRS 앞에 P파가 확실히 보인다면 동성빈맥과 부정맥을 감별할 수 있지만, 이번처럼 명확하지 않아 헷갈리는 경우도 드물지 않습니다. 좁은 QRS 빈맥이 있는 환자 중에서도 정신과 질환의 병력이 있는 경우라면 '정신과적 동성빈맥'으로 단정 짓기 전에 반드시 신체적인 부정맥의 감별을 해야 합니다. 그러나 감별진단에 들어가기 전에 반드시 '주증상'을 확인해야 합니다. 주증상이 '두근거림'이라면 부정맥을 의심하지만, 만약 주증상이 토혈이라면 출혈로 인한 동성빈맥일 가능성도 있습니다(그림 1). 증례 2의 주증상을 다시 확인해 보세요. …주증상이 없군요. 사실 의도적으로 주증상을 적지 않았다는 사실을 눈치채셨나요?

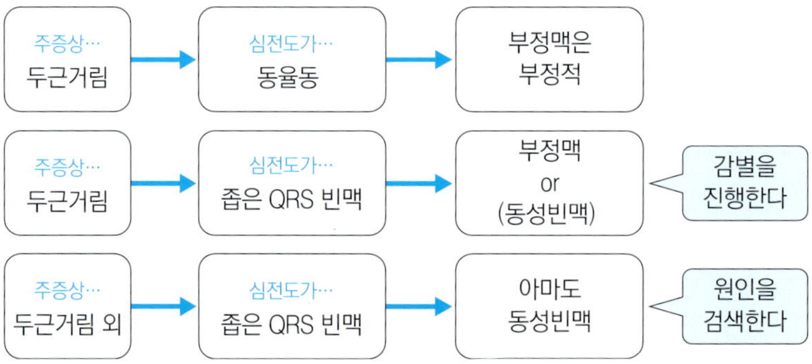

그림 1 주증상을 의식한 부정맥의 감별

심전도 검사를 하기 전에 반드시 주증상에서부터 시작하는 진료를 철저히 해야 합니다. 부정맥에 대해서만 공부하다 보면 주증상이 소홀해지기 쉬워지고, '빈맥 발작=부정맥'이라는 고정관념에 따라 진료가 진행될 수 있습니다. 이럴 때는 잠시 숨을 고르고, 빈맥 감별을 시작하기 전에 '주증상이 무엇인가?'라는 기본적인 접근을 잊지 말아야 합니다. 두근거림이라는 주증상이 있는지부터 시작해야, 빈맥 발작과 부정맥의 관계를 제대로 논의할 수 있습니다.

그래도 혼란스러울 때는

실제 임상에서는 두근거림이라는 주증상에서 시작할 수 없는 경우도 있습니다. 예를 들어 의식장애가 있는 환자처럼 주증상을 스스로 말할 수 없는 환자에게서 활력징후의 이상이 발견되어 심전도 검사를 한 결과, 좁은 QRS 빈맥이 발견되는 경우도 있습니다. 또한, 두근거림이 주증상이라 하더라도 중증 탈수나 빈혈 소견이 있는 좁은 QRS 빈맥이 동성빈맥인지 부정맥인지 바로 진단할 수 없는 경우도 있습니다. 이러한 상황에서 어떻게 관리해야 할까요?

동성빈맥의 진단에 강해지면 부정맥 진단에도 강해진다

적을 알고 나를 알면 백 번 싸워도 위태롭지 않다.

부정맥 진단에 능숙해지려면 그와 맞서는 동성빈맥의 진단에도 능숙해져야 합니다. 동성빈맥의 원인은 대부분 탈수, 감염, 출혈*로, 이들에 대한 진단 능력이 필요합니다. 심장질환 외에 이차적으로 동성빈맥이 발생하는 원인에 대한 지식과 임상 능력도 요구됩니다.

부정맥이라는 '적'을 아는 것뿐만 아니라 부정맥 이외의 원인인 동성빈맥에 대한 '자신'을 알면 부정맥 진료에서 더 이상 두려워 할 것이 없게 됩니다. 임상 전반의 역량을 강화하면 결과적으로 심전도 판단 능력도 향상되고, 환자 관리 능력도 높아집니다.

치료는 어떻게 할 것인가

동성빈맥의 대부분은 혈관내 용적 감소가 원인이며, 초기 치료는 충분한 세포외액 점적 주입입니다. 감염질환이 있을 때는 발열 자체가 빈맥을 유발하지만, 이차적으로 혈관내 탈수를 일으키는 경우가 많아 역시 초기 대응은 수액 치료가 필요합니다. 동성빈맥이 의심되면 먼저 500–1,000 mL의 세포외액을 점적 주입하고, 심전도 변화를 보는 것은 진단적 치료로서 나쁘지 않은 관리 방법입니다.

한편, 동성빈맥 이외의 부정맥의 초기 대응은 베라파밀을 사용한 맥박수 조절입니다. 여기서 중요한 문제는 두 치료가 상호 간에 금기사항이거나 신중히 투여해야 할 경우가 있다는 점입니다. 예를 들어, 동성빈맥은 심박수 증가로 어떻게든 순환을 유지하려는 상태인데, 이때 베라파밀을 사용하면 겉으로 보이는 맥박수만 줄일 뿐 근본적인 치료는 되지 않습니다. 오히려 순환 상태에 파탄을 초래할 수 있습니다.

또한, 좁은 QRS 빈맥의 원인이 부정맥인 경우 울혈성 심부전이 발생하기 쉬운 상태입니다. 이때 과도한 수액을 투여하면 심부전 위험을 높이게 됩니다.

(*) 출혈에 대해 말하자면, 외상성 출혈을 떠올리는 경우가 많을 수 있습니다. 물론 외상으로 인한 출혈도 동성빈맥을 유발할 수 있지만, 감별에 어려움을 주는 것은 눈에 보이는 외상이 아니라 보이지 않는 내부 출혈입니다. 복부 대동맥류 파열, 자궁외임신, 토혈이나 하혈이 발생하기 전의 소화관 출혈 등은 출혈을 주증상으로 내원하지 않기 때문에 주의가 필요합니다.

Chapter 22

항로를 따라가는 심전도

비심장내과 의사를 위한 빈맥의 감별진단 접근법 3

누구나 처음에는 모방에서 시작한다. 하지만 단순히 암기하려고 해서는 안 되며, 왜 그 사람이 그 항로를 따라갔는지, 어떤 과정을 통해 그곳에 도달했는지를 이해하는 것이 중요하다.

하뉴 요시하루(『결단력』)

지금까지 우리는 두근거림을 일으키는 다양한 부정맥을 소개했습니다. 이 장에서는 지금까지 다룬 각 주제를 다시 한번 정리하여 이해를 깊게 하고자 합니다. 다양한 부정맥의 위치를 정리하고, 각각의 초기 대응 방법과 심장내과 의사에게 컨설트하는 흐름을 다시 확인해 봅시다.

부정맥의 분류는 어렵지 않다!

우선, 다양한 부정맥의 위치를 확인해 봅시다. 두근거림이 있을 때는 먼저 narrow인지 wide인지를 판단하고, narrow라면 RR 불규칙적(심방세동)인지 RR 규칙적(심방세동 이외)인지로 감별을 시작합니다. 이를 바탕으로 세로축에 narrow/wide, 가로축에 fib(세동)/tachy(빈맥)로 사분표를 만듭니다(그림 1).

Tachy(빈맥)는 심방(또는 심실)의 한 지점에서 100−250회/분의 자극이 지속적으로 발생하는 상태를 의미합니다. Fib(세동)는 심방(또는 심실)의 여러 지점에서 350회/분 이상의 세동파가 발생하는 상태로 상상할 수 있습니다. 또한, 좁은 QRS 빈맥은 100% 심실상성(atrial), 넓은 QRS 빈맥은 80%가 심실성(venticuler)이므로, 먼저 심실성 부정맥으로 기록하는 것이 일반적입니다.

세로축(심방/심실)과 가로축(세동/빈맥)을 조합하면, 각 칸에는 심방세동, 심방빈맥, 심실세동, 심실빈맥의 네 가지 부정맥이 들어갑니다.

그림 1에서 부정맥의 이름은 역학적으로 빈도가 높은 것은 큰 글씨로, 중증도가 높은 것은 파란 글씨로 표시되어 있습니다. 심방세동은 빈도가 높아 큰 글씨로, VT, Vf는 빈도는 적지만 치명적이므로 파란 글씨로 표시됩니다. 심방빈맥과 심방조동은 감별이 필요하지만, 초기 대응은 거의 동일하기 때문에 같은 칸에 기록되었습니다.

이렇게 분류된 부정맥 중에서 PSVT는 예외적인 부분이 많습니다. PSVT는 Fib나 Tachy에 포함되지 않는 회귀(reentry)성 부정맥입니다. 또한, AVRT(역방향)의 경우 심실상성이면서

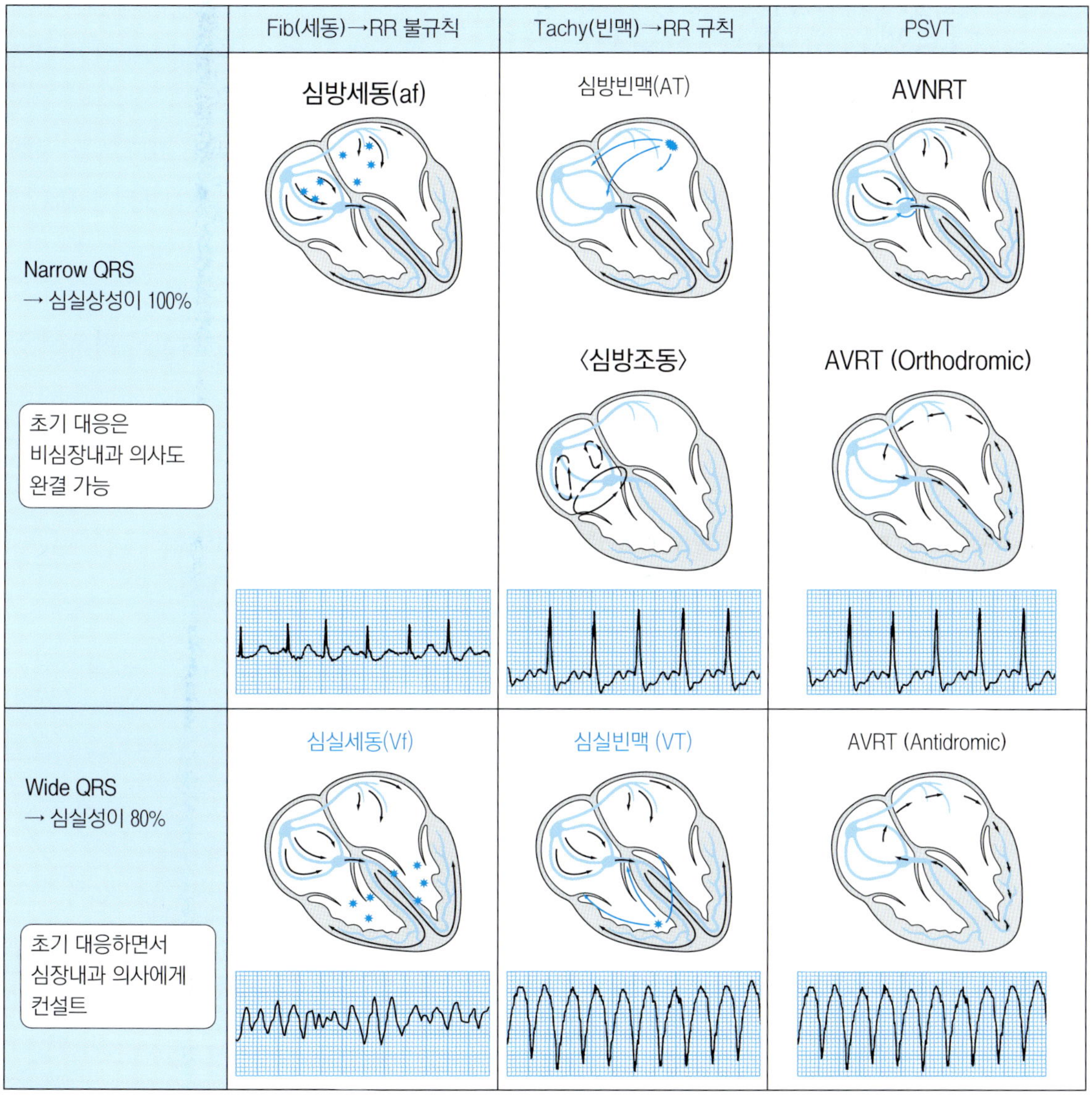

그림 1 부정맥의 위치

넓은 QRS 빈맥으로 나타납니다. 따라서 PSVT는 사분표의 오른쪽에 추가로 기록하였습니다.

이렇게 시각적으로 한눈에 확인함으로써, 각 부정맥의 위치와 중요도를 파악할 수 있고, 이해가 깊어질 것이라고 생각합니다.

심실상성 빈맥의 RFCA를 조망하다

분류를 다시 확인한 후, 다음으로 심장내과 의사 컨설트에서 중요한 RFCA에 대해 살펴보겠습니다. RFCA의 성공률은 심실상성 빈맥인 PSVT, 심방조동, 심방빈맥에서 90%를 넘으며, 치료 효과는 매우 큽니다(표 1). 그 때문에 초기 대응에서 동율동으로 전환되었다 하더라도, 이후에 심장내과 의사에게 반드시 소개가 필요합니다. 반면, 심방세동에서 RFCA의 성공률은 50-80%로 높지 않습니다. 따라서 적응증을 신중히 선택해 컨설트해야 하며, 발작성 심방세동인지 만성 심방세동인지, 발생 시기 등을 고려하여 적응증을 판단해야 합니다.

2008-2009년 일본부정맥학회 카테터절제위원회가 집계한 데이터에 따르면, RFCA를 시행한 심실상성 빈맥의 약 50%가 PSVT와 심방조동/심방빈맥이 차지하고 있습니다(내역은 PSVT 중 AVNRT 26%, AVRT 21%, 심방조동 41%, 심방빈맥 9%)(그림 2).

이는 두근거림으로 내원하는 환자에 대한 역학적 정보로서 기억해두면 좋습니다. 그림 3에 두근거림 관리에 대한 흐름도를 정리했습니다. 지금까지 배운 모든 과정이 눈을 감고도 떠오를 정도가 되면 완벽합니다.

표 1 각 부정맥에 대한 RFCA의 성공률(문헌 1-5에서 작성)

질환명		RFCA의 성공률
심실상성 빈맥	PSVT (AVNRT)	96-97%
	PSVT (AVRT)	93%
	심방조동	97%
	심방빈맥	80-100%
심실세동		50-80% (2회째: 80-90%)

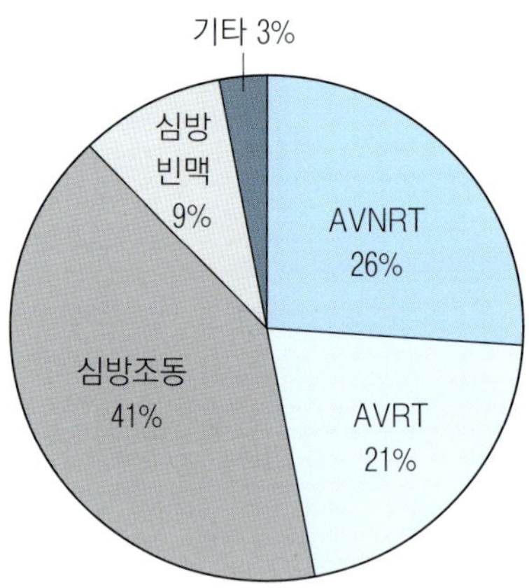

그림 2 일본에서 심실상성 빈맥에 시행된 RFCA의 비율

항로를 따라가는 심전도

누구나 처음에는 모방에서 시작한다. 하지만 단순히 암기하려고 해서는 안 되며, 왜 그 사람이 그 항로를 따라갔는지, 어떤 과정을 통해 그곳에 도달했는지를 이해하는 것이 중요하다.

이 흐름도는 앞으로 여러분이 두근거림을 호소하는 환자의 심전도를 진료할 때 중요한 나침반 역할을 할 것입니다. 익숙하지 않은 초기에는 이 항로를 따라가는 흐름도를 손에 들고 진료하는 것도 괜찮습니다. 그렇게 진료를 계속해 나가면, 단순히 흐름도를 외우고 따라가는 것이 아니라, 각각의 내용에서 배운 '왜 그런 방식으로 관리해야 하는가?'라는 과정이 이해될 것입니다.

결국, 책 없이도 결과적으로 도달한 진료 과정이 흐름도와 같다면, 그 과정 자체를 이해하게 된 것입니다. 이것이 바로 비심장내과 의사에게 요구되는 두근거림 환자의 심전도 진료에서 도달해야 할 목표입니다.

문헌

1) Spector P, et al. Meta-analysis of ablation of atrial flutter and supraventricular tachycardia. Am J Cardiol. 2009; 104: 671-7.
2) Calkins H, et al. Catheter ablation of accessory pathways, atrioventricular nodal reentrant tachycardia, and the atrioventricular junction: final result of a prospective, multicenter clinical trial. The Atakr Multicenter Investigators Group. Circulation. 1999; 99: 262-70.
3) Page RL, et al. 2015 ACC/AHA/HRS Guideline for the Management of Adult Patients With Supraventricular Tachycardia: A Report of the American College of Cardiology/American Heart Association Task Force on Clinical Practice Guidelines and the Heart Rhythm Society. J Am Coll Cardiol. 2016; 67: e27-115.
4) Cappato R, et al. Worldwide survey on the methods, efficacy, and safety of catheter ablation for human atrial fibrillation. Circulation. 2005; 111: 1100-5.
5) 日本循環器学会. 循環器病の診断と治療に関するガイドライン (2010-2011年度合同研究班報告). カテーテルアブレーションの適応と手技に関するガイドライン. http://www.j-circ.or.jp/guideline/pdf/JCS2012_okumura_h.pdf

그림 3 좁은 QRS 빈맥의 대응 흐름도

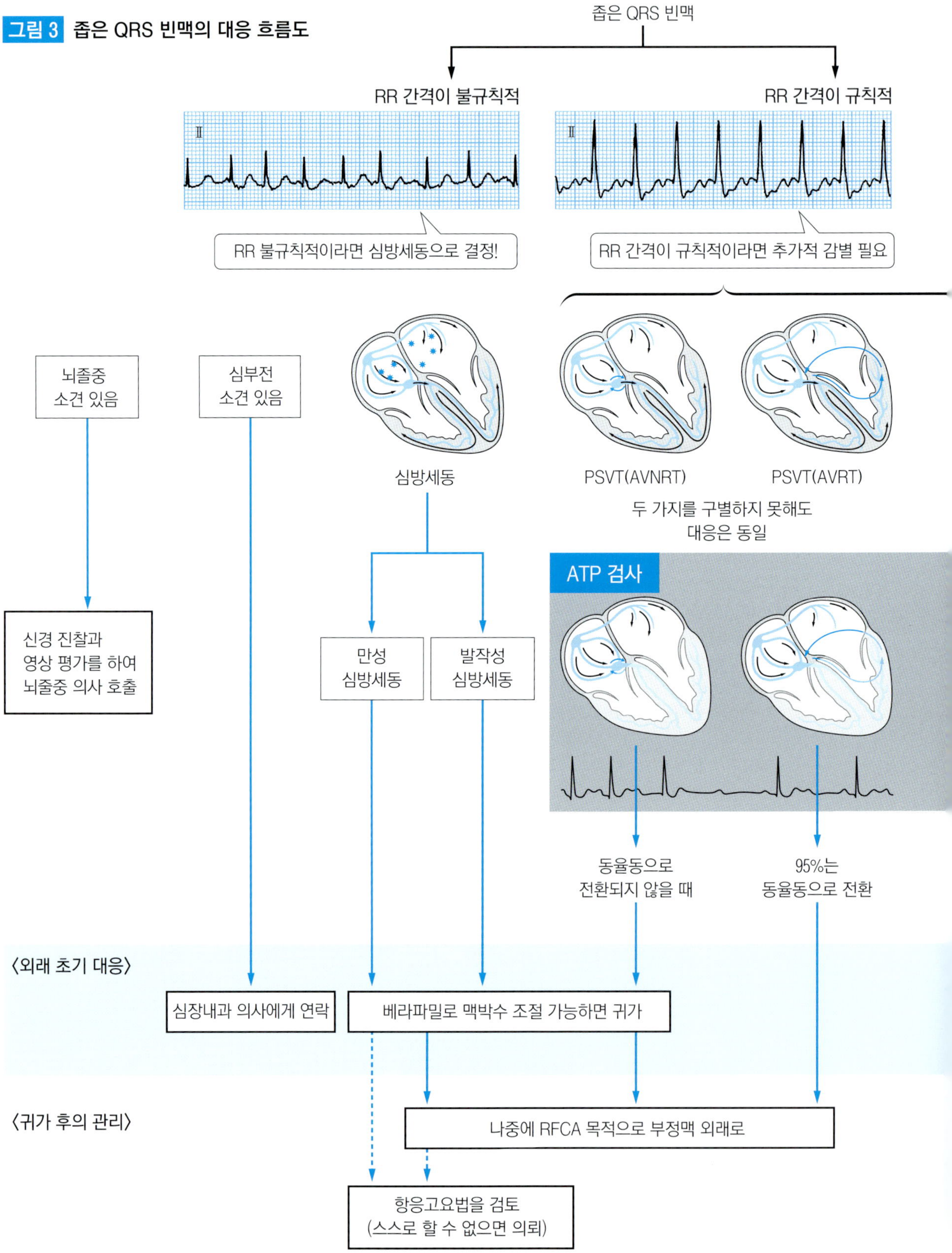

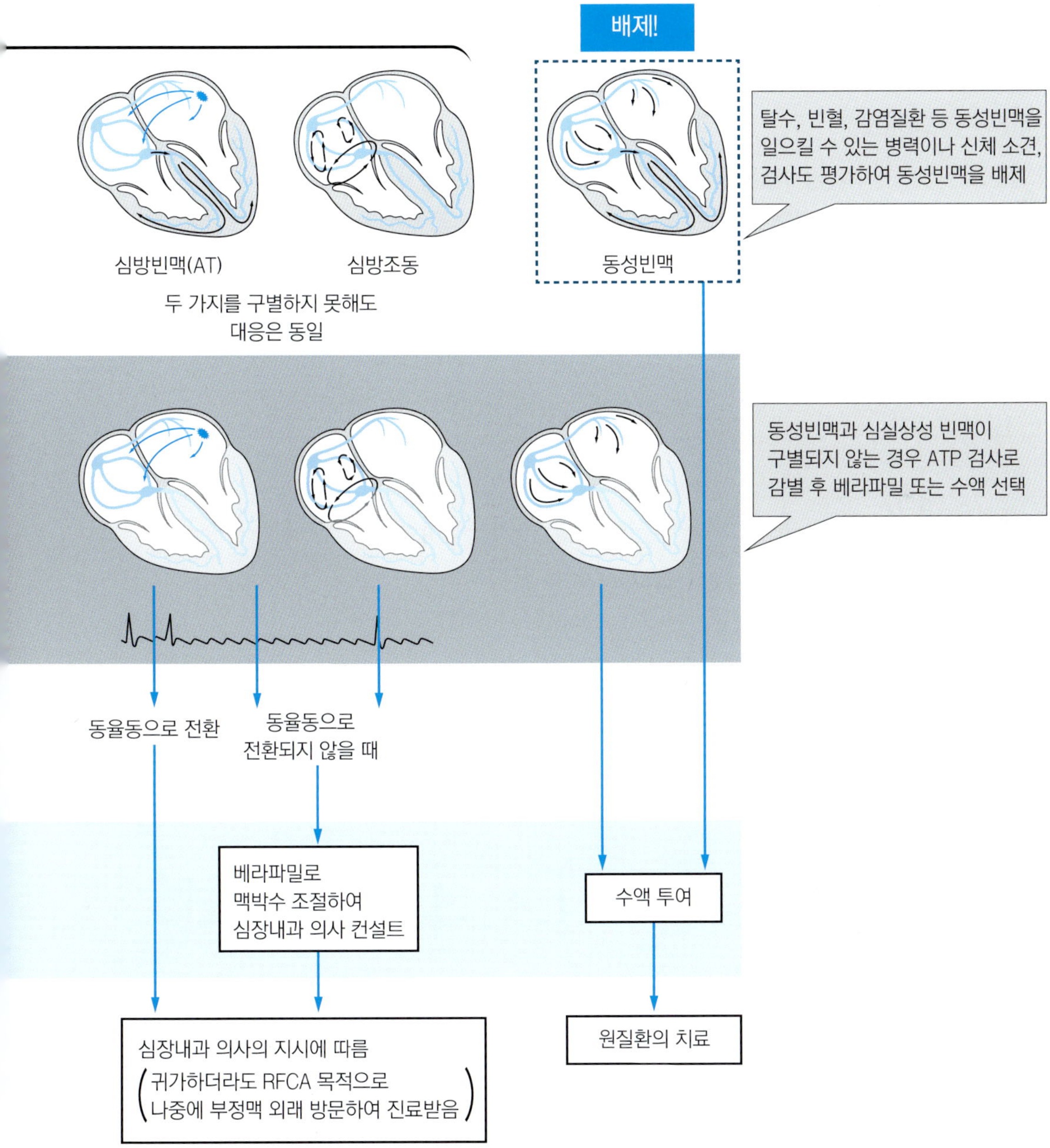
배제!
탈수, 빈혈, 감염질환 등 동성빈맥을 일으킬 수 있는 병력이나 신체 소견, 검사도 평가하여 동성빈맥을 배제
심방빈맥(AT)
심방조동
동성빈맥
두 가지를 구별하지 못해도 대응은 동일
동성빈맥과 심실상성 빈맥이 구별되지 않는 경우 ATP 검사로 감별 후 베라파밀 또는 수액 선택
동율동으로 전환
동율동으로 전환되지 않을 때
베라파밀로 맥박수 조절하여 심장내과 의사 컨설트
수액 투여
원질환의 치료
심장내과 의사의 지시에 따름
(귀가하더라도 RFCA 목적으로 나중에 부정맥 외래 방문하여 진료받음)

부록 차트 ① 실신 진료의 세 가지 루틴 업무

☑ 1. 이전 심전도 확인 ☑ 2. 전해질 확인 ☑ 3. 복용약 확인

부록 차트 ② 실신 심전도의 대원칙

실신 심전도의 대원칙 1

- 증상과 심전도를 함께 고려하여 관리한다.

실신 심전도의 대원칙 2

- 허혈 심전도⇒ST 변화를 평가하여 놓치기 쉬운 ST 변화를 패턴 인식
- 실신 심전도⇒P파와 QRS의 연결을 평가하여 놓치기 쉬운 연결을 패턴 인식

부록 차트 ③ 네 가지 2도 방실차단의 관리 방법

① Wenckebach형 2도 방실차단

증상 없음⇒경과 관찰 증상 있음⇒심장내과 의사 컨설트

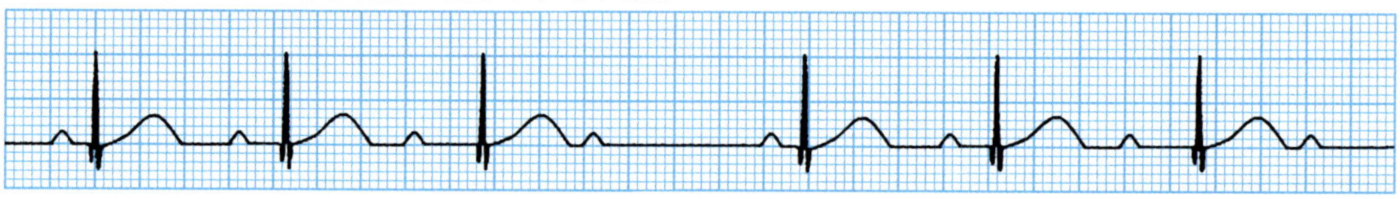

② 2:1 차단⇒Wenckebach형인지 Mobitz Ⅱ형인지 구별이 안 됨

증상 없음⇒심장내과 의사와 상담하여 경과 관찰 증상 있음⇒심장내과 의사 컨설트

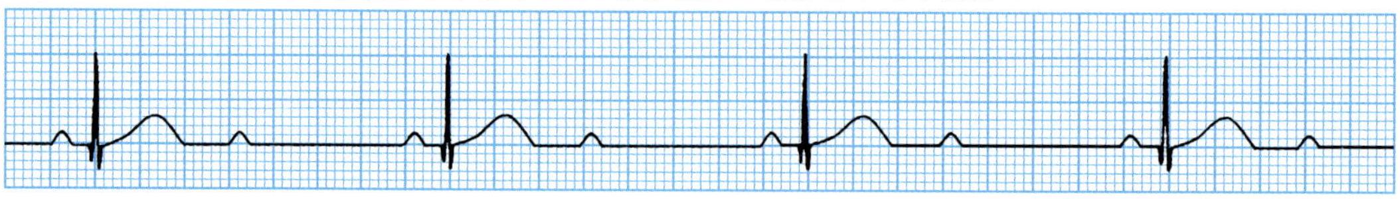

③ Mobitz Ⅱ형 2도 방실차단

실신 에피소드와 관계없이 심장내과 의사 컨설트

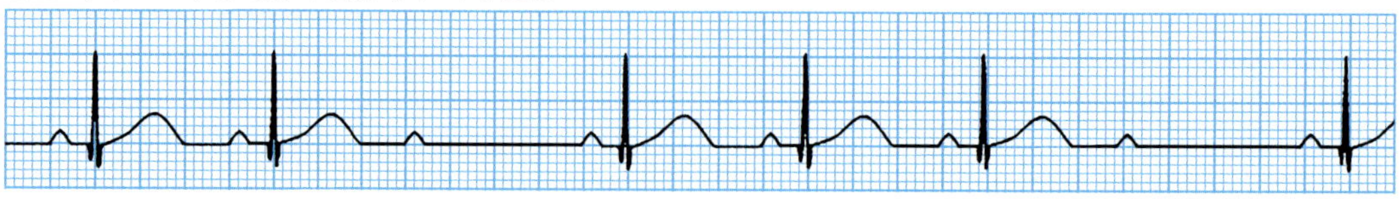

④ 3:1 차단⇒advance 2도(고도 방실차단)

실신 에피소드와 관계없이 심장내과 의사 컨설트(가장 중증의 2도 방실차단)

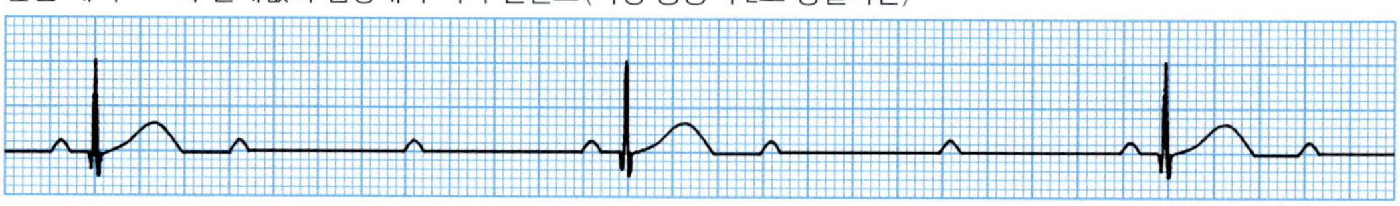

부록 차트 ④ Hemiblock, 2속 / 3속 차단과 심장내과 상담 대응

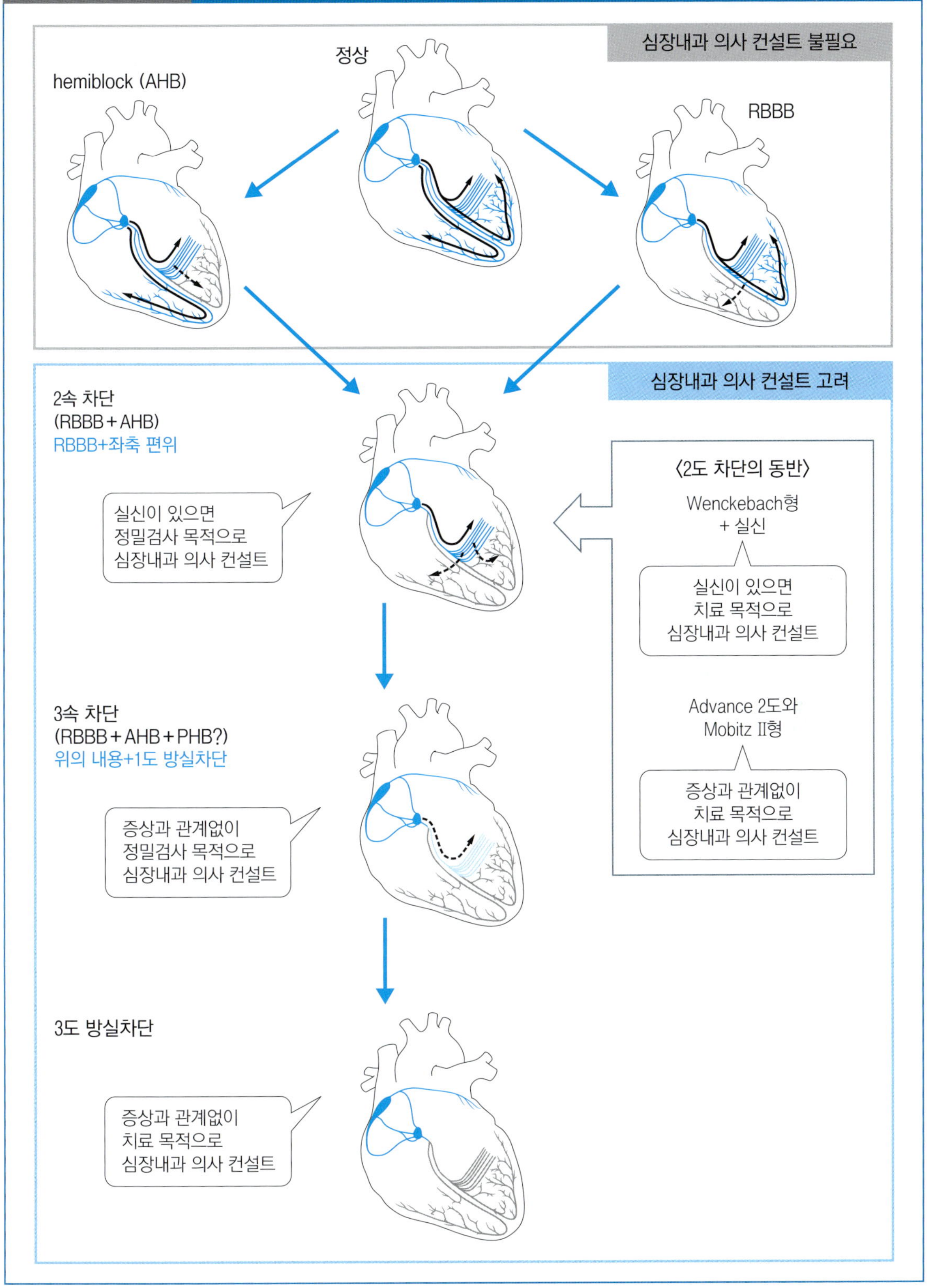

부록 차트 ⑤ 주증상과 검사 후 대응

옐로카드 심전도	레드카드 심전도
주증상에 따라 대응해야 하는 검사 결과	**주증상과 상관없이 대응해야 하는 검사 결과**
□ 동성서맥	□ Mobitz II형 2도 방실차단
□ 동기능부전증후군[*1]	□ 고도 방실차단
□ Wenckebach형 2도 방실차단	□ 3도 방실차단
□ 2속 차단[*2]	□ 3속 차단
+	
□ 브루가다 증후군 의심	
□ J파 증후군 의심	
□ ARVC 의심	

(*1) 단, 과거 심전도에서 심방세동이 있었다면 3도 방실차단으로 컨설트
(*2) 방실차단이 동반될 경우, 방실차단의 유형에 따라 관리

부록 차트 ⑥ 우뇌형 심전도와 좌뇌형 심전도

실신 심전도

동율동	P파의 결손 P와 QRS 간의 관계 붕괴
우뇌(이미지 뇌)	좌뇌(계산 뇌)
브루가다 증후군 J파 증후군 ARVC	SSS 2도 차단 3도 차단 2/3속 차단

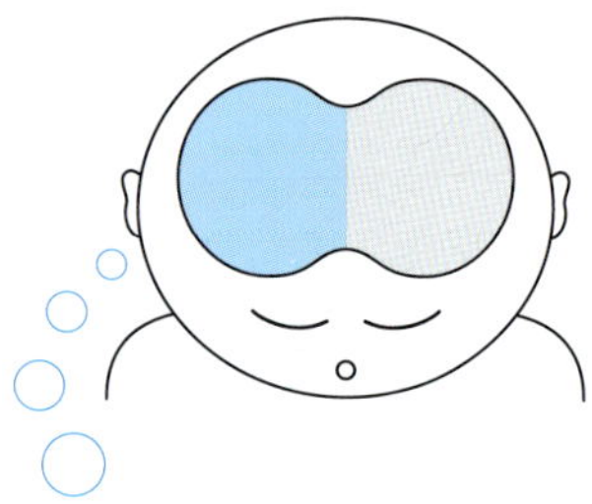

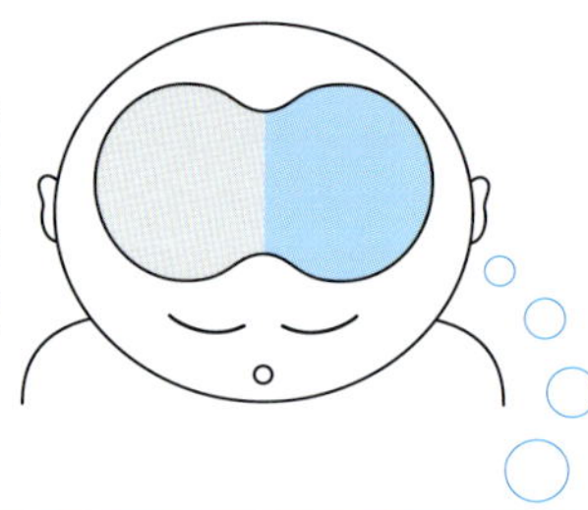

System 1(직관적 사고)

빠르지만 익히는 데 시간이 걸린다.
언어로 표현하기 어렵기 때문에
판단하는 데 익숙함이 필요하다..

System 2(분석적 사고)

포괄적이지만 판단하는 데 시간이 걸린다.
사고방식을 언어로 표현할 수 있기 때문에
초보자도 짧은 시간 안에 익힐 수 있다.

부록 차트 ⑦ 브루가다 증후군의 발견 방법

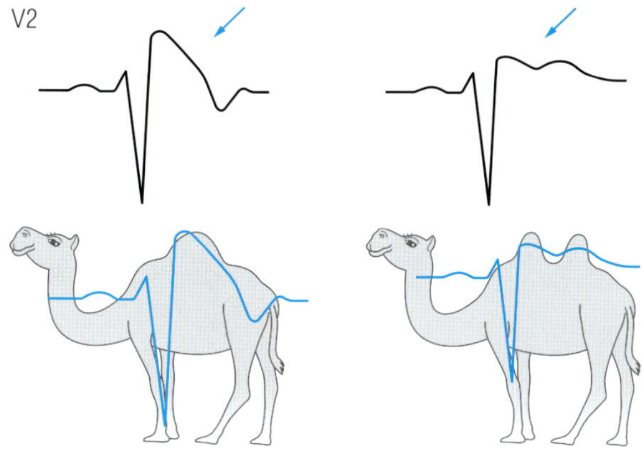

V1~V3의 ST가 낙타의 혹처럼 보인다면
브루가다 의심
왼쪽: coved pattern
오른쪽: saddle back pattern

부록 차트⑧ 유형별로 본 J파 증후군과 예후

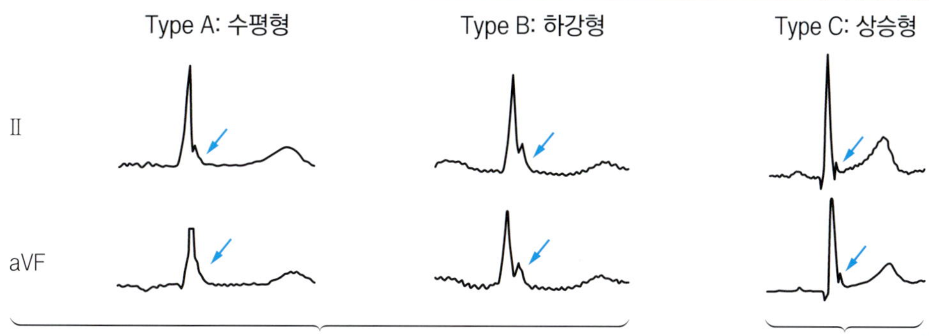

예후가 나쁘다.

예후는 조기 재분극과 유의미한 차이 없음

낙서를 해보니…
확실히 A, B(예후가 나쁜 쪽)에서는 웃음이 사라져 있습니다….

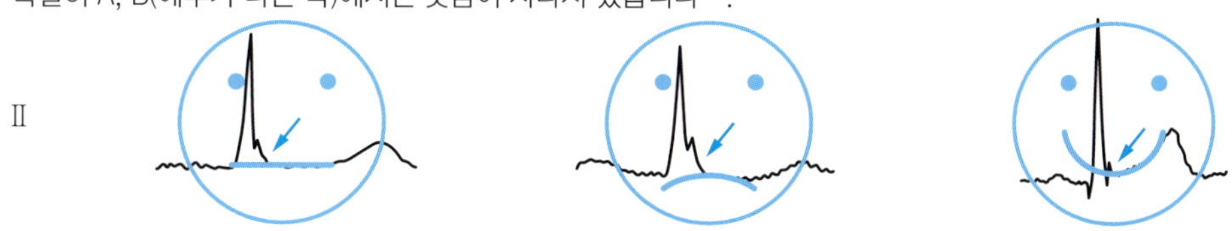

부록 차트 ⑨ ARVC의 전형적인 파형

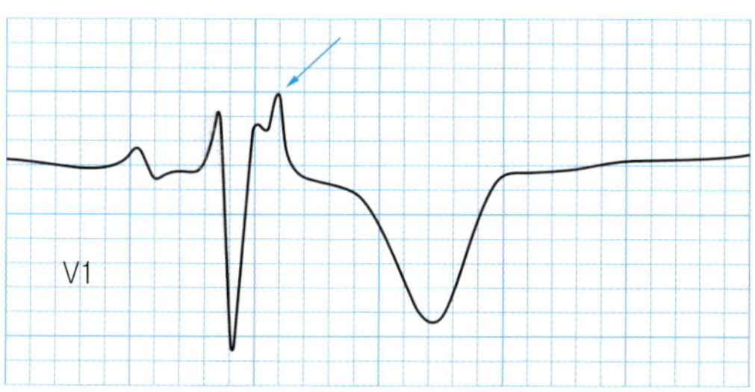

포인트 1: Epsilon파가 있음
(↓ V1~V3에서 QRS의 마지막 notch)
포인트 2: V1~V3에서 음성 T파가 있음

부록 차트 ⑩ 좁은 QRS 빈맥의 대응 흐름도

좁은 QRS 빈맥

- RR 간격이 불규칙적

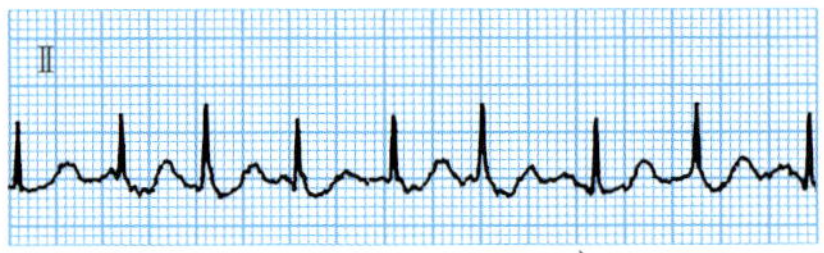

RR 불규칙적이라면 심방세동으로 결정!

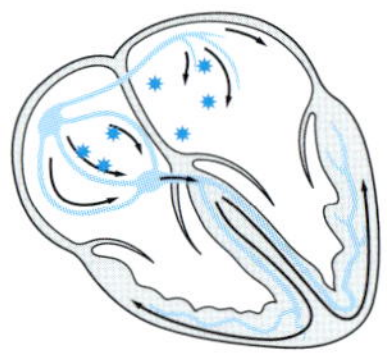

심방세동

→ 만성 심방세동 / 발작성 심방세동

- RR 간격이 규칙적

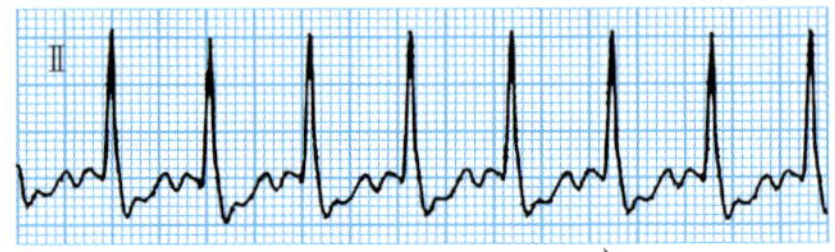

RR 간격이 규칙적이라면 추가적 감별 필요

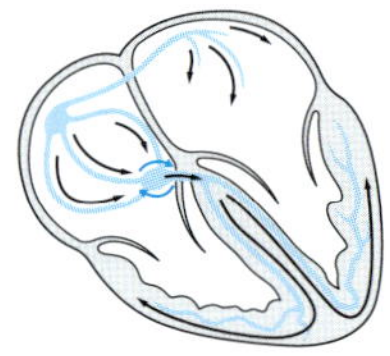

PSVT(AVNRT)

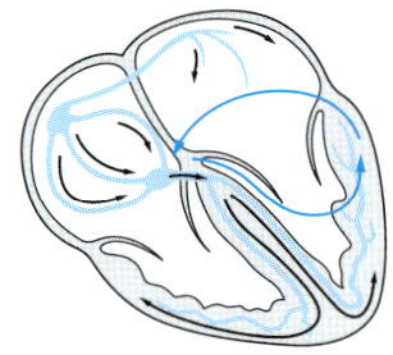

PSVT(AVRT)

두 가지를 구별하지 못해도 대응은 동일

ATP 검사

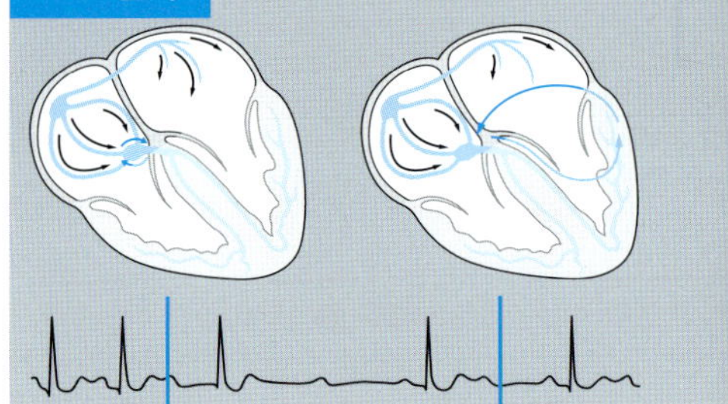

→ 동율동으로 전환되지 않을 때

→ 95%는 동율동으로 전환

- 뇌졸중 소견 있음 → 신경 진찰과 영상 평가를 하여 뇌줄중 의사 호출
- 심부전 소견 있음

〈외래 초기 대응〉

- 심부전 소견 있음 → 심장내과 의사에게 연락
- 만성 심방세동 / 발작성 심방세동 / 동율동으로 전환되지 않을 때 → 베라파밀로 맥박수 조절 가능하면 귀가

〈귀가 후의 관리〉

- 베라파밀로 맥박수 조절 가능하면 귀가 / 95%는 동율동으로 전환 → 나중에 RFCA 목적으로 부정맥 외래로
- 만성 심방세동 (점선), 나중에 RFCA 목적으로 부정맥 외래로 (점선) → 항응고요법을 검토 (스스로 할 수 없으면 의뢰)

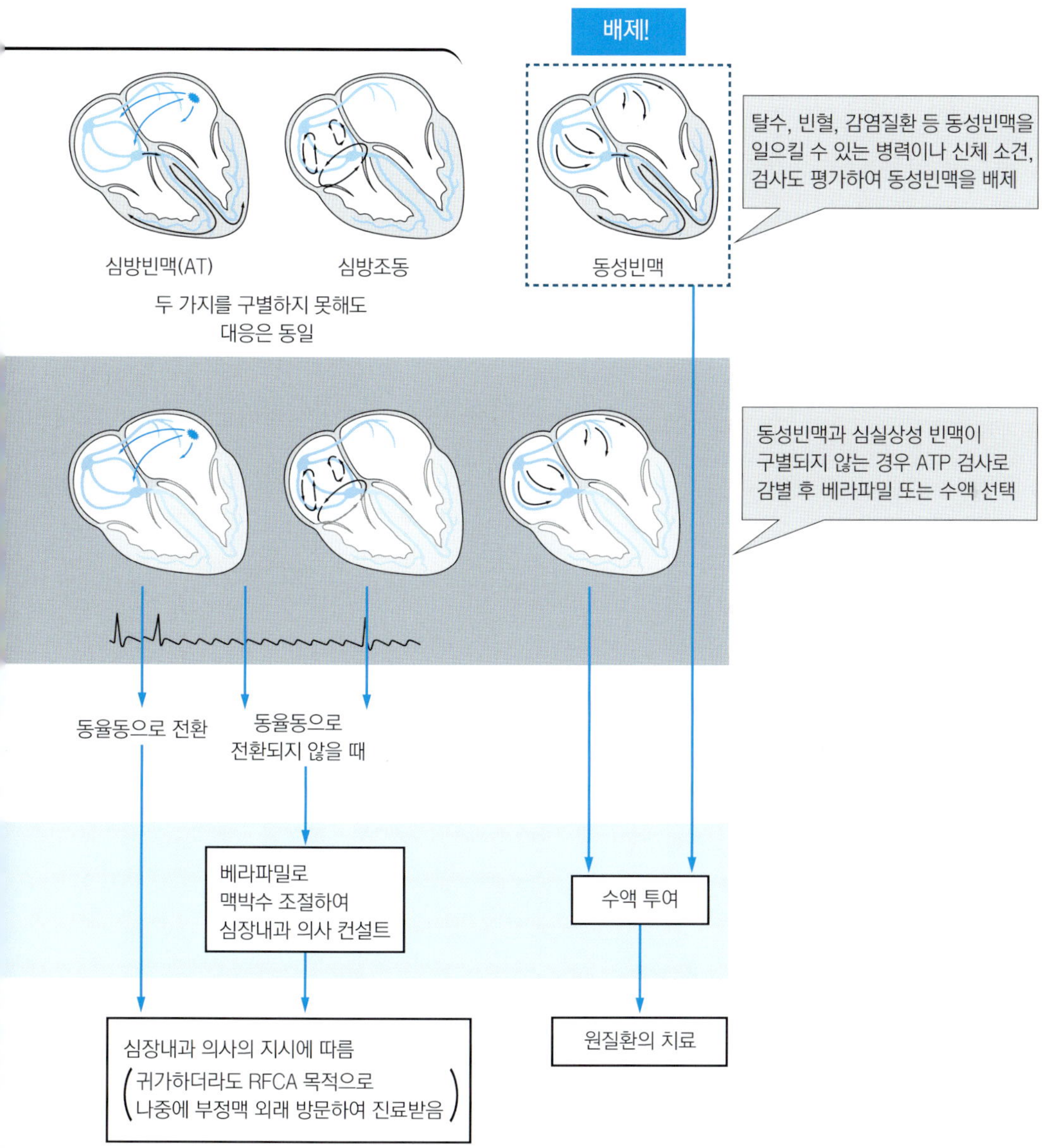
배제!
심방빈맥(AT)
심방조동
두 가지를 구별하지 못해도 대응은 동일
동성빈맥
탈수, 빈혈, 감염질환 등 동성빈맥을 일으킬 수 있는 병력이나 신체 소견, 검사도 평가하여 동성빈맥을 배제
동성빈맥과 심실상성 빈맥이 구별되지 않는 경우 ATP 검사로 감별 후 베라파밀 또는 수액 선택
동율동으로 전환
동율동으로 전환되지 않을 때
베라파밀로 맥박수 조절하여 심장내과 의사 컨설트
수액 투여
심장내과 의사의 지시에 따름
(귀가하더라도 RFCA 목적으로 나중에 부정맥 외래 방문하여 진료받음)
원질환의 치료

진단명과 격언의 목록

항목	페이지	진단명
Chapter 1 거리를 두고 본 심전도 ★ 심전도 이외의 외래 실신 검사의 유용성	2	3도 방실차단 심실빈맥(VT)
Chapter 2 똑같아 보이는 심전도 심전도 이외의 입원 실신 검사의 유용성	12	(증례 없음)
Chapter 3 루틴 심전도 ★★ 실신 진료에 필요한 세 가지 루틴 업무	22	고칼륨혈증
Chapter 4 계속 울리는 전화 같은 심전도 ★★ 비심장내과 의사가 block에서 어려워하는 부분	32	Wenckebach형 2도 방실차단
Chapter 5 찾으면 보이는 심전도 ★★ 진단이 확실하지 않더라도 방침을 결정한다	40	2:1 방실차단
Chapter 6 상대에게 다가가는 심전도 ★★ 심장내과 전문의가 요구하는 수준의 진단을 내린다	46	Advance 2도
Chapter 7 '지식'과 '과거'의 심전도 ★½ 과거부터 지금까지 무슨 일이 일어났는지 알 필요가 있다	50	심방세동⇒ 3도 방실차단
Chapter 8 세 개의 화살과 심전도 ★★ 심장 내의 세 가지 경로를 이해한다	60	3속 차단
Chapter 9 말로는 표현할 수 없는 심전도 ★ 단봉낙타와 쌍봉낙타, 타기 쉬운 건 어느 쪽일까?	76	브루가다 증후군
Chapter 10 중간은 허용되지 않는 심전도 ★★★ 검사 목적에 따라 대응 방안이 달라진다	86	J파 증후군
Chapter 11 저주의 심전도 ½ 마법사가 걸어놓은 저주를 찾아낼 수 있을까	94	ARVC

격언

거리를 두고 보면, 어디에 무엇이 있는지 알 수 있지.

버벌 킨트 (『유주얼 서스펙트』)

이상하지 않아? 새로운 곳에 왔는데 모든 것이 똑같아 보인다니.

에디 (『Stranger Than Paradise』)

루틴이 없다고 생각하면 정말 아찔하네요.

고로마루 아유미 (『고로마루 어록』)

나 지금 좀 바빠, 그래서 전화를 받을 수가 없어. (중략)
그런데도 당신은 계속 전화를 걸어대잖아, 나 정말 바쁜데.

레이디 가가 (『Telephone』)

답은 눈앞에 있었어, 너무 가까이 있어서 오히려 보이지 않았던 거야.

잭 스켈링턴 (『크리스마스의 악몽)

최적의 지원이란 것은 상대에게 가까이 다가가 보지 않으면 알 수 없다.

마츠오카 슈조

'지식'이란!!! 즉 '과거'이다!!!

클로버 박사 (『원피스』)

화살 한 개만 있으면 쉽게 부러지지만 여러 개로 묶으면 부러뜨리기 어려워진다.
너희는 이를 본받아 하나로 마음을 모아야 한다. 절대로 서로 등을 돌리지 마라.

모리 모토나리

말은 의도를 근사하게 나타낼 뿐이다.
대부분의 경우, 아무리 애써도 글로는 모든 것을 다 표현할 수 없다.

스티븐 킹

당신은 지금 살아 있는가, 죽어 있는가. 그 중간은 허용되지 않는다.

존 레논

16번째 생일의 해질녘, 그녀는 물레의 가시에 손가락이 찔려
죽은 듯한 깊은 잠에 빠질 것이다. 영원히 깨어나지 못하는 잠에.

말레피센트 (『잠자는 숲속의 미녀』)

항목	페이지	진단명
Chapter 12 속임수를 쓰는 심전도 ★ 심전도의 자동 해석은 신뢰할 수 없는가?	106	QT 연장 증후군
Chapter 13 압박감을 주는 심전도 ★ 강렬한 심전도를 마주했을 때 비심장내과 의사는 무엇을 해야 할까?	118	넓은 QRS 빈맥
Chapter 14 무엇을 하고 싶은지 알 수 없는 심전도 넓은 QRS 빈맥의 감별을 체험하다	128	넓은 QRS 감별
Chapter 15 큰 경험에 필적하는 심전도 ★½ 장치 삽입 환자의 이벤트 대응	136	삽입형 제세동기 작동 시
Chapter 16 이상 소견이 없는 심전도 ★★★★ 비심장내과 의사가 이상 소견 없다고 판단한 실신 심전도를 앞에 두고 무엇을 해야 할까	152	이상 소견이 없는 심전도
Chapter 17 어둠 속의 심전도 ★★½ 비심장내과 의사를 위한 빈맥의 감별진단 접근법 1	166	PSVT
Chapter 18 단순하게 해야 할 심전도 ★★★ 질병의 자연사를 보면 관리 방안이 보인다	182	발작성 심방세동 초기 대응
Chapter 19 경계 영역의 심전도 비심장내과 의사의 관리 범위를 고려하다	190	발작성 심방세동 보충
Chapter 20 도전하지 않아도 되는 심전도 ★★ 비심장내과 의사를 위한 빈맥의 감별진단 진행 방법 2	200	심방빈맥/조동
Chapter 21 적과 나를 아는 심전도 ★★ 두근거림이라는 주증상과 심전도라는 검사를 다시 생각하다	208	정상 심전도
Chapter 22 항로를 따라가는 심전도 비심장내과 의사를 위한 빈맥의 감별진단 접근법 3	216	두근거림 요약

격언
정확하게 치수를 측정하는 것과 자신의 눈으로 직접 확인하는 것, 둘 다 중요하게 여겨야 한다 모리 마사히로 (도자기 디자이너)
저에게는 평소처럼 하는 것이, 압박감에 대처하는 유일한 방법입니다. 이치로
공부를 하면, 무엇을 하고 싶은지 알 수 있다. 공부를 하지 않으면, 무엇을 하고 싶은지 알 수 없다. 키타노 타케시
비록 평범하고 작은 일일지라도, 그것을 자신만의 방식으로 깊이 되새기고 음미하면 큰 경험에 필적할 수 있습니다. 마츠시타 유키노스케
운동선수와… 비운동선수라는 부류가 정말 존재할까? 할 것인가, 하지 않을 것인가, 언덕을 오를 것인가, 아니면 그저 바라보기만 할 것인가. 선택이 있을 뿐. 하라 후지코 (『리얼』)
사람들은 어둠 속에서 무언가를 찾아내는 것으로 그 어둠 속에서 구원받을 수 있다. 무라카미 하루키
모든 일은 가능한 한 단순하게 해야 한다. 하지만 지나치게 단순화해서는 안 된다. 아인슈타인
'나에게 그 행동에 대한 책임이 있을까? 없을까'라는 의문이 마음속에 떠오른다면, 그 책임은 당신에게 있는 것입니다. 도스토옙스키
도전하지 않아도 되는 위험도 있다. 포드 (『마루 밑 아리에티』)
적을 알고 나를 알면 백 번 싸워도 위태롭지 않다. 손자
누구나 처음에는 모방에서 시작한다. 하지만 단순히 암기하려고 해서는 안 되며, 왜 그 사람이 그 항로를 따라갔는지, 어떤 과정을 통해 그곳에 도달했는지를 이해하는 것이 중요하다. 하뉴 요시하루 (『결단력』)

후기

"이거, 심전도 헌터에 나왔던 거야!"

응급실에서 이런 목소리를 들으면 너무 기뻐서 가슴이 뜨거워집니다. 저는 의료에서 가장 중요한 것은 bedside에서의 실무라고 생각해왔습니다. 하지만 글을 쓰는 일이 환자의 생명을 구할 수 있다면, 문서 작업 또한 훌륭한 의료 행위라는 것을 다시금 깨달았습니다.

제가 평소에 하고 있는 일을 가능한 한 문헌을 더해 기록한 것이 바로『심전도 헌터』입니다. 책을 썼다고 해서 제 임상 실무가 달라진 것은 아니지만, 동료들이나 전공의들에게 심전도에 관한 상담이 늘어난 것은 사실입니다. 그런데 이상하게도 상담받는 사례는 대부분 어려운 경우들이 많아, 저도 난감한 경우가 많습니다. 하지만 그런 어려운 증례의 대부분은 사실 심전도 외에 다른 곳에 힌트가 있는 경우가 많습니다. 특히 bedside에는 중요한 정보가 숨겨져 있는 경우가 많아, 컨설트해준 의사와 함께 환자를 진찰하고 필요하다면 추가 검사를 하여 관리하고 있습니다. 문서 작업이라는 정보 제공이 결국 bedside로 이어지는 과정은, 임상의로서의 초심을 되찾는 느낌이 들어 제게는 매우 의미가 깊습니다.

'아는 것'만으로도 생존 확률이 크게 높아집니다.
'모르겠다'보다 '할 수 있을지도 모른다'는 생각이
생사를 가르는 상황에서 결정적인 차이를 만듭니다.

Kurapika (『HUNTER×HUNTER』)

어려운 심전도 진료도 '아는 것'에서부터 시작해보세요. '모르겠다'보다는 '할 수 있을지도 모른다'는 생각이 환자에게 더 나은 의료를 제공합니다. 맞아요. 『심전도 헌터』는 「1편 흉통/허혈」과 「2편 실신 · 두근거림/부정맥」을 함께 학습하면 '심전도 헌터 · 헌터'가 될 수 있습니다.

이 심전도 헌터 시리즈(심전도 × 비심장내과 의사)는 이번 제2권을 끝으로 완결됩니다. 끝까지 읽어주셔서 정말 감사합니다. 저는 특정 분야에 국한되지 않고, 비전문의의 시각에서 전문 영역을 조명함으로써 의료 종사자들에게 새로운 각도의 정보를 제공할 수 있다고 믿고 있습니다. 앞으로도 새로운 시리즈를 기획 중입니다. 그 이름은 바로…

일차 진료의를 위한 골절 헌터

"이거, 골절 헌터에 나왔던 거야!"라는 목소리가 들릴 수 있도록, 그동안 없었던 외상 영역의 책을 열심히 집필 중이니 많은 기대 부탁드립니다!

2018년 1월

Nobutaka Masui

『일차 진료의를 위한 골절 헌터』는 2024년 2월에 번역 출간되었습니다.

색인

1도 방실차단 ········ 34
1속 차단 ········ 62, 64
2:1 차단 ········ 43
220-나이 ········ 169
2도 방실차단 ········ 34, 37, 44
2속 차단 ········ 62, 64
3도 방실차단 ········ 34, 71
3속 차단 ········ 70
48시간 규칙 ········ 198

한글

감염 ········ 213
경동맥동마사지 ········ 174
경련 ········ 85
고감도 트로포닌 ········ 8
고도 방실차단 ········ 48
고칼륨혈증 ········ 25
넓은 QRS 빈맥 ········ 120
뇌경색
 위험 ········ 184
 이차예방 ········ 193
 일차예방 ········ 193
다비가트란 ········ 194
델타파 ········ 180
동기능부전증후군 ········ 24
동율동화 ········ 192
동성빈맥 ········ 168, 169, 213
딜티아젬 ········ 190
리듬 조절 ········ 187, 192
리바록사반 ········ 194
릭시아나® ········ 194
만성 심방세동 ········ 184, 190
맥박 없는 VT ········ 122
맥박수 조절 ········ 178, 186, 190, 205
미주신경 자극 ········ 174
발살바법 ········ 174
발작성 심방세동 ········ 184
방실해리 ········ 131
베라파밀 ········ 178, 186, 190, 206
보충박동 ········ 56, 57
부정맥 유발 우심실 심근병증 ········ 96
브루가다 증후군 ········ 80
삽입형 루프 심전도 ········ 14
생물표지자 ········ 8
수액 투여 ········ 214, 215
수정 발살바법 ········ 174
심방빈맥 ········ 168, 169, 203
심방세동 ········ 168
심방조동 ········ 168, 172
심박조율기 ········ 28, 39, 144
심부전 ········ 190
심실보충박동 ········ 56
심실내 전도장애 ········ 26
심실성 ········ 121
심실상성 ········ 121
심실상성 빈맥 ········ 123, 168
심실상성 빈맥 + 각차단 ········ 123
심초음파검사 ········ 8
아데노신 ········ 175

아데노코® ······ 175
아미오다론 ······ 126
아픽사반 ······ 194
에독사반 ······ 194
엘리퀴스® ······ 194
오타와 심전도 기준 ······ 161
와파린 ······ 195
완전방실차단 ······ 34
우각 ······ 62
우각차단 ······ 62, 66
우심실 유출로 ······ 101
의료기기 전문가 ······ 138
울혈성 심부전 ······ 190
자렐토® ······ 194
자동 분석 ······ 110
저칼륨혈증 ······ 111
저칼슘혈증 ······ 111
전기생리학적 검사 ······ 13
전자기 간섭 ······ 140, 145
전해질 이상 ······ 25
제4늑간 ······ 80
조기 재분극증후군 ······ 88
조동파 ······ 172
좁은 QRS 빈맥 ······ 120, 168
좌각 ······ 62
좌각 전지차단 ······ 62
좌각 후지차단 ······ 62
좌각차단 ······ 62, 66
초음파검사 ······ 8
출혈 ······ 213
측부 혈행로 ······ 171
카테터 절제술 ······ 205
탈수 ······ 213, 215
텐트형 T파 ······ 26
토끼 귀 ······ 66
톱니파 ······ 172
트로포닌 ······ 8
폐색전증 진단 ······ 155
표준 발살바법 ······ 174
프라닥사® ······ 194
헤르벤® ······ 190
헤파린 ······ 198
홀터 심전도 ······ 13
회귀 회로의 형성 ······ 170

영문

advance 2도 ······ 48
AH block ······ 39
anterior hemiblock(AHB) ······ 62, 68
arrhythmogenic right ventricular cardiomyopathy/dysplasia(ARVC) ······ 96
AT ······ 168, 169, 203
ATP ······ 175
ATP 검사 ······ 175, 203, 214
atrial flutter ······ 172
AVNRT ······ 170, 178, 179
AVRT ······ 170
antidromic(역방향) ······ 171, 178, 179
orthodromic(정방향) ······ 171, 178, 179
bizarre appearance ······ 26
BNP ······ 8
Brugada 접근법 ······ 132
catheter ablation ······ 178, 192
CHA_2DS_2-VASc score ······ 194
$CHADS_2$ score ······ 194
clinical prediction rules(CPRs) ······ 154
coved pattern ······ 81
D-dimer ······ 154

DOACs 195
early repolarisation syndrome (ERS) 88
EF 9
EPS 13, 39, 156
Epsilon wave 97
escape beat 56
fast pathway 170
flutter wave 172
HAS-BLED Score for Major Bleeding Risk 195
hemiblock 62, 64
His속 62
HV block 39
ICD 138
ILR 14, 156
junction beat 56, 57
J파 증후군 88
LBBB 62, 66
mATRIA Bleeding Risk Score 195
Mobitz II형 2도 방실차단 34, 44
MRI 148
non sustain VT(NSVT) 122
posterior hemiblock (PHB) 62
precordial concordance 130
pseudo VT 171
PSVT 168, 170
P파의 폭 204
qR complex 68
QTc 109
QT 연장 증후군 108
RBBB 62, 66
RBBB + AHB 62
RBBB + PHB 62
RFCA 178, 192, 205, 218
성공률 218
RR 규칙적 168
RR 불규칙적 168
rS complex 68
rsR′ 68
rS 패턴 68
RVOT 101
RWPT 기준 134
saddle back pattern 81
San Francisco Syncope Rule 157
slow pathway 170
SSS 24, 28
sustain VT 122
upstream 치료 195
Vereckei 접근법 133
VT 122, 123
Wells criteria 154
Wenckebach형 2도 방실차단 34, 44
WPW 증후군 178, 179, 180

심전도 헌터 ② 실신·두근거림/부정맥

2024년 11월 5일 인쇄
2024년 11월 20일 발행

저자 | Nobutaka Masui
역자 | 김 원

임프린트 | 도서출판 대한의학
발행인 | 신은주
책임편집 | 황인애
출판등록 | 2003년 9월 27일 제 25100-2014-000011호
발행처 | ㈜에스앤씨퍼블리싱
주소 | 서울특별시 구로구 디지털로 288 대륭포스트타워1차 1209호
전화 | (02)921-0653
e-mail | medbook2000@daum.net
홈페이지 | www.dhmbook.co.kr
www.medbook.co.kr

정가 | 30,000원
ISBN | 979-11-5590-287-5 93510

SHINDENZU HUNTER SHINDENZU X HIJUNKANI 2 SHISSHIN·DOKI/FUSEIMYAKUHEN
by Nobutaka Masui

Original Japanese edition published by Chugai-Igakusha.
This Korean language edition published by arrangement with Chugai- Igakusha, Tokyo
in care of Tuttle-Mori Agency, Inc., Tokyo through A.F.C. Literary Agency, Gyeonggi-do.